U0278413

人体生命医学

潘德孚 著

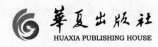
华夏出版社
HUAXIA PUBLISHING HOUSE

图书在版编目（CIP）数据

人体生命医学/潘德孚著. —北京：华夏出版社，2016.1（2023.9 重印）

ISBN 978-7-5080-8627-9

Ⅰ. ①人… Ⅱ. ①潘… Ⅲ. ①中医学—研究 Ⅳ. ①R2

中国版本图书馆 CIP 数据核字（2015）第 241368 号

人体生命医学

著　者	潘德孚
责任编辑	梅　子　罗　庆
封面设计	刘　颖
出版发行	华夏出版社有限公司
经　销	新华书店
印　刷	三河市万龙印装有限公司
装　订	三河市万龙印装有限公司
版　次	2016 年 1 月北京第 1 版
	2023 年 9 月北京第 6 次印刷
开　本	710×1000　1/16 开
印　张	21.5
字　数	318 千字
定　价	43.00 元

华夏出版社有限公司　地址：北京市东直门外香河园北里 4 号　邮编：100028
网址：www.hxph.com.cn　电话：(010)64663331（转）
若发现本版图书有印装质量问题，请与我社营销中心联系调换。

玄其所，後其所
固有，致天和之氣，保性
命之真，是乃中醫之根本
理念。

題潘德孚先生新著

癸巳冬　樓宇烈

探索生命醫學的真諦

弘揚傳統文化的精華

賀潘德孚先生新著出版

邵鏘 於京

墨寶齋

中医复兴的一面旗帜

（重庆当代系统科学研究院研究员）王天奇

习近平主席以无与伦比的魄力高扬中华民族复兴的大旗，中华大地必将迎来一个中华文明复兴的伟大时代。中华民族复兴并非是要在世界上争做政治、经济超级大国，称霸一时，真正意义上的中华民族复兴，是中华新文明的出现和中华和平崛起，就像当年欧洲工业文明兴起，造成延续至今的科技文明。钱学森当年曾预言在中国将要发生一场类似欧洲文艺复兴的第二次文艺复兴，这似乎就是对习主席所领导的中华民族复兴的预言。中华文明与西方文明是互为补充的人类两大文明，其属性如太极图中的阴阳对立统一。西方科技在某些领域对人类造成的危机已经到非常危险的程度，中华文明是人类唯一的选择，中华文明登上历史舞台已是势在必然。

中医是中华文明的重要组成部分，与其他的文明如易经为标识的太极文明等有着不可分割的联系。它的天人合一性和整体性是中国天道哲学的表现。中医护佑中华民族健康至今，功莫大焉，然如今却被贬抑到了生存维艰的地步。中医是天道赐给人类的护身符，与存在着严重理论和医疗实践缺陷的西方医学相比，如今是黄钟毁弃，瓦釜雷鸣。当下乘着中华文明复兴的东风，中医将要迎来她的新时代，必将以天生丽质，重建她的尊严。

因故来温州结识了老中医潘德孚先生。令我大吃一惊的是，在这个地处东南一域，曾以敢为天下先的精神率先挑起中国商品经济浪潮的温州，竟然有如此民间思想奇人！潘德孚何许人也？答曰：家住浙江温州城内，一生未离故土，以国医悬壶济世五十年，医术闻名遐迩，年届八十的老中医。先生救死扶伤半个世纪，年已耄耋，岐黄事业本该划上一个完美的句号，在家安享晚年，而今却以治疗癌症为己任，每日接诊三十余名癌症病人，毫无"金盆洗手"的意思。据他保存的病历估算，共接诊白血病两百例，其他癌症两千余例，治愈率约在半数左右，这些令人惊讶的数字都是有据可查的。

更不可思议的是，近几年来潘老笔耕不已，竟连着出版了九本书，这九本书是：生命医道书系列：《西医病理百年反思》《医学理念》《人体生命医学纲要》《治病的常识》《铁杆中医宣言与现代医学批判》等五种，此外还有《解悟中医：相信你的自愈力》《白血病治疗的理论与实践》《天下无癌论》。置于我眼前的还有一本书，是由潘先生的学生慧荣小姐编著的《临床日记》，是对潘先生治癌临床的直接观察记录，其中记录着潘先生的许多真知灼见。十本大部头的书，摞在一起，足有一尺半高。更令人难以置信的是，潘先生在社会学、语言学和汉字编码研究方面也是卓有成就，曾受聘为中央教育科学研究所高工，主持"汉字形码方案研究"重点课题，取得阶段性成果，先后发表《汉字编码要走出编码时代》《语文学林改错》《汉字编码设计学》（与人合作）以及《大私有制和私有制》《"左"的思索》等论著，在学界产生了较大的影响。这样的成就，谅名校的大教授也是不敢小觑。

这就是老中医潘德孚。年过八十，仍不服老，何以如此执着？位卑未敢忘国忧也！为捍卫和彰显中医，敢于与力图消灭中医的强势力对阵，敢于向被国际制药资本操纵的现代医疗体系叫阵。是什么力量在支持他？答案是"无非一念救苍生"。

下面我们将潘先生著作中的部分精彩内容作以简单介绍：

一、潘先生对现代西医的批评

1. 刻舟求剑的现代西医

基于物理学、化学的发展，实用技术随之迅速发展，西方医学是科学技术在医疗上引入的表现。作为工具的科学技术，以还原论的哲学指导进入医学界，可以在人体的物质结构层面上给出基本的结构——器官、细胞、DNA，对于这些还原到了基本单元的具象，现代西医以之作为病灶来解释疾病，成为治疗的依据。这是医学的进步。但要清楚的是，器官、细胞、DNA 不具有独立存在的意义，它们的机械集合，不过是尸体而已，并非是生命。故而可以断定，建立在解剖学、微生物学基础上的西医，并未得到生命实际存在的真谛，又怎能是一个正确的医学理论。潘先生认为："西医学走上躯体微分的错道"，"西医学是躯体医学"，以病灶定病名，但病灶是结果不是原因，治病求原因，原因不除，病安能痊愈？犹如风不止，被吹弯的树是不可能扶直的。"固定一个病名，给以规定划一的治法标准化的药物，有的一用就数月数年，甚至直到死亡。这种做法忽视了生命及其疾病的动态性"，"此方法古人有个成语叫'刻舟求剑'"。与中医整体关照下的辨证施治相较，潘先生将西医的做法讥为刻舟求剑，其准确形象实在令人叫绝。

2. 过度追逐市场的现代西医

潘先生认为，国际医疗资本是追逐市场的，具有强大的控制能力，攫取更大的利润是其本性。潘先生绘有一幅图：居于一个圆圈中间的是医药公司，其控制触觉分别伸向居于圆圈上的医政（市场垄断）、医学院（人才培养）、医院（药械销售）。实际情况是：美国 500 强企业中，十大制药公司年利润超过 490 强的总和。本来是"仁术"，是要命不要钱的医疗界，却被国际医药资本"牵着鼻子"，成为"在西方制药集团操纵下的集体医盲团队"，药械推销员……潘先生在书中揭露了西医界秉承制药公司的意志，以病人为产品追求经济效益、损害患者的经济利益和健康的现象。

3. 现代西医尚未形成一个像样的理论体系，是一个杂糅着解剖学、微生物学、生物化学并无理论体系的医疗怪物。

二、潘先生对中医的高度肯定与赞美

1. 中医是农业社会集权政治时代，权力、市场、医学三者和谐相处的产物；

2. 中医紧紧抓住了"人体自组织能力"即自愈力这一根本，在治疗中始终设法保护它；

3. 中医的治疗精神是辨证施治；

4. 中医是天道在医疗卫生领域的表现，天人合一、系统论、整体论是其哲学背景，中医是成熟的医学理论体系；

5. 中医的未来复兴是历史的必然。

三、潘先生具有重大理论意义的言论

1. 天下无癌论

站在中医理论的角度，通过大量的临床实践，潘先生认为："癌症就是肿毒，没有什么了不起，癌症是慢性病，并非必死。"这一断言，帮助被西医恐吓的癌症患者从绝望中走出来，奠定了战胜癌症的关键一步。

2. 是生命生病，不是身体生病

潘先生认为：生命是信息运行的一个自组织过程，健康就是生命信息运行有序，生病就是生命信息运行障碍。生命的整体性决定，任何疾病都是整体的疾病，生了病，就会是整个生命生病。生命是动态的，疾病也是动态的，按病名治病，就像刻舟求剑一样愚蠢。

潘先生依遵《黄帝内经》，认为疾病是患者没有处理好人与自然的关系，或者没有调整好身体内部的平衡，也就是说"是生命生病"；西医则看重看得见、摸得着的躯体，以为生病是躯体的事，以躯体上的病灶为病因，病名也因此而得，也就是说"是身体生病"。潘先生的这一论断，是对中医天人合一的认识论和辨证施治方法论的本质揭示。

3. 生命的自组织能力是疾病治愈的根本原因

潘先生给生命的自组织能力下的定义："就是一个生命从始生，到长大，性成熟，繁衍，衰老，直到死亡，维护他走完这个过程的能力。"他认为，生命的自组织能力即自愈力，疾病所以能被治愈，全凭这个生命的自组织能力，医生不过是给它帮了点小忙，去除干扰它的实现能力的障碍。维护生命的自组织能力是中医的核心精神，而西医却以手术、化疗、放疗

等方式在破坏着生命的自组织能力（自愈力），这是与生命之道的对抗。

4.见招拆招是治癌大法

潘先生对他的治癌方法从不保守，而是到处传授，告诉大家治癌大法便是见招拆招。并进一步解释见招拆招就是"寒者温之，热者凉之"，调其阴阳，和其寒热，就是治"癌"的方法。

四、中医复兴的一面旗帜

当今国际医疗领域影响大的只有中医和西医，在两者的共存中，中医似乎已处于绝对的劣势，若非政府的保护，恐早已寿终正寝。清末以降，在科技成果的支持下，杂糅着解剖学、微生物学、生物化学并无理论体系的西方医学闯入中国，与建立在天人合一基础上的护佑中华民族几千年的中医理论发生了直接的碰撞，于是便有了众所周知的结果——中医沦为靠政府的法律保护才免于灭亡的地步。中医何以如此不堪一击？在此笔者试着给出一个解释：东、西方文明是一对互补文明，犹如太极图中的双鱼，二者交替领先。几千年的中华文明在近代让位与西方文明，退出了历史舞台，然西方科技文明造成的人类危机又决定了它的局限性，代之以具有新的属性的中华新文明，这即是习主席高扬中华民族复兴的"宇宙时空"依据。未来的中医作为中华新文明的重要组成部分，正在热身。在这场中医复兴运动中，潘德孚先生已做出了具有奠基性意义的工作，实际上成为一面旗帜。

序 言

石沅朋

关于人类文明史，我们认为应该分为以下几个阶段：原始文明时代、农业文明时代、工业文明时代、信息文明时代、生命文明时代。

原始文明时代，以能够利用石器和火为标志，这一时期人类的生产活动主要是进行简单的采集、渔猎。人类社会大约经历了一百万年的原始文明时代。

农业文明时代，以制造和使用铁器和青铜器为标志，人类利用自然的能力有了质的飞跃，这一时期人类的生产活动主要通过农业和牧业来进行。人类社会大约经历了一万年的农业文明时代。

工业文明时代，以18世纪下半叶蒸汽机的发明与使用为标志，随着西方科学技术的发展，人类认识与改造自然的能力飞速进步，这一时期各种能源利用与工业生产高速发展。人类社会大约经历了三百年的工业文明时代。

信息文明时代，以20世纪后半叶计算机的发明与网络的使用为标志，人类的生产活动进入了以现代信息技术为基础、信息产业为主导的一个全新发展时代。人类社会已经经历了三十多年的信息文明时代。

在这四种文明时代，人类的一个共同特征主要是在认识和利用外在的自然界为自己的生命服务，这还是一种外在的物质型文明的发展。

我们认为，现在人类将开始进入一个全新的时代——生命文明时代。在生命文明时代，人类认识与利用外在的自然界为自己的生命服务逐渐退居次要，开始向内在生命文明转折，将逐渐进入认识与提升自己生命内涵的阶段。这一转折比以往的任何一次发展都更具有划时代的意义。

回顾西方自然科学的发展，主要是以物理—化学的方法为基础，人类的认识也从无机界到有机界，从非生命体到生命体，从非生物到生物，从植物到动物，一直到近现代逐渐发展出了生物学、生命科学。西方的所谓生命科学，就是以物理学与化学的方法，去研究有关生命的物质构成。科学家们发现，生命的物质构成中96%是氧(O)、碳(C)、氢(H)、氮(N)四种化学元素，由它们构成了糖类、脂类、蛋白质、核酸等生物大分子。细胞是生命活动的基本单位，细胞能量的获得与释放是通过光合作用或细胞呼吸完成的，基本机制是氧化—还原的化学反应。在细胞代谢中，生物分子的形式互相转换，且遵循着能量守恒定律。染色体及基因是生命遗传的分子基础，染色体是由脱氧核糖核酸（DNA）和蛋白质构成，基因是DNA或RNA分子上的特定核苷酸序列，等等。[1]

我们看到，无论生物学还是生命科学，都是在运用物理—化学的还原论方法对生物或生命的有形物质构成进行的研究。近一个多世纪以来，特别是近二三十年来，每年在生物学，特别是生命科学的研究中，做出特殊贡献并且获得诺贝尔奖的，几乎都是物理学家或化学家。

今天，生命科学已经成为西方自然科学最前沿的研究课题。这种生命科学的研究，其研究对象仅仅是生命体的物质构成，其研究方法仍然使用西方自然科学的还原论，但是生命体的物质并不等于生命本身。

建立在西方生命科学基础上的现代西方医学，认为人体生命只不过是一堆物理—化学性质的集合体而已。这种研究，主要是建立在已经没有了生命的躯体解剖上的还原论方法；现代西方医学的诊断，主要是以物理—化学原理为主的各种医疗设备对于躯体的各种图像与指标的检测；现代西方医学的治疗，主要是对人的躯体进行各种物理作用与化学反应。

现代考古发现认为，在地球上，生物或生命的历史已经至少有35亿年了，人类的历史已经至少300多万年了。现代西方生命科学从细胞到基因等科研

1.以上内容主要摘选于高崇明主编的《生命科学导论》，高等教育出版社，2007年版。

成果，对于揭示人体生命物质构成的奥秘，应该是成果非常辉煌了。但是，这所谓的"成果"也许只仅仅是人体生命奥秘的万分之一或者亿分之一。建立在这一基础上的西医，在"自身中毒论"、"病灶感染论"的指导下开始"努力找病"。西医在某个病灶上找到的某种被认为是病因的微生物，可能在几百万年甚至几十亿年以前就在人体生命中生存着，是与人类共生共演、物竞天择的"好伙伴"，如今在"细菌致病论"的指导下突然被宣布是"病菌"了，于是开始"除恶务尽"。[1] 经常是对某个器官或病灶进行手术切除，或用抗生素或化学药品等方法对某个"病菌"进行消灭，这种方法不仅破坏人体几百万年甚至几十亿年来的微生物群及菌群的生态平衡，而且用来消灭这些所谓"病菌"的各种抗生素或其他化学药品，进入生命体以后也许带来的是更多意想不到的变异与危害。因此，这种医源性与药源性的疾病，可能才是更危险的疾病。

有鉴于此，近年来一些现代西方医学界的有识之士也在反省、批评西医的弊端，并出版了一系列专著。为了避免西方自然科学还原论的缺陷，已经开始从理论上引进一批新兴学科，诸如控制论、信息论、运筹学、自组织论、模糊理论、系统工程、环境科学等。运用这些已经超越了还原论的新的科学知识，西医专家们也开始学习与研究顺势疗法、平衡疗法、补充疗法、整体疗法、替代医学、心理治疗等。我们相信，西医在不久的将来会有一个革命性的飞跃。

关于人类文明史，一些专家认为，在原始文明、农业文明、工业文明之后，接着的应该是生态文明。因为以化学工业为主的工业文明给人类的生存环境带来了严重的危机，包括资源危机、能源危机、环境危机等，甚至已经危害到了人类的生存。人们提出生态文明的目的，主要是强调要保护人类的生存环境，保证人类的生产活动能够持续、健康地发展。

在工业文明给人类带来的严重污染方面，目前人们只注意到了化学工业对人类生存环境的污染。实际上，人们更应注意的是化学药品对人体生命的

---

1. "努力找病，除恶务尽"，是陆广莘对西医对抗疗法的概括。

污染。如果现在只提倡生态文明，人体生命仍然会遭受到西医诊治过程中各种化学药品的严重污染。前者那些外污染，只是间接的危害；而后者这些内污染，则更是直接的危害。

我们认为，只有提出生命文明，将人类的发展重心转移到认识与提升自己生命的内涵上来，才能减少人类对外在自然界的贪欲与破坏，才能使人体生命的外部与内部都避免遭受工业文明的各种危害，才能真正地保护好人体生命。所以，人类只有发展好了生命文明，才能顺利地进入生态文明时代。

在现代自然科技最前沿的研究中，除了生命科学，还有一个就是信息科学。在信息科学的研究上，西方自然科学原有的还原论方法已经无用武之地。关于信息的本质，到底是物质的还是精神的，也无法定论。现代信息技术、信息产业化的发展，使人类的科技研究、经济发展与社会生活发生了翻天覆地的变化，使人类进入到了信息文明时代。但是，我们发现，在信息存储与交流的内容方面，现在仍然局限于自然界、人类社会之间的信息，还没有转换到人体生命内在信息的发现与研究上。

生命科学是西方自然科学中最前沿的课题，是西方自然科学各种成果的集大成者。但是迄今为止，这个生命科学对生命还没有一个准确的定义。人们自然会质问：人体生命仅仅就是用还原论方法发现出来的这些化学元素的组成吗？仅仅就是那些结构有序、新陈代谢、生长发育、遗传与繁殖、稳态与适应、运动与应激性等各种外在特征可以说明的吗？

现代西医虽然是西方自然科技发展的最高成果，但是由于已有几千年历史的中医的原理方法与之完全不同，所以我们不能主观地判定其间的是非利弊。在中国古代，由于特殊的社会生活环境，使得一些智慧人士有机会在长期的虚静状态下，能够进行一种直觉内观式的研究。[1] 以这种特殊的方法总结

---

1. 这种"古式"的研究，也许相当于《周易》的"寂然不动"，《道德经》的"致虚极、守静笃"，《黄帝内经》的"恬淡虚无"、"精神内守"等，以及李时珍《濒湖脉学》的"内景隧道，唯返观者能照察之"。

出来的东方生命文明完全不同于西方的生命科学,有着其特殊的价值。在中国,这种"古式"的文明从古代一直延续至今,可以为我们人类迈进生命文明时代提供取之不尽、用之不竭的宝藏。

在当代中国的民间,有一位八十多岁的老中医潘德孚先生,一直继承与发展着中医学的理论与实践,以其五十余年的感悟与研究,提出了一个独特而精要的"生命"定义——"生命是信息运行的一个自组织过程",同时将中医学总结为"人体生命医学"。他指出,人体生命包括三个系统:躯体系统、信息系统和意识系统。其中信息系统是躯体系统与意识系统的中枢,也是生命的关键与根本。意识系统是在躯体系统与信息系统的基础上形成的可自控系统,通过意识的自控,可以使信息系统的自组织力加强并有序,从而排除躯体系统的疾病而恢复健康。他初步阐述了人体生命具有的生成性、有序性、全息性、完整性、动态性、适应性、多层次性、多系统性与个体特异性等,诠释了人体生命医学的纲要。

有关中西医学的是非利弊之辩,潘老先生认为,近百年来,有些西医一直在否定中医,甚至要求取缔中医,而为什么不允许中医也批评一下西医?因此,站在中医的立场上,对西医的学术批评是潘老先生已出版的系列著作的一个特色。他充分肯定了西医针对诸如兔唇吻合、断肢再植、连体婴儿分离等施行外科手术,尤其是在外科手术中的发炎防范、传染性流行病的控制等方面,确有先进的技术。同时深刻分析了西医的原理方法,严肃批判了西医的缺点弊端,他还引用了国外著名的医学专家批评西医危害、揭露西医骗局的大量论述。

潘老先生认为,中医的现代化绝不是用西医的原理方法来解释中医,而应该用现代的语言和概念来诠释中医,所以他对生命的定义用了"信息"与"自组织"这两个最现代的词语。在此基础上,他指出:"健康就是生命信息运行有序,生病就是生命信息运行障碍",同时强调西医是"躯体医学",中医是"生命医学","是生命生病,而不是身体生病",认为医疗的目的只是帮助人体生命的自组织力去克服信息运行的障碍,重新建立信息运行的有序性。我们认为,这些只是他把自己学到的、想到的,进行了粗放式、提纲式的阐述。

对于人体生命医学而言，这本书仅为抛砖引玉，肯定还有待于更多的专家来完善与提高。

潘老先生强调，人体生命健康不取决于构成生命体的什么分子或元素等等。他经常爱举一个生动的比喻：我们在治理一条河流时，如果专门去分析研究河流里水（或泥沙）的分子构成，这到底对治理河流有什么用呢？他认为，西医针对躯体的各种诊治，犹如水中捞月、缘木求鱼。他用这个人体生命医学的理论作为指导，已经在西医所谓的"癌症"、"艾滋病"、"白血病"、"糖尿病"、"高血压"等多种疑难杂症的诊治中取得了神奇的效果。

我们认为，潘老先生对生命的定义，是在人类已经进入信息文明时代、开始迈入生命文明时代之际，运用"信息"这一特殊"成分"而对生命做出的最有创新精神的阐述。这个生命的定义，凝聚了信息文明时代的精华内涵，指明了生命文明时代的发展方向。这个生命的定义，超越了以物理—化学为基础，以还原论、构成论为方法的西方自然科学之路，引导着人们进入到中国古代独特的整体论、生成论的"自然国学"之路。

"自然国学"是 21 世纪初由北京的一批科技界的老专家提出的一个新概念，专指中国古代文明中的自然—科技方面的学问，是相对于中国传统的"人文国学"而言的，也是相对于西方的现代科技而言的。中国自古以来就有一套与西方科技不同的认知方法与体系，它与西方科技一直在平行发展，并且没有中断。中国的"自然国学"在两千多年时间里曾创造了光辉灿烂的中华文明，曾经一直在世界上起着主导作用。只是在最近的两百多年中，以还原论、科学实验与形式逻辑为唯一标准的西方自然科学以及工业文明的发展，才开辟了人类认识世界与改造世界的一片新境界，才占据了世界文明的主导地位。

我们非常尊重西方自然科技在认识与改造自然界方面给人类的生产与生活带来的巨大成就，但是它在针对人体生命疾病的诊断与治疗上正在明显地遭遇了前所未有的尴尬与困境。面对人体生命这个特殊的对象，运用西方自然科学里那种物理—化学的还原论方法，已经显示出它的低俗、笨拙，而中国自然国学里的佼佼者——中医学的方法却表现出它的高超、智慧。

有些学者认为，在中国近代史上，西医是在西方军事侵略的基础上，作为教会、商业的先锋传入中国的。[1] 不仅西方的思想文化界希望消灭与根除中医，包括中国近现代的思想文化界（诸如严复、梁启超、鲁迅、陈独秀、胡适等）也提出否定与废止中医。中西医论争已经持续了一百多年，这种大规模、长期的论争是中国近代思想文化史上一个独特方面。在这种惨烈的社会环境下，中医之所以能够生存与发展下来，最重要的原因就是它的医疗效果得到了社会的认可。

我们认为，在医学上"疗效是硬道理"。分别作为中西科技代表的中医与西医，面对人体生命这一特殊的对象，在疾病的诊断与治疗上，在这个新的历史时期，真正到了各显其能、各逞风采的时候。在中华传统文明中，其他的学科都已沉没在现代西方科技的汪洋之中了，在对病人的诊治上只有中医可以与西医进行实证效果的比较。人们通过比较很快就会发现，当代也许只有中医可以为西医以及西方自然科学的发展发挥导航的作用。[2]

说到作为中西方两个完全独立的医疗体系的中医与西医，我们也许可以比喻为中国的围棋与西方的象棋，或者中国的古琴与西方的钢琴。所谓中西结合，是否可以比喻为围棋与象棋的结合？或者古琴与钢琴的结合？进一步而言，以西方的象棋与钢琴的原理方法指导中国的围棋与古琴的研究与发展，那将会出现什么荒诞的情形？有关专家经过多年调研后确认，所谓的"中西医结合"与"中医现代化"，是比直接消灭中医还残酷的一件事详[3]。虽然国家在大部分省市成立了中医学院，而多年来在教学与研究上主要是由西医来

1. 王吉民：《伯驾利用医药侵华史实》："欲介绍基督教于中国，最好的办法是通过医药；欲在中国扩充商品的销路，最好的办法是通过教士。医药是基督的先锋，而基督教又是推销商品的先锋。"转载自赵洪钧著《近代中西医论争史》，学苑出版社，2012年版。

2. 当代中国科学家钱学森曾说："中医的发展，最终会引起科学技术体系的改造——科学革命。"

3. 贾谦：《中医战略》，中医古籍出版社，2007年版。

主导；也在大部分城市开办了中医院，多年来在诊断与治疗上也是由西医来主导。一些中医专家强调，要在中国的中医学院与中医院进行"打假"，才能避免中医这种后继无人与逐渐衰灭的严重局面[1]。2009 年国务院《关于扶持和促进中医药事业发展的若干意见》中明确提出，要"遵循中医药发展规律，保持和发扬中医药特色优势"，"按照中医药自身特点和规律管理中医药"。我们看到，在各中医学院与中医院里，已经开始在逐渐废止"中西医结合"与"中医现代化"的错误方法。

虽然目前中医在世界地位、国家政策、经济实力、团队经验等方面，还远远落后于西医。但是，已有越来越多的中外有识之士开始认识到西医的弊端，认识到中医独特的优势。如果说在认识上实践是检验真理的唯一标准，那么在医学上疗效就是检验中西医的唯一标准。人民的眼睛是明亮的，我们相信无论在中国还是在世界，越来越多的人必将逐渐认同与选择中医，中医必将逐渐在人体生命的健康事业中占据主导地位，成为主流医学。

众所周知，美国是世界上最发达的国家之一，人口也仅有 3 亿。据有关统计，其医保支出占 GDP 比例的 18% 以上。关于医疗改革一项，已经使多位美国总统为之头痛不已，甚至黯然离职。庞大的医药费用支出，已经成为美国经济不可承受之重。而对于中国这样的一个发展中国家，人口有 13 亿之多，未来的医保问题更是不言而喻了。采取哪一种医学方式既能够缩减医药费用，又能够提高民众的健康水平，这是世界各国政府必须面对的一个难题。我们认为，随着生命文明时代的到来，以中医药为主的人体生命医学必将为破解这一世界性的难题做出独特的贡献。

论及中西医学，其中最重要的主题就是健康问题。无论对于个人与家庭的幸福，还是对于国家与世界的发展，人体生命的健康将是越来越重要的基础与保证。我们相信，在为公民健康服务上，中医必将在中国与世界各国发挥越来越决定性的作用。在实现公民医保节省医药费用上，无论中国政府还是世界各国政府，必将选择中医来发挥决定性的作用。

---

1. 详见邓铁涛发表在国内各种报刊上的文章。

在日本，中医又被称为汉方医学，实际上是日本化了的中医药学。明治维新后，日本引进西方医学体系。受所谓的"西医是科学的，中医是不科学的"思潮所影响，曾立法取缔了中医。20世纪70年代以来，日本以老年疾病为主的疑难病症越来越多，西医不仅对此束手无策，而且西药的副作用大，价格昂贵，国民医疗费用快速增长。现实"逼"着日本政府做出了历史性的选择，2004年日本正式为中医"平反"，中医学在日本被规定为全国各大学医学部的必修课程，从2006年起作为医生临床考试内容，2008年纳入医生资格考试的试题范围，后来还在日本富山县建立了"中医特区"。[1]

在韩国，中医又被称为东医或韩医，并且已经开始向联合国"申遗"。韩国的中医与西医是严格分开的两个医疗体系。韩国的中医医生不允许开西药和使用西医方法，西医医生也不允许开中药和使用中医方法，坚决反对所谓的中西医结合。一个特别的现象是，韩国下层民众多用西医，上层人士多用中医，贵族们把看中医、吃中药作为一种身份和地位的象征。在世界各国，韩国人开办的中医学院最多。在电视剧《大长今》里面，也充分地展现了中医在韩国的影响。

在美国，从20世纪80年代开始，中医学院迅速地发展起来。2002年，为了减少庞大的医疗开支，弥补西医治疗的不足，美国政府批准将"中国传统医学"作为独立医学体系纳入美国补充和替代医疗体系。2007年，美国食品药品管理局（ＦＤＡ）发布文件，将中医药学从"补充和替代医学"中分离出来，正式认同中医与西方主流医学一样，是一门有着完整理论和实践体系的独立科学体系。2012年，已有45个州通过了针灸立法，美国约有50多所针灸学校，有针灸医生3万余人。针灸已进入美国医疗保险体系，美国的科研机构通过对针灸作用机理的研究，得出了可替代西药及其作用而且效果更快的结论。[2]

潘老先生提出，中医的根源在中国，在中国更应该开展好中医教育。他

---

1. 转引自新华网转发的香港《亚洲周刊》的有关报道。

2. 转引自中华中医药学会网站有关报道。

认为，在西医学院里那种先学躯体解剖的方法，只会一开始就把学生带进躯体解剖学的机械物质观。他提出了一条全新的医学路线："先中医，后西医；先针灸，后中医药；最后才学西医各科知识（包括解剖学）"。潘老先生强调，学医（包括西医）首先要从学针灸、辩经络开始。因为从针灸入手，才能领会信息在生命中的作用，才能体会中医的整体观、系统观。学好了针灸，再学中医中药。然后进行一段时间的实践，才可以去学习西医西药，包括解剖学与生理学。他认为中医应该"下农村"、"进社区"，要服务社会大众，中医普及教育应从少儿开始。

近两百年来，在西方科技生产出来的坚船利炮的打击下，中华民族一直处于落后挨打、割地赔款、丧权辱国，甚至亡国灭种的危机之中，也在一定程度上丧失了民族自尊心与自信心。中医药不仅是开启中华古代文明的钥匙，也是延续中华古代文明的载体，已被公认是中华民族优秀的文化遗产，是国家文化软实力的重要内容，是中华民族的重要血脉。每一个中国人都应该积极地学习和掌握中医药文化，随着中医药文化在全世界的发扬光大，必将极大地提高每一个中国人的文化自觉与文化自信。

中医药是我国具有原创优势的科技资源，中医药的继承创新，不仅对医疗保健服务的发展具有重要作用，还将对生命科学产生深远影响。中医药作为中华民族的瑰宝，是中华文明的智慧结晶，在长期发展进程中融会了中华民族优秀传统文化，蕴含着丰富的哲学思想和人文精神，可以成为代表国家水准、具有世界影响、经得起实践与历史检验的中华优秀传统文化的成果，应该是我们建设优秀传统文化传承体系、弘扬中华优秀传统文化的重要内容。

中医药文化体现了中华民族的认知方式和价值取向，具有超前性和先进性，应是国家积极发展的重大战略决策之一。现在世界各国各地越来越多的人，开始遵循着"先针灸，后中医药"的路线学习中医。现在全世界有四五百万人在运用针灸治病，针灸已经得到世界卫生组织的公认。潘老先生预见，不久的将来，针灸医生会有一个世界性的需求。我国是针灸的发源地，是针灸医学大国，针灸理论和实践在世界上都遥遥领先。所以，培养一批针灸医生服务全世界，既能给世界人民带来高疗效与低费用的医疗服务，又能为世界人民的生命健康与幸福做出贡献。

　　加强对中医药文化的挖掘与研究，有益于提高公众对中医药的理解，促进中医药学术进步和事业发展；有益于发展规模化、集约化、专业化水平的中医药产业，发展有实践特色、民族特色、时代特色的中医药产业，发展面向现代化、面向世界、面向未来的中医药产业；有益于弘扬中华优秀传统文化，共建中华民族精神家园。我们衷心地希望，以中医药为代表的中华优秀传统文化，在这个即将到来的生命文明时代，能为增强与扩大中华文化的国际影响力开创新局面，能为世界发展与人类进步做出特殊的贡献。

于癸巳年冬月廿九

目 录

第一章
生命的形成

"人以天地之气生，四时之法成"。在"天地之气"、"四时之法"中，当然也包括病毒与细菌。所以病毒与细菌，也是天地自然的一个组成部分。所谓共生，指的就是这种特定的关系。[1]

生物学曾经把生命的始源，限制在单细胞。

进化开始于基本细胞吗？如果对此有兴趣，你可以追溯到远古，因为每个细胞内部都包含活的物质和比以往更复杂的系统。研究表明，从地球首次生命出现以来，需氧细胞的进化用了数十亿年，但其他一切细胞的进化只用了十亿年。用进化论术语来说，功能细胞是大自然能够产生树木和所有动物的转折点。因此（希望不是最后）出现了未定产品：人类……[2]

在比钱普（1816-1908）所处的时代以前，细胞是基本生命单位的理论已得以确认，但比钱普的研究却表明：细胞本身是由更小的活体构成的，这些活体具有智能行为和自我繁殖的能力……无论细菌来源于何方，都只有在身体内部环境受损害而处于衰弱的状态时，细菌才会有危险。[3]

这说明，只要改变身体内部环境，就可以改变疾病的结果——好转或者恶化。

这一学说对现代医学来说是致命的，因为从最原始的、结构最简单的生命研究得到这一结论：没有必死的疾病。现代医学讲微观，微观到最极端的生命体——病毒。任何复杂的生命，都是从这些最简单的生命逐渐发展过来的。

---

1. 李致重：《从中医学看甲型流感（H1N1）及其防治》。

2. 〔澳〕罗斯·霍恩著，姜学清译：《现代医疗批判》，第34页，上海三联书店，2005年版。

3. 同上书，第36页。

它们也是组成人体最简单的生命。假设很多疾病是由这些微生命的存在而产生的，那么，从比钱普的研究中就可以得出结论：这些微生命会因缺氧或有氧，而发生对人的生命有害或无害的变化。那么，所谓癌症必死、艾滋病必死都是胡说八道。因为，只要环境适宜，一切险恶的疾病都能转危为安。就如笔者在《医学理念》中提到的"没有治不好的病，只有没本领的医生"完全一样，即使以微观研究来证明也是如此。但现代医学的错误在于它被商品化了，所以，它的内科医学始终不能进步。因为，制药公司要考虑的是如何扩大市场，而不是如何治好疾病。扩大市场的最好方法是制造疾病恐怖，渲染其不可逆性。因此，他们必须隐瞒真相，这个真相就是坚持生命始于单细胞。

尽管现代医学到处宣传它的进步，而我们现在所见到的进步，都是理化技术层面上的。例如，从 X 光机到磁共振仪，只是能让图像分析更清楚一点而已，而不能让医学治疗的有效率得到丝毫提高。如果现代医学（本书指现代西医学）能把生命的研究提高一个层次，那么它们必须承认生命并不始自单细胞，而是更小的生命体，而且这些生命体是多型的，会根据环境的条件而变化。这种情况却是被制药公司控制的现代医学所不愿意见到和承认的。1935 年至 1941 年在长岛大学任教的巴隆教授说："如果我们能正确解释大自然的规律，那么，所有病菌都会从对抗转化为共存，从致命的异己生物体转化为活细胞内难以发现的微粒。大概在遥远的未来，在一个无病的世界里，细菌的后代将与人类生活于一种混合的细胞质内，这是一种人与细菌完全共生的现象。"[1]在那个"细菌致病论"急剧上升的时代里，巴隆教授的这些话已经很先进了。但是，现在来审视这些话，就会发觉有毛病。因为，人类早就与大自然所有的微生物共生了。如果没有共生，也就没有人类。有报道说，现代基因研究发现，人类的基因有 8% 来自病毒。那么试想：病毒的基因是怎么"混"进人类的基因里面的？

人类曾经误认为细菌是人类的敌人，是生病的主要原因；现在才知道它们不仅不是人类的敌人，还是人类的祖先和人类维持生命的基础。细菌不是

---

1. 同上书，第 46 页。

最小的生命，病毒是目前所认知的微观世界里最小的生命，也可以认为它们是细菌的祖先；生命的进化并不开始于细胞（细菌），更有可能开始于微小的病毒，实际上，病毒是初级细胞。早在比钱普以前，细胞是基本的生命单位已得到确认，比钱普的研究却推翻了这个结论，但他的研究成果没有得到应有的尊重和传播。现代的许多研究在不断证明比钱普的研究是正确的，过去的错误结论严重影响了现代医学的研究。

探索生命的奥秘，需要生理解剖这类学科，但这类学科真的能直达生命的奥秘吗？生命有如音乐，我们在探索音乐的奥秘时，是否用物理方法研究琴弦，解剖琴体？研究发声原理是否等同于研究音乐？我们在研究生命时真的找准"科学"对象了吗？探索音乐的奥秘不拘于对乐器的研究。中医理论超越人体研究生命，把自然界看作是人的外在身体，注重外在身体和内在身体的协调，在这种生命研究中，能说中医把握的就不是生命的本质？除了把自然界作为人的外在身体统一在中医理论中，中医的另一特点，是注意把握技术与医学的辨证关系。[1]

从进化论的观点和全息论的观点出发，人体由器官构成，器官由细胞构成，细胞由更小的生命活体构成，并具有各司其功能的活性小活体构成细胞核、细胞质、细胞壁，并且这三者组成函三为一（阴、阳、中）的原动创生架构，而这些互为依附的细胞内的原动创生能量必然由这些更小的生命活体相应提供。要知道，这些更小活体是由多种与自然因素长期抗争而产生强大聚结力和整合生克能量的活性因子聚合而成。由于它们是从原始恶劣环境中久经考验的获胜者，且屡屡战无不胜才具资历而融为人体的一部分，这便是人们所说的名为抗原的微生物（包括病毒）。事实证明，只要不干扰和破坏这些微生物的平衡和生存环境，就不会被外来微生物所感染而致病。现代西医已将人类的这一始祖，即肌体平衡必需的微生物推向了生命的对立面，并大规模以西药剿杀，肌体微生态多维架构的平衡从渊源之根上被大量破坏，使得原

---

1. 艾宁：《问中医几度秋凉》，第 46～51 页，中国中医药出版社，2009 年版。

有的"御外能力"和"内控能力"大幅度被削弱；同时肌体体质的弱化所导致的单一微生物易感病层出不穷，且病理不清，治疗混乱。[1]

一、人的生命产生和形成的假说

现在的"（美国）整体医生普遍认为，传统医学（作者注：指的是西医学）只考虑到躯体，而忽略了大脑和精神。我曾撰文写道，大脑常常是揭开自然康复奥秘的关键，也曾提到不同文化对精神上的原因导致患病的看法，但是当谈到这三者相互作用时，人们却常常显得非常无知。我们对大脑在哪些方面、以何种方式影响身体的问题知之甚少，更不要说精神了。由于当前唯物主义的偏见，科学也无多大助益，因为科学对非物质原因造成物质事件的可能性提出异议"。[2]作为补弊纠偏的西方整体医学揭示的现代西医对医学治疗中"大脑和精神"（即生命）作用的无知，关键是"唯物主义的偏见"和（物质）科学对非物质（生命）所起的愈病作用不认可（提出异议）。但是，大量的事实却在不断揭示生命在疾病治疗中的主导作用。因此，研究生命的形成，对医学来说，有着极其重要的意义；同时，也能使科学摆脱唯物主义的枷锁，得到前所未有的大发展。

读《现代医疗批判》，我们可以在《细菌与病毒》这一章里看到以下的论述："三个世纪以来，人类一直把细菌看作不相容和可怕的东西，即使富有经验的医学教授和献身于医学的学生也持这种观点。多数人仍认为这些微生物是病菌和病原体，人们经常根据它们（有时）引起的病症来加以命名：梅毒螺旋体、鼠疫菌、霍乱弧菌和军团菌等。在本书中，索林·桑尼博士曾与自己的同事莫里斯·潘尼塞特博士一起开始了矫正上述说法的工作。他们认

---

1. 周天元：《全息养生学》。

2. 安德鲁·韦尔著，洪漫、刘立伟译：《不治而愈》，第191页，新华出版社，1998年版。

为，这些生物不仅是人类的祖先，而且也是人类维持生命的基础。它们为人类供给空气、净化饮用水源，总之，它们为人类提供了适宜的环境。"[1] 借细菌、病毒名称对疾病加以命名，把这些细菌、病毒作为致病的原因是个大错误。因为，根据"易感性"原理，这些细菌或病毒，只是发病的结果，而不是原因。就像从疖子的脓液里发现的葡萄球菌一样，只是结果而不是原因。

西方的关于生命的研究给自己设了一道不能逾越的门槛，就是生命起源于单细胞。这就是无法跨越生命研究的原因。假使问：没有单细胞之前是什么？那就只能答不知道了。照理说，科学研究是无边无界的。现在西方的非主流医学在细胞里面发现线粒体，而且，这种线粒体还有自己的DNA，也就是能自我复制。有科学家说这是远古时代的真菌跑到细胞里面跟细胞共生的结果。这个揭示说明，单细胞并不是生命的起源，而是在单细胞产生之前还有更小的生命体。因此，以单细胞来划分生命研究的界限肯定是错了。

上述所有进化论观点与细菌和病毒的关系是什么？病毒是已知最原始的生命形态，它们本身是惰性和无生命的物质，只有与活细胞体内的其他成分结合，才能显示出类生命的特征。在某一时期内，病毒究竟是细胞进化的一个方面，还是进化过程中的残留物？关于这个问题，有人曾进行了推测。病毒的大小不等，已知最大的病毒，比最小的细菌还小。实际上，病毒是初级细胞。一些细胞是需氧菌，另一些是厌氧菌，这依赖于它们能否得到氧气而变化。[2]

生命起于哪一个点，这十分重要。生命是"以天地之气生，四时之法成"。也就是指当天地的氧气与氮气混合到可以产生生命条件的时候，生命就开始产生了。因为大自然有阴阳暑湿的活动，这才为产生生命准备了条件。当氧与氮混合，又得到适当的活动能量时，就产生了最微小的生命。现在人们说这生命是病毒，是"无生命的物质，只有与活细胞体内的其他成分相结合，才能显示出类生命的特征"。这也是一种假说。

这种假说的本质是，仍在维护生命起始于单细胞的学说。现在的问题是，

1.《现代医疗批判》，第31页，上海三联书店，2005年版。

2. 同上书，第34页。

这个最原始的单细胞从哪里来？是上帝赐予的，还是外星球飞来的？如果地球真的来自宇宙大爆炸，那么那时候只是一个温度非常之高的火球。此火球经几亿年的旋转和冷却，变成了用氧氮包围可以产生生命的地球，几十亿年后有了现在的人类。现在人类利用智慧探索生命的始源，从宏观的角度推理是"人以天地之气生，四时之法成"。但这话让人摸不着边际。以微观的探索，却能够得到病毒这样实际的物质。不过，物质仍不是生命。生命是物质以外存在着的东西。这就好比氧与氮结合成蛋白。如果这蛋白不能繁殖（复制），不能死亡，就与生命毫不搭界；如果这蛋白能繁殖并在一定的时间里死亡，那才是生命。

体内各种正常细菌的行为将根据体内环境的健康程度而变化，只有在内部环境恶化时，许多正常细菌才会转化为致病形态，这实际是一种自然结果。在比钱普所处的时代以前，细胞是基本生命单位的理论已得以确认，但比钱普的研究却表明，细胞本身是由更小的活体构成的，这些活体具有智能行为和自我繁殖的能力……无论细菌来源于何方，都只有在身体内部环境受损害而处于衰弱的状态时，细菌才会有危险。[1]

运用非常精密的仪器，恩德莱因博士进行了 60 年的研究，他的发现，不仅与比钱普完全相同，而且进一步证明了比钱普的观点。（1）细胞不是身体的基本生命单位，基本生命单位是更小的微生物，是生活在细胞内的变形杆菌。（2）血液并非无菌，它含有微菌，一旦环境适宜，微菌就能导致疾病。（3）菌具有一个可检验的准确的发展周期。[2]

在每个人的肺里，都居住着数百万个肺结核杆菌，但我们能完全容纳它们，而且它们也非常安静地居住在体内，并没有向身体细胞发起疯狂的进攻。可是，它们又为什么突然袭击身体的某个器官（经常是肺），从而使我们染上结核病呢？[3]

---

1. 同上书，第 36 页。

2. 同上书，第 38 页。

3. 同上书，第 42 页。

还有一个学派是探索人体活细胞内部组织的，其发现是：从未被感染和健康无病的人体细胞里能够提取细菌。它们是活性细菌，尽管在人体组织里生长，但从不引起疾病。这个学派深信：在细胞质里，一直深深潜藏着活性细菌。尽管巴隆教授觉得比求学期间更为困惑，但上述研究结果非常接近他自己正在寻求的答案。因此，他在自己的著作中做出了如下结论：如果我们能正确解释大自然的规律，那么，所有病菌都会从对抗转化为共存，从致命的异己生物体转化为活性细胞内难以发现的微粒。大概在遥远的未来，在一个无病的世界里，细菌的后代将与人类和谐地生活在一种混合的细胞质内，这是一种人与细菌完全共生的现象。[1]

我认为以上引文很明白地告诉我们：

1. 人类曾经误认为细菌是人类的敌人，是生病的主要原因；现在才知道它们不仅不是人类的敌人，还是人类的祖先和人类维持生命的基础。

2. 细菌不是最小的生命，病毒是目前所知微观世界里最小的生命，也可以认为它们是细菌的祖先；生命的进化并不开始于细胞（为细菌），更有可能开始于微小的病毒，实际上，病毒是初级细胞。

3. 早在比钱普以前，细胞是基本的生命单位已得到确认，比钱普的研究却推翻了这个结论，但他的研究成果没有得到应有的尊重和传播。

4. 现代的许多研究在不断证明比钱普的研究是正确的，过去的结论错误严重限制了现代医学的研究。现在的医学错误与对基本生命单位认识的错误有连带关系。

5. 病毒以需氧与厌氧来区分。它们在有氧的环境里，厌氧的会变成需氧的；在无氧的环境里，需氧的会变成厌氧的。这就是正常细菌变成致病细菌的原因，与癌症细胞能重新恢复为正常细胞是一样的道理。

理解以上道理就能知道：生命起源于最微小的生命蛋白（病毒）；病毒是适应环境的微生物；病毒既是人类生命的组织先祖，更是人类生命的组织根基。因此，现在人类无法驱除病毒。因为，人怎么能驱除自己的先祖，消

1.同上书，第 46 页。

灭自己的根基呢？

人的生命从哪里来？是上帝塑造的，还是动物进化的？我不反对任何一种说法，而只提自己的认识。我所提的，当然也是一种假说。我认为，大大小小的生命，所有低级、高级的生命，可以说无不始于原始的微生物，即生命蛋白。

刘易斯·托马斯说："生命的同一性比它的多样性还要令人吃惊。这种同一性的原因很可能是这样的：我们归根结底都是从一个单一细胞衍化而来。这个细胞是在地球冷却的时候，由一个响雷赋予了生命。是从这一母细胞的后代，才成了今天的样子。我们至今还跟周围的生命有着共同的基因，而草的酶和鲸鱼的酶之间的相似，就是同种相传的相似性。"[1]

刘易斯·托马斯是美国科学院院士，他从各种生物的共同性出发，认为生命可能起源于单细胞的生物。他说"单细胞是'由一个响雷赋予了生命'"，（显然，刘易斯的说法也受到了比钱普以前的"细胞是生命的基本单位"这一说法的影响。）

然而，对微观世界来说，最小的生命并不是有着一层细胞膜的单细胞生物，而是比单个细胞还要小得多的微生命蛋白，也就是像病毒那样的东西。它们也是生命，有着与所有的大生命一样的共性，就是能不断复制增多，过一段时间就死亡。碰到恶劣的环境，一些个体就会变异以维护种族的生存、繁衍等等。因此，笔者做了以下设想：地球从宇宙大爆炸而来，那时候还是一个火球，没有任何有机生命存在。后来这火球渐渐冷却，有了可以允许生命存在的条件。某天，一个偶然的机会，一道电光划过空气，地球上的氮、氧结合为最原始的生命蛋白。或者也可设想，外来的陨石突然进入地球，带来或制造了最原始的生命蛋白。也就是说，要想使无机的氮、氧变成生命蛋白，就必须加上某些能量。也许是一个响雷，也许是一道闪电，使氮、氧获得能量，而结合成生命蛋白。就好比时钟，加上了一节电池，就有了

1.〔美〕刘易斯·托马斯著，李绍明译：《细胞生命的礼赞》，第3页，湖南科学技术出版社，1992年版。

生命，可以走动了。这些生命蛋白就是像现在这些病毒或质粒一样的东西。所谓生命蛋白与非生命蛋白所不同的是，它们能自我复制，不断地增多。它们刹那间占满了地球的各个角落。随着时间的推延，它们为适应在各种不同的场合生存繁衍，又产生了很多的变体。这些变体相当于现在的各种病毒或质粒的变体。

它们在地球上既大量复制，又会很快地死亡。这种复制的能力，不同于非生物的"复制"：不是每个个体看起来都一样，而是每个个体都不一样，只能说是相似。这种复制的能力和死亡的约束能力，加上它们对自然界的适应能力，都属于生命的自组织能力。

任何生命都一样，自它产生之后，就带有三个任务：一是繁衍种族；二是延长个体的生命；三是拓展的生存时空。这就是生命的同一性。对那些微细得像病毒一样的生命蛋白来说，从生到死只是短短的瞬间。因为，生命在一个极其微小的蛋白体内，它的运行就会很快地结束。为了增长时间，微生物们互相碰撞的结果是体内的信息运行联合在一起，不仅能够使生命延长，还可吞食体型较小的其他微生物：弱肉强食。因而，适者生存的活动开始了。个体合并：单蛋白体演变成多蛋白体，其信息运行时间自然就会相对增长。为什么说现在我们这些高等动物是从那些最微小的生命蛋白合并演变而来的呢？有一种"细胞融合"的现象是最值得我们参照与思考的。因为它说明大自然的各种生物，为了生存，为了延长个体的寿命，只有选择合并、共生。原来它们早在生命蛋白的时代就做好了准备："这一倾向的最简单、最壮观的标志，就是细胞融合这一新现象。今天的分子遗传学就借鉴这一实验室技术来取得研究资料。在某种意义上，这是最反生物学的一种现象。它违反了20世纪最基本的神话。因为它否认生物的特殊性、完整性和独立性的重要。任何细胞，不管是人的、兽的、鱼的、鸟的或虫的，只要给予机会和合适的条件，跟其他任何细胞不管多么天差地别地在一起接触，都会与之融合。细胞会毫不费力地从一个细胞流向另一个细胞，胞核会结合，于是至少在一段时间里成为一个细胞，有着两个完全的、不同的基因组，准备双双起舞，准备生儿育女。"[1]

历经几十亿年,地球上才繁衍出众多的生物族群。任何有生命的族群,都带有天赋的维护自己种族繁衍的能力。这种能力就是使每个个体生命既相似又不同。相似,使它们种族得以繁衍;不同,使它们遇到重大灾难时避免了种族的灭绝。微生物的寿命虽短,却繁衍迅速。因此,只要环境不利,它们之中的一些个体就会立即产生变体,以适应新的环境,避免种族的灭绝。这就是天赋的能力,谁也奈何它不了。亿万年的时间,一些生命蛋白逐渐联合,后来更进一步成为单细胞生物。单细胞生命体,与那些不能成为细胞的联合生命蛋白体的不同是它们有了一层强大的自我保护层——细胞膜。细胞膜带有细胞内部多个微小生命的信息聚合,才能利用自己来保护它们。就像人的皮肤,既包裹人体,又与人体内的每个器官、每个细胞相互沟通着各种必要的信息,起着保护人体生命的作用。

单细胞继而再逐渐合并、联合,经过很多亿年,才产生了多细胞的生物。多细胞生命体的产生,就是通过细胞膜与细胞膜之间的信息联合,共同组成一个更大的生命体,再逐步繁殖、联合,复制、衍生,直至产生了人这样高级的生命体。

一个生命蛋白体"合并"为多个生命蛋白体,就是由多个生命联合为一个生命的过程。当多个生命蛋白体成为一个复杂的生命蛋白体,为一个生命而共同工作的时候,一个为共同生命工作的信息系统就形成了。如果没有这样一个信息系统而"各自为政",这个共同的生命就无法存在。这些生命蛋白后来又组织成单细胞生物,同样需要一个相互联系、"生死与共"的信息系统。当多个单细胞生物,"合并"为一个多细胞生物之后,也就是由原来"各自为政"的单个的细胞生命体,在一个比较大的生命体内"和平共处",为共同的生命存在而工作。这些原来是多个生命体的多细胞生物,又由一个多层次的信息网构成相互联系,既各自分工,又联成一体的信息系统。

1.同上书,第108页。

随着生物体的细胞逐渐增多，其信息网也逐渐复杂起来。这个信息网络系统，就是各个细胞为一个生命的存在而产生和建立起来的。它是因生命信息的存在而活动，因生命信息运行的终止而死亡的。

在我们细胞内部，驱动着细胞，通过氧化方式提供能量，以供我们去迎接每一个朗朗白天的，是线粒体。而严格地说它们不是属于我们的。原来它们是单独的小生命，是当年移居到我们身上的殖民者原核细胞的后裔。很有可能，是一些原始的细菌，大量涌进人体真核细胞的远古前身，在其中居留了下来。从那时起，它们保住了自己及其生活方式，以自己的样式复制繁衍，其 DNA（脱氧核糖核酸）和 RNA（核糖核酸）都与我们的不同。[1]

地球 45 亿年的历史，35 亿年前才有了单细胞生物。那时候的单细胞生物，对生命蛋白来说，也是一个庞然大物。它的身体里，有着很多能各自复制的小生命。但是，这些小生命，是那么分工明确，目标一致。它们建立了一个生死与共的信息系统，碰到影响这个共同生命的大事，就马上互相通气。又过了很多亿年，大自然才出现多细胞生物。这说明，由一层细胞膜保卫着的单细胞生物的生命，里面却是多个小生命的联合。细胞膜起的不仅是保卫它们不受到外来侵犯的作用，也同时与内部的各个小生命沟通着各种各样的信息，调整与平衡它们的相互关系。由此推知，单细胞生物联合为多细胞生物，同样是躯体物质和内部信息"自愿"结合的结果。这种现象也说明针灸之所以能治病，也是因为人的皮肤早就建立起与内脏各系统以及各细胞的信息联系。经络就是这些信息联系的渠道，经穴则是这些信息联系的据点，阿是穴则是这些信息联系的临时放大点。

在 2005 年 5 月 13 日的《环球时报》第 24 版上载的《深海生物各有绝招》，讲到深海中有一种生物叫管水母，"是一个海蜇的聚居体，由成千上万的单个动物组成。每个单独的个体都可能具有不同的功能，而它们在一起作为一个整体生存"。由此可见，已经独立的动物个体为了生存，会合并在一起再进行"分工"：这些水母即进行了分工，各自担负一个统一体的不同的工作，

1.同上书，第 2 页。

有吞食食物的，有管理运输的，有管理消化的，有管理排泄的，不一而足。它们不是各自为政，而是时刻不断地沟通信息，形成一个有效的信息系统。从那些简单的、微小的生命蛋白，到人这样的庞然大物，无不如此。（这与人类为了生活，在一起形成社会，进行不同的分工，不是完全一样吗？如果科学研究者一定要问"社会是个什么物质？如何定性定量？"那真的难以解答。）

低级生命体的自然结合，小生物进化成大生物，就是我们这个大自然逐步繁荣起来的根本原因。美国科学院院士刘易斯·托马斯著的《细胞生命的礼赞》里说了很多生物现象。他说："第一种是 Myxotricha paradoxa。这是一种原生动物，本该出名而没有出名。这种动物似乎在把一切的一切讲给我们听。它的纤毛其实不是纤毛，而是一个螺旋体。每个螺旋体基部附着点上有一个椭圆的细胞器，植于膜中。这个细胞器其实是一个细菌。实际上，这种生物不是一个动物。它是一个集团，一个组合。……我们的纤毛早就放弃了独立存在的地位，我们的细胞器现在真正属于我们自己，但控制着我们细胞的各个部分基因组还是不同的基因组，住在独立的居室里。严格来说，我们仍然是一些组合。"[1]

这个现象告诉我们，人类不应轻视那些低等的生物，我们的身体里也包容着无数的低等生命：有了它们的存在我们才能生活，有了它们的活动我们的生命才得以活着。

几年前《自然》杂志里描绘过的 Symbiopholus，这是新几内亚北部山中的一种象鼻虫，这种象鼻虫与几十种植物共生。那些植物生长在它的甲壳的凹龛和裂纹中，还有螨类、轮虫类、线虫类和细菌组成的整个生态系统。这种象鼻虫不妨用来预兆好运。用不着引经据典，它本身就带有足够的证据：它不受食肉动物的袭击，安享高寿。没有东西吞食它，因为这个系统不像动物又不像植物，其貌不扬，其味不佳。这种象鼻虫只有30cm长，很容易被忽

1. 同上书，第107页。

视，但是却拥有制造神话的资本。[1]

人体生命信息系统的复杂性，仍有许多需要解开的谜团，实在难以言说，有待我们的生物科学与医疗实践逐渐破解。

综上所述，我们应该知道：人类这样的个体生命，是由病毒这样的微生命进化而来的；病毒不是人类的敌人，而是人类的祖先；病毒由于环境的不适宜才变成对人类有害的东西。因此，环境的改变也会使有害的病毒变成无害。所以，没有不可逆的疾病。也就是说，没有治不好的病，只有没找到正确治病方法的医生。现在的医学界，到处宣传有很多不治之症，其实都不是不治，而是他们没有治疗的本领。笔者于临床，许多所谓的"不治之症"一挑而愈，一灸而效者不计其数。至于笔者治不愈者，却可能被别人一治而愈。那只是因为笔者还没有掌握治它的本领，而不是其病不可治不能愈。世人不应忘记《内经》的谆谆告诫："非不治也，不得其术也。"

1. 生命始自最小的生命蛋白（或说病毒），不是单细胞体。

2. 所谓病毒，是无生命的物质，只有进入某个细胞与内部的物质结合才能显示生命的特征。这种说法无法解释的是：第一个细胞从哪里来？

3. 只能说，病毒也是生命，因为它能自我复制，那么病毒也同样会死亡，也需要一定的生存环境。这个道理的重要，在于它能说明天下没有治不好的病的道理。

4. 也可以解释：环境使人生病，而不是病毒使人生病，只要改变环境，就没有不治之症。这符合前贤的研究，即病毒在有氧的情况下变成需氧菌，在无氧的情况下变成厌氧菌。这就是许多不治之症自我痊愈的原因。

5. 宣扬不治之症的原因，是搞医学迷信，避免现代医学的老底被揭穿。

---

1. 同上书，第 106 页。

二、生命的死亡信息

中医给了母亲一个顺其自然的生活态度，一个淡泊的心境。我想这也是受了她老师的影响。母亲说，她的老师在过了六十岁生日后，收拾干净一张床，交给我母亲一个蝇甩子说："别让苍蝇落我身上。"然后躺下，绝食七天而死。我追问母亲：老师为什么要死？是生病了吗？是厌世了吗？是信仰什么教吗？母亲说不是，老师只说，人活六十就可以了。可我觉得这话站不住脚。对中医来说，六十岁正当年，正是经验丰富，大有作为之时，怎么可以死呢？我一直认为母亲太女人，给你蝇甩子让你赶苍蝇，你就赶，老师说要死，你就让他死？便是大家都认可了，你也不能认可啊？你得给他灌米汤啊？母亲说，那不行，老师要安静。我母亲可真够听话的，就这么安安静静地让老师饿死了。但是后来看到母亲对待死亡的安详态度，我知道她早已接受老师对死亡的态度了。

她的老师一生不求财，不求利，不求名，便是对生命也是适可而止，早早撒手。母亲和她老师的做法一脉相承。一个西医的人生信仰可能不影响他的行医，可一个中医的人生信仰却会直接影响他的医术，如果母亲执着于生命，执着于青春，执着于名利，她怎么做到在医治病人时因势利导，顺其自然，舒理气血，平和阴阳？一个魔鬼可以当西医，却当不了中医。中医不仅仅是技术，更是人生观、世界观，是生活态度和生活方式。可惜我小时候没有认识也无法认识到这一点。正因为母亲的这一人生态度，所以她才是一个真正的中医人。在医院这一不适于中医生存的环境内，她不是考虑工资、名利、地位，而是不能不让中医施展。医院这种形式适合西医，却很难容得下中医。不仅仅是医院，便是科学也很难框住母亲的行医，但母亲认为她还是科学的。她研究西药，根据西药使用后病人的反应来分寒热五味，对已接受西医治疗的人，她总是把西医的治疗也纳入总体思考。[1]

1.艾宁：《问中医几度秋凉》，第73~74页，中国中医药出版社，2009年版。

在奥修看来，生命里面最大的奥秘并不是生命本身，而是死亡。死亡才是生命的顶点，是生命最终的开花。死亡透过很多形式一直都在来临，从出生的那个片刻起，死亡已经开始向你走来。当你的童年消失，童年已经不存在，童年已经死了，那个小孩的你已经死了；有一天他由青年变成老年，他再度死掉；当你的母亲死了，那也是你的一种死，因为母亲涉入了你，母亲占据了你整个人很大的一部分，现在母亲死了，在你里面的那部分也死了……[1]

死亡是因生而来的，所以，我们没有理由害怕。

自然界有了生命之后，与之同时，就有了死亡。对待死亡的态度，中医与西医很不同。

生命与非生命的不同，除了能自我复制之外，还有一点是它自产生之后，就随身带来了死亡信息、生命运行终止信息。死亡信息就是内在规定的运行时间表停止运行，便是死亡的到来。这种信息自精子与卵子结合的那一刻起就产生了。因此，它是随着生命的不断运行而不断增加的。它一旦释放，就是所有的信息运行终止。死亡信息就像倒计时的时钟，自人的生命产生的同时就开始不断增多。如果说人的生命信息具有自组织能力，包含着自动自调的本能系统和具有可自控的意识系统，那么，开启死亡信息之门的能力也同时掌握在两个不同的系统手里。人的死亡，既是按照既定的、不可逆转的本能程序向前运行，又会因意识的绝望而加速释放。因此，做医生的是不宜说病人只有多少时间存活的混话的。这么做，对害怕死亡的人，可以说是一张催命符咒。事实确系如此，而我们的医生，为了显示自己的高明，往往喜欢对病人下死亡日期的断语。"不论在任何情况下，医生绝对无权任意推测或确定病人的死期，原因是：就现今的科学技术和测量仪器并没有一种可以确定人类死期的方法。所以，任意告诉病人的死期是一种毫无科学根据、危言耸听的谎言。胡乱猜测只会增加病者的心理负担，是一种毫不负责任、雪上加霜的做法。"[2]可悲的是现在这样的医生确实太多了。

---

1. 温志大：《走向天堂》，第 3 页，四川人民出版社，2000 年版。

2. 陈树桢：《顺势疗法》，第 198 页，中国环境科学出版社，1999 年版。

"癌症必死论"是因为西医医学面对癌症治疗束手无策而提出来的。这种论调对患者精神上的损伤极大。一位退休教师患微热住院三个月，她总是缠着医生要告知她得了什么病。医生被缠得没法，只好告诉她说，得的是肺癌。第二天，她死了。三个月不死，一听到患的是肺癌就马上死了。诗人李岂林，五十多岁，一天到医院检查，医生告诉他得了肝癌，当场晕倒，五天后死亡。这是什么道理？是绝望。绝望会使患者的死亡信息大量释放，导致突然死亡。肺癌、肝癌本身不可能使患者在几天内就死亡的。

上述的意思是说明死亡信息随声而来，害怕没有任何用处。而且，害怕者会比不害怕者死得更快，其原因就在于害怕会使得死亡信息更快释放。西医医学根本不可能给任何病人做何时死亡的判断。然而，在西医学的许多论文中，却有一个"存活期"的概念：医生给癌症患者做了手术后，直至患者死亡，这一段时间，就叫做"存活期"。这里，医生事实上就是把做手术的那一天，当做患者必死的日期，而认为是做手术，才使患者活了下来；而且把它当做医疗的成绩，患者活得越长久，成绩越大。这好比癌症患者是在做手术的那天被枪毙了，是因为医生的手术救他再活了多少天。那些没有经过治疗而几十年活下来的癌症患者该怎么说？有的患者在医院治疗越来越差的时候，医生往往会告诉他只有多少时间"存活"了。这种做法对不信者毫无用处，对胆小怕死的病人，只有促其速死。可见"存活期"这个概念是完全错误的，不仅不科学，更应该说是反科学的。"存活期"是以首先确定病人的死亡日期为基准的，否则，哪能有这个说法呢？谁都不能预计一个活着的生命，会在什么时候死亡。有的病人甚至是在癌症后期，奄奄一息的时候，竟然发现癌症突然消失，不药自愈。生命所创造的无数奇迹，西医医学无法解释的甚多。其原因就在于西医医学缺乏对生命的研究。生命会在最衰弱的时候，在面临死亡之前，不断地为它的生存而不懈地努力，时时为它的活命而竭其所能。曾经有许多被西医们宣布为必死的病人，都出人意料地、奇迹般地活了过来，而令做过死亡判断的医生瞠目结舌。2009 年，美国调查发现，癌症患者死亡率降低。道理何在？原来是不断宣传两条新的见解：一是治癌的失败，发现生癌就马上动手术，做化疗的人少了；二是宣传癌症是慢性病，寻求自然疗法的人多起来了。所以，当年对患癌病人，判断为必死之症是严重的失误。其原因，乃是医学理论中无视人体生命的强大的自我康复能力，而造成这种无法解释的尴尬。

我们的时代有如此多的人患癌，又如此热衷于抗癌，却如此没有成效。许多本来能够自愈的患者，因为医生的治疗，而走入枉死城，被"合法杀人"所误，这绝非偶然。1987年，年仅47岁的浙江省农业厅厅长孙万鹏，被确诊为晚期肝癌，医院要求他住院手术治疗，他没有答应。因为他的父母均在1985年患肝癌，双双住院，不久便亡故。1986年，他的大妹妹患肝癌住院，亦死于医院。所以，许多人都认为这是家族的遗传基因问题，没希望了。他认为既然住院救治也没有活下去的希望，又何必住院呢？但是，他却有满腹的"灰学理论"需要表述出来公之于世。于是，他把家庭当病床，与死神争时间。每当肝痛发作，便嚼一枚辣椒止痛。于是满口辛辣，一身大汗，竟然真的止住了痛，他便继续写作。他妻子经常给他服用一些据说能抗癌的中草药，如绞股蓝之类。他每年出著作一册，至1994年去医院检查，肝癌不见了。是不是这些中草药或辣椒治愈了他的肝癌，当然得存疑。笔者认为对死亡的无所谓和对学术追求矢志不渝的积极向上的态度，当是最主要的因素。这里的关键在于他的思想——把生死置之度外的洒脱精神。孙先生在与病魔的抗争中，创造了两个奇迹：一是战胜肝癌；二是成为我国"灰学理论"的创始人。2006年，我承担的中央教育科学研究所的课题结题，请他担任专家鉴定组成员，其时他已经68岁，身体十分健康。孙先生与他的父母、妹妹，不治者活得好好的，治疗者都死去了。逝者长已矣，医疗有无责任，不可追究，但不能不论。

"美国癌研究者哈定·B.琼斯的调查表明，未经治疗的癌症患者其生存的希望看来要比经过治疗的患者要大！"孙先生家族性的肝癌史，也证实了哈定的调查不虚。这岂不是对手术、化疗等治癌方法的一个极大讥讽？反过来说，孙先生的父母、妹妹，如果不住院治疗，也许不会死得那么快。正如纽约医师外科医学院的亚历山大·H.斯蒂文斯教授说的一样："医师的年龄越大，就越怀疑医学的优点，因而就越相信大自然的力量。"

西方医学研究者，从相信医学开始，最终却相信了大自然。什么叫相信大自然？就是不相信医学的医疗，放弃医疗，让病人依靠自己生命的自组织能力不药自愈，少药而愈。这只能说明医学研究的失败和失误。所以，门德尔松说："现代医学不是艺术也不是科学，它是一种宗教。如果没有信仰，现代医学就不能生存。"[1] 惨就惨在这种所谓"科学的医学"没有信仰就不能生存了。

一位朋友告诉我，她母亲于 20 世纪 60 年代住院，医生诊断为肝癌。但为了更加明确，要求家属同意其做肝穿刺活检。然而作为家属的她认为，肝穿刺活检会给病人增加痛苦，医生既已认为诊断明确，那就给开药吧。岂知医生说，肝癌无药。做肝穿刺活检只是寄希望于万一，即诊断错误，病人还有活的希望。她想，如果医生诊断正确，做了肝穿刺活检，只能增加母亲的痛苦，也没有活的希望；如果不是，不仅白受痛苦，反而受到创伤，没有任何好处。她拒绝了医生的要求。出院后，听人说母亲之病，按其症状可以用海带调冰糖治疗，于是她每天给母亲按法服用，后来这位患者活到 90 多岁才亡故，又活了 30 年。而另一个与她母亲同时住在一个病房的妇女，40 多岁，也被诊断为肝癌。她同意做肝穿刺活检，经切片做了病理检验，确诊为肝癌，三个月后癌扩散死亡。

两个病例，带出了另一个问题：为了证明医生的诊断是否准确，让病人做肝穿刺活检，冒扩散的危险，这种做法妥当吗？当然不。现在的西医医生总是向病人推荐对病人的病名只有判断价值、毫无治疗作用的创伤性检查。例如胃镜，它可以看到浅表性胃炎、糜烂性胃炎、胃溃疡、十二指肠溃疡、胃癌等。然而要问：有哪一种药物或治疗方法可治愈这些病？无法回答。因为至今为止，可以说没有一样西药让西医的治疗法能够治愈这些疾病。我见过好几个病人，因插胃镜致胃黏膜脱落，终身痛苦；更有一位食道损伤，后来引发食道癌死亡。生命和身体大受戕害只是为了"知道而不能治"，如此还不如不知道。因为，胃镜插入只能加重病情，于治疗无助。这些检查手段，

1.《现代医疗批判》，第 138 页，上海三联书店，2005 年版。

只能伤害病人，促使疾病的恶化，不仅起不到延长生命的作用，反而会加快死亡。"许多症状表明，医学本身也得了病。而且同其他病人一样，也是不能用头痛治头、脚痛治脚的方法。遗憾的是，批评现代医学的大多数人又自然地接受了现代医学的世界观和目标，并把他们的全部精力仅仅放在改变形式（方法）上。"[1] 这就是西方线性思维的悲哀之所在。

我认为，西医医学应该进行认真反思的，不是方法的问题，而是方向的问题：医学研究与教学始点的毛病。也就是说，把医学研究和教学的基础定位在解剖尸体上，锁定在外源病原体上，硬生生屏蔽了认识生命的可能性。

批评现代医学的人为什么又接受了现代医学的世界观和目标呢？这是整个哲学体系的问题。西医搞定病定治，首先要按既定实体标准确定病名。这就是被线性思维牵引着，走上框定躯体病灶这一微观世界，一叶障目而对生命信息茫无所知。错就错在始源：病名成了框框后，你要研究，要讲讲研究什么方法对抗什么病。这就得从身体寻找病灶；说明病理，就得把生病的非常态生理现象说成病理现象。其实，这个问题早在一百年前，就被法国的伟大科学家弗朗科伊斯·马迪根教授揭穿了。他是伟大的医师、生理学家，是法国科学院院长，他说："如果连一个可以遵循的正确的生理原则都没有，那么我们就不再奇怪自己需要行医成功的可悲心理了。无论这多么痛苦地刺伤了我们的虚荣心，我都要毫不迟疑地宣布：我们完全忽视了引起疾病的生理障碍的实质，以致不会考虑可能产生更好疗效的方法。我们应该把后人交给大自然去治疗，可实际上，我们经常是硬着头皮去行医，根本不知道自己行医的原因和合理性。我们正面临着一个巨大的危险：行医加速了病人的死亡。"[2] 这与20世纪70年代美国健康研究所对癌症调查的结论多么相似："那些不治疗者比治疗者生存的希望要大。"

1.〔德〕托·德特勒夫森、吕·达尔克著：《疾病的希望》，第5页，春风文艺出版社，1999年版。

2.《现代医疗批判》，第130页，上海三联书店，2005年版。

马迪根先生无疑是伟大的哲人和真正的勇士，一百多年前他已经看到西医的无望和虚妄，并开诚布公，大声疾呼，发出警世恒言。一百年后，我们更看到了西医的绝望和虚狂。就因为他们不懂生命，更不懂中医。我们也看到了希望，那就是中医必将兴起。中医搞辨证论治，需要理解的是"证"。"证"的本质就是生命的病态病势信号。辨证论治就是辨别这些信号的偏斜，只要予以协调纠正，就能使病人康复如初，甚至更加康乐健美。

三、微生态平衡和伪治疗

巴斯德说过："伯纳德对了，细菌什么也不是，环境才是一切。""微生态的失调是由于寄主体内与体表的环境遭受破坏而产生了不利的变化，使对寄主不利的致病细菌或病毒增加而导致了菌群比例的失调，菌群由生理性组合的平衡状态转变为病理性组合的非常状态。""对宿主而言，主要是解剖结构、外伤、手术和免疫功能失调（激素疗法、免疫抑制疗法、细胞毒类药物及同位素照射等）；对微生物来说主要是抗生素的应用。"[1]

我的朋友娄绍昆医师说："中医的灵魂就在于临床疗效。"中医的临床疗效远非西医所能及。有经验的中医师，少说疗效也有百分之七八十。然而西医呢？据现代统计，门诊部的误诊率达50%，即使住院，还有30%。这个数字，还仅仅是指诊断。如果说诊断正确了，治疗也不一定对。现代医学的实践证明，误于治、误于药者极多，何故？治疗与诊断分家故也。根据现代研究，即使治疗和用药都是对的，仍只能说是一个治标的近期疗效，损本的远期疗效却是可以肯定的，这就是不能预测的副作用问题。例如现在四五十岁的人的四环素牙和腰痛，都是幼年时发热服四环素族药物造成的。幼年时的发热治疗是否正确还难说，但病果然好了，几十年后却出现了问题。细菌学建立

---

1. 陈树祯：《顺势疗法》，第 136 ~ 137 页，中国环境科学出版社，1999 年版。

后，西医把很多疾病都说成细菌感染发炎，把杀菌视为治病的最主要的方法，于是发明了很多抗生素。结果如何呢？现代研究表明，人体就是个细菌大国，人的健康就靠这些微生物的生态平衡，人的许多怪病就是因为微生态失衡。现在许多年轻人得白血病、红斑狼疮、类风湿等免疫缺陷病，可以肯定是因前期抗生素污染而微生态失衡所致。

那么，人们当然要问："医学是在治病还是在制造病人？"

既然人的生命始源于微生命蛋白，经过亿万年的合并、融合、进化而产生的，那么就可以认为，人体内必然带有自然界所有微生物的信息，而且有一种能力，使人的生命与这些微生物和平有序地共处共生共存。只有这样和谐相处，才能保证大小生命自身的健康生存。同时，我们也应该相信，这些与人和平共处的微生物，由于为了它们的生存，也需要人的健康存在，也必然会"誓死维护"人的健康。而构成人体体内所有生命和谐相处的必要条件，就是这些生命信息时时刻刻地进行沟通并参与有序化运行。

有些微生物具有侵害人体的特殊能力，我们可以想出几种，大概有结核杆菌、梅毒螺旋体、疟原虫，还有另外几种从进化论的意义上讲，它们能引起疾病或死亡，这对它们自己也没有什么好处。对大多数细菌来说，引起疾病也许是它们的祸事，它们要冒的生命危险比我们更可怕。一个人带上脑膜炎病原菌，即使不用化学疗法，致命的危险也不大。相比之下，脑膜炎病原菌运气不好碰到人身上，它们的生命危险可就大了。大多数脑膜炎病原菌很精明，只停留在人体的表面，在鼻咽部待着。脑炎流行时，大多数带菌者身上、鼻咽部就是病原菌待的地方。一般来说，它们在那儿对人是无害的。只有在原因不明的少数人身上，它们才越过了界线。这时人、菌两方就一块儿遭殃了，而大多数时候，更遭殃的是脑膜炎病原菌。葡萄球菌生活在我们全身各处。大多数其他细菌不适于生活在人类的皮肤上，这种菌倒似乎适应了那里的条件。看着它们如此之众，而我们自己是这样的形单影只，然而跟它们相处，麻烦却如此之少，这真是奇怪。只有很少几个人受疮疖之苦，而这大半又要归咎于我们自身白细胞的多管闲事。溶血链球菌是我们最贴身的友伴，甚至亲密到跟我们的肌细胞膜有同样的抗原。是我们以风湿热的方式对它们的存在做出反应，才给自己招来麻烦。我们可以在网状内皮组织的细胞中长期携带布鲁氏菌，而根本感觉不到它们的存在。不知什么原因，大概与我们身上的免疫反应有关系吧，我们才周期性地感觉到它们，这种感觉反应便是临床病症。[1]

西医在发现乙肝病毒以后，又发现了丙肝病毒、丁肝病毒、戊肝病毒等等，他们认为这些病毒无法对付，又容易导致肝癌。很多的这些病毒携带者都没有临床症状，亦即无病理表现，而且接受治疗者反而受到损害。鉴于此，人们是否可以换个思路：这些病毒如果不是因治疗用药或环境变化而由某些病毒发生的变异体，或者就是固有的存在，与人体和平共处的、未被发现的微生物。因此，说它们会导致肝硬化或肝癌只是一种猜疑，加以药物治疗，迫使病毒变异或者为了自卫而放出毒素，使被治疗者受到损害的原因，则是因为人为地破坏了微生态平衡的结果。至于明知无法治而要求携带者进行治疗乃是为了获取不正当的经济利益，这样的治疗我们应称之为伪治疗。也就是说，凡是明知愈治愈糟而故意制造理由强加治疗的，皆可称为伪治疗。

我们在这里特别提出并强调重视"伪治疗"这个概念，是因为医学本就是研究与治疗疾病的科学，这门科学的目的是维护人的生命与健康。治疗就像一把刀，不是救人就会杀人。由于西方医学是市场利益带动的，以利益为动力的伪治疗，便打着科学的招牌一哄而起，杀人于无形。因此，门德尔松医学博士、约翰·马森·古德医学博士才会讲出如上所说的骇人听闻的话。

伪治疗之所以产生，是因为"实际上，现代医学不是艺术或科学，它只是以盈利为目的的工业，其基础是细菌和药物，现在病毒又差不多成了其基础。因此，当艾滋病出现以后，目光短浅的人，便把寻找病毒看成了研究的方向，而且认为这种病毒受大自然规律的支配，不是等到某人疾病抵抗力降低之后才起作用，而是自己出来降低某人的疾病抵抗力。由于迫切需要这种发现，

1.《细胞生命的礼赞》，第 65～66 页，湖南科学技术出版社，1992 年版。

因而必须使用相当多的发明才能达到目的，以致大量传统的研究准则被宣布无效了。通常，一项发现的宣布要经过严格的正式手续，而且要不折不扣地履行必要的手续。对罗伯特·加洛博士来说，这只是小事一桩，因为他在富有权威性的国家健康研究所里为美国政府工作。1984年，他宣布发现了一种不同于任何已知病毒的新型病毒。但是，加洛急于战胜法国的竞争对手，他做得过于匆忙了，以致这成为医学史上最不成熟的研究发现：没有医学审查，没有双盲研究，没有流行病毒学研究，没有送交科学刊物发表，没有科学检验和同行评价，没有满足一个科学前提，也没有提供证据"[1]。

上面的事实揭露了罗伯特·加洛博士的HIV病毒的发现是靠着他自己的权威和作假，因此这样的发现，本就应该称为伪发现。然而，这样的发现，对医药财团来说是十分有利的，他们可以借此生产消灭或抑制HIV病毒的药物，通过宣传机器的扩散，伪发现就变成了真发现。几年后"艾滋病"就公然降临人间，成为威胁人类生存的"大敌"。

笔者认为，艾滋病、乙肝、丙肝的病毒，早就在我们每个人的身上存在。它们存在的方式有显性和隐性两种。之所以为显性，是因为体内环境条件不好，其个体多了起来，容易发现而已；之所以为隐性，体格相对健康，是因为个体甚少，难以发现。不管它们的存在有多少，只要个体自己感觉正常，便可以认为什么病都没有。因为，只要这些微生物过分了，人的身体就会做出自卫反应。

现在我国的"海龟"派借对政府管理层的控制，利用管理权力干预、阻挠中医药事业的发展，必然失败。

我的朋友周天元先生说："提高到生命哲学上讲，生命是阴阳整合的集合体，表征为阳性的肌体绝对不能脱离阴性的信息（意识趋向、精神认定等灵性层面）而形成；生命的信息能量（场）也脱离不了肌体在每一进化阶段、进化轨迹上为信息'保留'下来的'记忆蛋白质'。这是一种'物、能和信息'

1.《现代医疗批判》，第88页，上海三联书店，2005年版。

函三对称统一律的太极（物阳能阴、信息居中）创生结果。然而唯物主义的偏执和枷锁限制了这一生命科学真谛的研究和进展，甚至长期被一种'一元论'和'对立统一'的人为观点拒之于科学大门之外。将生命误以为是躯体的自以为是及其将生命对立于生态的操作行为一直盘踞在现今中国和全球的医学领地而少有提出质疑者，可见潘老先生的'生命不是身体'、'生命生病，不是身体生命'等生命理念不是随意提出来的，而是有其深刻哲学内涵（自然哲学、非理智哲学）的终极性思考，是完全符合生物进化论及其生命全息统一律之时空结构的。要知道，人的生命原本就是一个多时空、多级别、多梯级进化的多维生命个体集合的组合体（前不久法国科研人员已从深海处发现了类式集合体生物），只不过这些多维生命个体早就在各司其职的分工而又统一的进化中融合成了一个全息整体，所不同的是原来的众多生命个体各自演变成了人体生命的职能器官和功能质点的网络系统（这也许就是经络的渊源所在），而且通过物性肉体相互联通了所需信息通道，完整地协调了物流、能流及其信息流对生命统一调控的功能。然而人体中仍然还保留着众多没有被完全融合，或者还没有来得及被融合而又不可能脱离已与母体共生了亿万年的微生物，这就是菌群和被人们称为'病毒'的微生物，而且它们仍然担任着原先的职能而永远附体于人。

"显然，人体不但与大量的细菌共生，同时也与大量的'病毒'共生，人之生命在平衡状态下其生理、心理及精神（生、心、志），三者则互根互协，相安无事；一旦出现生理、心理及其精神三者函三对称统一律结构被打破而失律，细菌、病毒则因自身环境生态的异化而奋起抗争，即产生了人体不适的病态反应。

"可以断言，所谓病菌、病毒致病机理正是肌体环境异化所逼出来的，当然这种异化不排除内外环境因子的共同作用。人们只能使其肌体内外的微生态平衡，与人体保持和平共处的和谐相关；如果谁想以'科学手段'除掉它们，谁就必将陷入众多恶性循环的迷信深渊，并付出无以回归的社会性惨痛代价和个人的道义代价。其实这一代价早已反映在人体自我平衡能力（自我调组能力即所谓抗体）大幅度衰减，多种疾病频繁暴发的现实记录之中了。潘先生的'微生态平衡和伪治疗'一节以众多实例阐明西药的毒副作用已导致了'菌群由生理性组合的平衡状态转变为病理性组合的非常状态'。"[1]

这一问题务必引起人们的高度重视，它将对西医、西药带来一次革命性的思考和颠覆！

1.周天元：《全息养生学》。

第二章

生命的定义

本章着重需要理解生命的自组织能力。这种能力与生俱来，就像抛物线逐渐升高（壮大），逐渐减弱，直到消失。消失，就是死亡。因此，重点在于理解：凡是有利于自组织能力的医疗方法，就是科学的、正确的方法；凡是不利于或减弱自组织能力的医疗方法，就是不科学、不正确的方法。

在漫长的生态因子与有机因子对称湮灭、攀升整合的信息流的作用下，以其物质与能量所合成的蛋白质为载体的生理、心理及精神全息统一运作之生灵即为生命。生命具有自然的全部属性，即渊源性、重演性和自我调组性，且不容任何有为外力的干扰，否则生命的自我调组程序及其调组能力必将会紊乱和被削弱，从而显为生命载体的"身体"将发生病态和早衰。譬如非自然属性的西药就由于与生命毫无全息相关而成了自然生命的杀手。更何况生命中的"心理"和"精神"的灵性部分西医学是不可能涉足的，也就是说西医学根本就不懂得生命的定义；它仅仅只能算作生理器官的修补师乃至修补后恶性循环的护理师。[1]

现代医学的走偏，除了制药公司的参与之外，还有另一个客观原因，是由于非生命科学的迅速发展，物质的微观世界被揭示得越来越清晰。现代医学则亦步亦趋，把治病的希望，完全寄托于躯体的微观分析。这样做就会离生命的研究越来越远。

曾有一段时间，社会上到处宣传基因的发现将揭示生命中的许多谜团，开辟了一个基因医学的新天地。基因医学科学研究的实践结果，还是难以拿出肯定的答案来。现在倒有一个明确的答案浮出水面了：基因检测的骗局。基因图谱检测，让有钱的人出大钱，然后就能得到一张所谓专属于这个人的

---

1. 周天元：《球式太极生命架构》。

基因图谱，知道他自己能在几十年后得什么遗传病。这真是个大笑话。你如果问他根据什么数据知道你几十年后得的病，他必张口结舌无法回答。任何科学的东西必有科学的依据。他必须根据这个数据，以几十年的时间跟踪了很多病人然后得出的，而不是根据某人血液检测的统计。谁又知道这个统计出来的数据是结果还是原因？然而，他有这个跟踪的时间吗？几个年轻的小伙子，或者姑娘，就说是基因检测专家了，就能预测你几十年后会得什么遗传病，不是撒弥天大谎吗？

原来，很多病都会发生基因变异，而且，在一个病人身上，无数的基因在变异，现代医学的医学家们，在这么众多的变异基因面前，又不知道该怎么办了。我并不反对作为生物学内容的基因研究，但是反对作为医学研究切入临床开发。我认为，基因跟细胞一样都是生物体内微观有生体，可以对其做非离体原生态的观察和探索，也可以进行人工离体的研究，这些研究都属于生物学范畴，而不属于医学范畴。现在闹得很热闹的基因工程，对基因进行人工开发，实在是科学的悖论，其后果将比之核能开发更为严重。现代医学借此大唱希望之歌，唱得那么高亢，想给它自己的"屡战屡败"的尴尬末日打一剂强心针，此真乃南其辕而北其辙，不亦悖乎？

医学对物质躯体的研究越分越细，却是对生命越来越严重的伤害。生命信息不像物质，不能微分。生命是完整的全息的。"如果把所有学院派之外的努力和方法总结一下，就可以把这种医学称为整体医学。这种医学的目的是：除了要试验别的方法外，更要首先把完整的人看成是身心合一的整体。现在几乎人人都能看到，学院派的医学已经对整体的人不感兴趣了。高度专业化分析是现代医学的基本思路，为了取得对细节的大量精确的认识，必然会越来越丧失对作为整体的人的兴趣。"[1]

西方医学之所以不断失败，这与它的越分越细的思路直接相关。因此，西方有人提出整体医学的概念，这就与生命医学的距离靠近了。但它仅仅是对生命认知的模糊觉醒，尚无学术研究可言，西方仍然没有把躯体结构与生

1.《疾病的希望》，第 4 页，春风文艺出版社，1999 年版。

命信息的关系搞清楚。

医学首先是生命哲学，只有认真严谨地探索生命信息的自组织动能动态，认识到生命信息运行的闳约幽微，才能真正给医学研究纠偏导正。

什么是生命？只有给出正确的生命定义，才能端正医学的方向，从《中国大百科全书》中查不到一个符合要求的定义。书中说："一般人不难区分什么东西是有生命的，什么东西是没有生命的。但给生命下一个科学的定义却又是千百年来的一个困难问题，至今没有完全解决。这个问题直接关系着人类自身的理解。"可见在科学界，这还是一个老大难题。笔者以为，现代医学只有认真理解生命及其自组织能力，才有可能避免它的败落。

让现代医学最为尴尬的是，两千五百年前中国的《黄帝内经》已经把生命研究了个透。生命的定义已经有了，只不过它是古人的语言，许多人听不懂。我们要弄明白，只能用现代语言和概念来阐释它。这就叫中医现代化，或者更准确地说，叫中医后现代化。

一、生命的定义

生命是信息运行的一个自组织的过程。

这是笔者学习《黄帝内经》《伤寒论》等经典著作，结合自身临床实践心悟，并反思西医学失败的深层根源而提出的生命的定义。内涵是生命信息不停地运行，是生命的自组织能力自始至终不停地运行活动；外延是一切生物个体，包括微生物。拿人来说，当精子与卵子结合，附着于子宫壁后，这个生命就产生了。尔后，它的一切生存活动，都由该生命的信息驱使着它的自组织能力来主宰。例如它吸收营养，把营养变成鼻子、眼睛、嘴巴、五脏六腑、头颅四肢等等，变成一个完整的人体，在子宫里生长了十个月，便要离开母体而诞生人间。然后又不断吸收营养，不断长大，从幼儿到成人，再衰老，直至死亡，完全凭着它的自组织能力才得以完成这个过程。所以，一切救助生命的医学研究，其关键是理解生命和它的自组织能力。也就是说，离开生命的自组织能力的疾病研究，或者治疗研究，都会走偏。笔者从医五十多年，虽学浅识薄，就临床所得，勤思广索，勉撰此定义以求教于同道，抛砖引玉而已。

"生命"这个概念的定义，不是单指人的，而是囊括所有大大小小的生命的。不管它的大小，不管寿命长短，不管体型、形态如何差异，不管它的结构是复杂还是简单的，我现在提出给生命定义，是医学发展的需要，也是科学发展的需要。现代社会以人为本，要把人的生命摆在首位。医学以维护人的生命健康为目的，从医学的角度来看，确定生命的定义是最为重要的，可以说，是重中之重。现代西医学固执地认为，身体就是生命，躯体就等于生命。这种混淆导致现代医学研究走进了一个很难返回的误区。诚然，一切疾病都在身体里显现，生命也附着呈现在生命自己所生成的身体上，然则，身体却绝不等同于生命。这就好比电脑的操作系统，必须依附电脑的硬件才能运行，才能证明它确实存在着，否则它既看不见又摸不着，怎么能显现其高速强大而复杂精细的信息系统功能？但是，如果操作系统有了"病毒"，电脑医生却认为病一定存在硬件里，打开电脑来检查每个零部件，这能查得着、医得好吗？

身体与生命是两个截然不同的事物。身体是物质性的，生命是非物质性的。现代医学总是把生命与身体混淆。病人到医院问医生：我的病在哪里？所有的检查仪器，也只是针对身体上的某个部位进行检查。其实有许多病，根本查不出长在身体上的某个地方。因为是生命生病，医生看不见生命，无法解答病人的问话。连医生自己也不清楚无法回答的原因。因为，西医学就没有关于生命的知识内容。原来，是生命生病，不是身体生病。如何分清生命与身体呢？事实很简单：活着，是指生命信息存在身体里；死亡，是指生命信息离开了身体。所以，生命与身体是根本不同的两个概念。我在这里指的生命，是包括一切微生物在内的任何物种的生命。如果从人类医学的角度讲生命，则专指人的生命。

西方物质科学发展到现代，人可以制造出蛋白，但却不能赋予这些蛋白以生命。也就是说，人不能赋予这些蛋白逐渐生长、壮大、成熟、繁衍，以至逐渐衰老、死亡的密码。世界卫生组织在《迎接 21 世纪挑战》的报告中指出："21 世纪医学不应该继续以疾病为主要研究领域，应该以人类的健康作为医学的主要研究方向。"看样子，有鉴于现代医学越走越黑，山穷水尽，并且产生了诸多骇人的负效应，再也难有出路，世界卫生组织开始认识到必须掉头转向健康研究。但是，健康是怎么回事，如何研究健康？世界卫生组织还是模糊不清的。为什么西方原来只研究疾病而不研究健康呢？因为，西方人认为疾病有明确的定位，就是有明显的病灶。病灶就是身体上患病的部位，借助现代仪器容易找到。但是三百多年来的实践证明，许多疾病找不到病灶——定位错了，如何能够找得到？定位为什么出错？现代医学家们并不懂得不是身体生病而是生命生病这个最最基本的原理，死死盯住躯体不放，把生龙活虎的生命全给折腾完了。是生命生病，在身体上找病就等于缘木求鱼、水中捞月——方向错误！因此，世界卫生组织建议，只能转个方向——研究健康。健康就不能用身体上的某点来定位了。

中医认为：健康，是指生命的健康。首先要研究生命。研究生命，首先是关于生命的定义。查看《现代汉语词典》，关于"生命"的解释是："生物体所具有的活动能力；生命是蛋白质存在的一种形式。"这样的解释能够代表西方科学界的认识，还是把身体即生物体（包括蛋白质）这个生命终端硬件当做生命软件本身，把来自生命信息的活动能力即自组织能力颠倒地归之于身体硬件本身所产生所具有。把上游的生命认作下游的身体的派生功能即所谓活动能力，这种上下颠倒的错误认知，正是现代生命科学和现代医学最大的致命伤。

中华哲学认为，通天下一气耳。此气周流不息，万古如斯。气即生命信息，充斥于天地宇宙之中，其大无外，其小无内。老子曰：道生一，一生二，二生三，三生万物。作为生命个体的人，仅仅是天地阴阳合德所生成的一个小不点，"三"中的一个小不点，整个人类也不过是万物之一类，只是其身份特殊，为万物之灵，但绝不是万物之主。我们自古说，天地人三宝，这天地人的人，指的就是万物特别是生物的代表，但绝不等同于万物，也不等同于生物。活动在人体上的，生命信息是全息本原，是本，永远处于上游；躯体结构是其显现标用，是标，永远处于下游。这一上下游亦即标本之间的关系是恒定的，不容颠倒。生命信息生成身体结构，并使之产生各种各样的生命动能，绝不是身体本身（硬件）派生出"活动能力"（软件）。这就是说，是生命生成身体，是软件生成硬件，而不是相反。生物体的活动能力是生命赋予的，而不是生物体的躯体所能自行产生的。再说"蛋白质的一种存在形式"，也有着同样的上下颠倒的毛病。应该明白，是生命生成蛋白质，而不是蛋白质生成生命。所以只能说，蛋白质是生命存在的一种结构形态。就如我们说，细胞是生命存在的一种结构形态，身体是生命存在的一种结构形态一样明白无误。

《黄帝内经》说："女子七岁，肾气盛，齿更发长；二七而天癸至，任脉通，太冲脉盛，月事以时下，故有子；三七肾气平均，故真牙生而长极；四七筋骨坚，发长极，身体盛壮；五七阳明脉衰，面始焦，发始堕；六七三阳脉衰于上，面皆焦，发始白；七七任脉虚，太冲脉衰少，天癸竭，地道不通形坏而无子也。丈夫八岁，肾气实，发长齿更；二八肾气盛，天癸至，精气溢泻，阴阳和，故能有子；三八肾气平均，筋骨劲强，故真牙生而长极；四八筋骨隆盛，肌肉满壮；五八肾气衰，发堕齿槁；六八阳气衰竭于上，面焦，发鬓斑白；七八肝气衰，筋不能动，天癸竭，精少，肾气衰，形体皆极；八八则齿发去。肾者主水，受五脏六腑之精而藏之，故五脏盛乃能写。今五脏皆衰，筋骨解堕，天癸尽矣，故发鬓白，身体重，行步不正，而无子耳。"这里，我们的古人去头截尾，分别论述了一个女子、男子的生命从少至盛至衰的一个自组织的过程。

遵循《黄帝内经》所述，就可以知道：生命是信息运行的一个自组织的过程。解释如下："信息"，是指生命活动带有的一切密码；"运行"，是指这些密码是动态的，永远向前的，展开性的，不可逆转的；"自组织"，指的是一种自我实现的能力；"一个"，是指所有的生命都是个体的，特定的，唯一的；"过程"，指的是一个有始有终的时空段，也就是说，有始有终，始是生，终是死，有生必有死，死亡是生命的必然结果。人从生之时始，就带来了死亡的信息。死亡的信息逐日增多，自组织能力逐日衰减，直至"过程"的"运行"全部完成。犹如一条船，由始点出发，从出发的那一刻起算，叫作始生；驶完这一段航程，到达终点，叫作死亡。行驶这一段路程的时间和空间，就是这个生命的时空段，也就是它存在的寿命和在这个过程中涉及的空间。"生命的自组织能力"，就像此船的航行方向、动力，以及在不同时间里、条件下做出不同调整的能力。

这个生命的存在，完全依仗它内部的信息运行。信息运行不停歇就体现它的存在，信息运行障碍便意味着生病，信息运行的停止便意味着死亡。自始至终地自我维护并完成这一段运行路程的能力，叫作自组织能力。自组织能力的有序，就体现信息运行的有序，就是健康。如果这种有序性出现混乱，轻度混乱就是生病，严重混乱就是生命危殆。但只要一息尚存，生命的自组织能力就仍在调整它的混乱，使之重返有序。这就是有些人虽濒临死亡，却突然出现转机，再度完全恢复健康的奥秘。在这个时候，最忌讳的是治疗、用药的错误。病人恢复健康，就是自组织能力的重新有序化。生命从幼小、成长、壮大，到衰老，以至死亡；生命的自组织能力就是主导这样一个过程的原动力。所以，小孩与老人的自组织能力有相似羸弱的一段时间，不同的是小孩处于生长期，会逐渐壮大；老人处于衰老期，会逐渐衰亡。健康，就是体现自组织能力的有序运行，没有年龄的限制。

任何生命，只能存在于一定的时空段，谁也避免不了死亡。一个人从出生的那一刻起，就带来了死亡信息，并且随着运行的日程，其死亡信息也与日俱增。根据现代科学和医学的水平，没有任何一个医生能够预言一个一息尚存的生命的死亡时间。所以，作为医生在临床治病时，决不可为掩盖自己的无知、无能，预言病人的死亡日期。这样才可避免启动病人的死亡信息而加速死亡。任何生命，都依靠它的自组织能力维护其存在。也就是说，如果我们的医疗手段（包括医护人员的言语）、用药方法或药物本身，使生命的自组织能力减弱，同样是与医学目的背道而驰的。医学研究和临床治疗的目的是救助生命。当生命在它运行的过程中遭遇疾病的侵袭时，医学的责任乃是协助生命驱疾去病，解除死亡的威胁。医疗的法则是帮助生命的自组织能力克服障碍，重新建立它运行的有序性。医学的目的既是救助人的生命（以下提到的"生命",皆指人的生命),它的研究对象当然应该是人的生命;任何非关人的生命的研究手段,诸如物理、化学、解剖学、生物学、微生物学等等,包括遗传研究、基因研究、动物实验研究等都只能作为辅助性的研究手段,限于实验范围之内。如若进入临床,必须慎之又慎,必须严格控制在绝不能伤害生命自组织能力这一大前提之下。否则,贻害无穷。

二、生命的自组织能力

许多医生开始相信,医学的未来依赖于更好地了解如何促进机体利用自身手段战胜疾病。迈克尔·贝姆是英国最著名的乳癌专家之一,他大胆地致信《时代》杂志,主张未来癌症的治疗不再是大剂量化疗和骨髓移植,在他看来,那是"医疗传统观念垂死挣扎的一种反映"。他继续说:"我们中许多人认为,未来的成功依赖于企图歼灭诊断时发现的所有癌细胞,这是极其错误的做法。我们需要进行更细致精密的努力,通过机体天然防御系统的调节保持动态平衡,从而控制疾病。"[1]

最好的医生是自己。这句话有很多著名的医生说过。道理就在于生命之所以存在,皆仰仗于它的自组织能力。做医生的如果不知道这个原理,必定是个庸医。在现代医学中,庸医千万、良医不多的道理乃是因为它的教育方法、教学内容只能使受教育的学子们的思维聚焦躯体而头脑简单化、机械化。

一位九十余岁的老人腹痛被送到医院,医生查不出是什么病,就认为必须剖腹探查。剖开腹后又查不出是什么病,只得重新缝合。可是,因为老人的腹部肌肉和皮肤再生能力已经很差,只能开着肚肠过日子,一直到老人死亡。像这样的医生,他并不知道九十余岁的老年人身上的细胞已经没有再生能力,也就是老人的自组织能力已经很衰弱了。如果是"小修小补"也许还可以应付,

---

1.林内·麦克塔格特著,杨青云等译:《医生没有告诉你的》,第206页,新华出版社,2009年版。

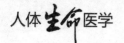

像这样的开膛破肚，就真的没办法支撑了。

什么是生命的自组织能力？就是一个生命从始生，到长大、性成熟、繁衍、衰老，直到死亡，维护它走完这个过程的能力。人的生命，从精子与卵子结合后，附着于子宫壁那一刻起，这种能力就开始工作。它吸收母体中的营养，使细胞不断分裂、增多，然后组成各个脏器，而成人形，十个月就挤出子宫，然后又吸收营养，从婴儿长大成人，最后衰老死亡。主宰着这一过程的完成，需要一种活动的能力，这种能力就是生命的自组织能力。上述可见，这种能力既是动态的，也是有序的，也就是有序地在活动。例如，生命在子宫里其整个身体组织好之后，就准备自己的出生了。出生的时候，序性排定是头倒着要先出来，但信息的序性运行出了问题，脚先出来了，或者横着出不来，这就叫作难产。难产，就是生命信息运行失序，也就是生病，需要医生帮助。所以，什么叫生病？生病就是自组织能力的失序。当生命信息运行失序（自组织能力失序）的时候，也正是它正在努力重新恢复有序的活动，这才有了腹痛、胀气等症状的发生。可见，症状既是生命自组织能力的自我努力，也是它发出的求救信号。人在这一生中，时时会遇到疾病，许多疾病能不治而愈，有很多实例可以证明生命对付疾病的自组织能力的强势存在，以及它在治疗中的主导地位。

再如发热。民间通常都说："感冒发热，去治疗，打针吃药，要一个星期会好；不去治疗，只要喝喝开水，一个星期一定也会好。"这说明，打针吃药，不如让它自己好。因为感冒既然是微生物侵犯，让它自己好，就是一次与入侵微生物的"战斗"锻炼，经过锻炼的生命"战斗力"更强，而打针吃药不仅没用，反而是对"战斗"的干扰，损害生命的"战斗能力"，增加了药物污染。这些药物污染的不断积累，还容易引致其他疑难疾病的产生。

现在西方的医生已经对发热治疗不感兴趣了。因为他们治了2000年，对抗治疗的方法换了又换，最后还是以失败而告终。道理为何？因为他们一直把发热当做病理，以外力强制退热作为治疗方法。西方的非主流医学却发现，发热是生命自己组织起来的一种对抗疾病的现象，单纯的强制退热是错误的。因此，他们现在对发热病人，只要求他们休息，多饮水，以有利于排除毒素。

发热不治疗为什么会好？事实是当生命发现微生物入侵，就下令关闭全身的毛孔，体内的热量散发不出去了。热量蓄积，体温才会升高。现代研究发现：正常情况下的发热，对入侵的微生物不利，而有利于维护人自己的生命。体表会充血用于消灭入侵的异性蛋白，人就会自然退热。可见，大多数情况下，发热不是疾病，而是一种生命抗病的状态。这就是感冒不治疗、不用药也能好的道理。可是现在许多人非常惧怕发热，一见家中有人发热，尤其是孩子发热，就赶紧送医院，挂盐水，注射抗生素，其实都是错误的。其一，是什么病（微生物感染）使人发热都不知道，乱用盐水、抗生素有什么用？其二，退热压制生命的抗病能力，失去锻炼的机会，人的抗病能力反而更弱化；其三，大多数发热是病毒干扰，抗生素没有一点用处，只会损害人体自身的微生态平衡。很多西方有责任感的医生，现在对待发热的态度与过去已完全不一样了。生命的自组织能力如果没有办法对付入侵的微生物，那等待着的就只能是死亡。任何药物或治疗方法都没有用处。这是什么道理？微生物入侵，人不能发热，它们就会把人体当做它们的营养，会很快繁殖，直至把人体全部吃光，最后，生命就没有了物质的躯体依附，也就是死亡来临了。

发热既然不是疾病，为什么现在有这么多的人会害怕发热呢？这种虚假现象是怎么产生和发展起来的呢？因为有许多电影、电视、小说描绘生病，都是主人翁发热了，与之有关的角色马上把他送医院，然后就是挂液、吃药、病愈，是一出喜剧；若病人发热没钱去住院，也没人帮助，然后就死了，是一出悲剧。看起来只是一个故事，事实上它却在制造一种文化——疾病文化，在宣传发热的可怕，在给医院、医生、输液、抗生素等做广告。如果这些作者写主人翁发热，他笑着告诉他的亲戚朋友："发热是抗病现象，无须太害怕。"而且他很快康复，以此来证明他的见解没错，结果又会是怎样的呢？不过，他们当然是不会这样写的，那就背离了他们的疾病文化这一主轴了。

再如有一些得了癌症的病人，被癌症专家判断马上就要死的，后来却无缘无故地完全自愈了，这是什么原因？原来，癌肿块乃是人体自身的排毒方法，让身体里的毒素，结聚成块，以便于消灭；或者，即使没有消灭它的能力，也让它集中起来，不阻碍信息运行的畅通。有了肿块，生命的自组织能力就会努力做出调整，让血细胞把肿块包围起来，然后向它们发起攻击。如果我们的药物能帮助白细胞加强攻击能力，癌肿块就会逐渐缩小，直至完全消失。可是现在许多医生在努力劝说病人做手术，说这是最好的除根方法。实际却是手术后病人的抗病能力减弱，癌肿毒转移；于是他们又劝说病人实施化放疗，把病人抗病的白细胞杀死。然后病人死亡，他们又说病人是死于病，癌症生起来就是会死的，而不是他们治疗错误杀死的。这是一种相当高明的疾病"文化"。我们的现代化就是这样地被异化在这种疾病"文化"中的。

医生们为什么治疗癌症，要使用放化疗等手段？他们告诉病人是因为他身上有癌病毒，必须把它们杀死。他们使用的还是 20 世纪初期洛克菲勒研究所的这种说法。20 世纪 80 年代癌基因就不说了，目的只有一个，使用化疗能赚很多的钱。"研究已经表明，细菌和病毒不是癌症的原因。目前，癌症研究人员又在致力于验证这个假说：癌症是由各种毒素引起的，它们以这种或那种方式进入体内和一些部位，进而破坏了一个细胞的细胞核，使其转变为癌细胞。他们做出的推断是，由于该细胞 DNA 结构内的一个基因被改变，因而这个癌症细胞便开始繁殖，细胞 DNA 的这种变化叫变异。研究人员还怀疑，各种射线疗法也同样能导致癌症，任何引起或趋于引起癌症的物质或影响，统称为致癌物。这是个简单的假说，如果它是正确假说，就应该容易证明。然而，人人都知道这个事实：尽管某些物质可能致癌，但它们并非总能致癌，而且从未有人证实它们具有致癌的机制。因此，上述假说只是猜测，在多数医生的头脑里，癌症还是个谜。"[1]

这些说法我们可推断：有一个唯一的、明显的错误，就是忽视了病人自己生命的自组织能力。是一些毒素使人生癌，它们是活的，要怎么走就怎么走，要到哪里就到哪里。只有这个生命是死的，一点用处也没有，让毒素横行无忌。因此，这癌症就变成了一个谜。因为研究者给自己建了一个走不出的迷宫。

癌症既然还是个谜，那么，所谓的治疗就应该说是"瞎治疗"。"瞎治疗"如果不是对人的整体实行破坏性的"瞎切除"，不是对人体内的白细胞杀灭

1.《现代医疗批判》，第 155 页，上海三联书店，2005 年版。

的"瞎化疗"，不是对人体内细胞制造基因变异的"瞎照射"，那还有话可说。然而这些治疗方法都有问题，都能制造提早死亡，这就要打一个大问号问个为什么了。在医生这样积极的工作下，癌症病人得到的是死亡和倾家荡产！癌症的治疗专家们在这个基础上为国际医药集团创造的是血淋淋的财富。

即使癌基因假说是真的。如果说人人都有癌基因，但并不是人人都会生癌。这说明人体细胞里除癌基因外，必然还存在着一种控制这种基因癌变的能力，这种能力就是生命的自组织能力。自组织能力按正常的程序运行，细胞就不会癌变；当自组织能力出现失衡，细胞就容易发生癌变。但只要一息尚存，生命的自组织能力就会努力调整，使之重新恢复序性。这就是许多晚期（包括癌症）病人突然而愈的原因。所以，如何维护这一息尚存的生机，在于使用检查仪器、医疗方法、医生用药以及护理人员的言语，处处小心谨慎，遵守"不使病人受到伤害"的原则。

如果以上所说可行，现在也就没有闻癌色变的人了。但如上所述，它不符合市场的要求。市场既然已经控制了医学，医学只能俯首听命，只能把有利于市场的消息发布出去，而把不利于市场的消息掩盖起来。这就是疾病"文化"的由来。20世纪初，洛克菲勒研究所据说发现小鸡生癌会感染别的小鸡，就认为癌是由病毒感染造成的。因而制造出许多杀灭病毒的化疗药物。这些药物没有杀死癌病毒，相反地杀死了不少癌症病人。这些死亡的病人又进一步证明"患癌必死论"的"先见之明"。他们制造出一个癌症治疗的恶性循环圈。20世纪80年代，癌研究人员发现了癌基因，30年过去了没几个人知道，医院、医生治癌仍然还是在那里杀癌病毒。癌病毒既然是空穴来风，当然无法杀死，杀死的只能是癌症病人了。如果说杀死癌病毒的化疗药物也可以杀死癌细胞，那么它就能治好癌症病人，但现在的实践证明它也没治好癌症病人，仍然是与治癌病毒一样的结果。

任何疾病，之所以会好，有医生的功劳，有药物的功劳，但更重要的是生命的自组织能力的功劳。因此，笔者认为，凡是伤害生命自组织能力的一切治疗方法、检验方法和药物，都是错误的。希波克拉底有句名言："决不使病人受到伤害。"实际也就是说，不能损害病人的生命自组织能力。病人与医生，包括医学研究者，都必须认识到这一点，都不能把希望过分地寄托于医与药。从生病到痊愈，是生命与疾病搏斗的一个过程。这个过程是以生命的胜利与病因的消失而结束的。这场搏斗中的主角，不是医生的治疗方法，也不是药物，而是病人生命的自组织能力。如果病人与医生或医学研究者没有这样的认识，很多时候会把病人治坏（死亡），或者使疾病加重。

回顾西医学研究与实践的历史，有很多时候，医学研究者们把这个位置弄错，导致许多生命死亡。例如19世纪初期，以莱恩爵士为代表的一些医学家提出的"自身中毒论"。他们认为人的躯体里有许多无用的器官，尤其是结肠，寄生着很多细菌，它们发出毒素，因而产生许多疾病，只有把结肠切除，人才会健康。但是，实践却证明了它的错误。与"自身中毒论"一起产生的是"病灶感染论"。这个理论认为，人体里有许多无用器官会发炎，是细菌寄生的结果。细菌产生的毒素，感染了有用的器官。因此，只有切除这些发炎的无用器官，才能防止感染传播。这一理论又导致很多人切除了许多无辜的器官，如扁桃体与阑尾。后来，医疗实践又把它推翻了。因为一段时间后，这些做了手术的人，死的死，伤的伤，手术切除制造了一场灾难。于是，在20世纪30年代到50年代，所有的医学院里都在批判"自身中毒论"和"病灶感染论"。

原来，扁桃体是人体保卫自己的一道大门，它发炎的原因是吸附了很多微生物，拒绝它们进入体内作乱。它肿胀充血，是加速血液流通，它的许多微小血管中的血液，带来了很多的白细胞，用于消灭这些被吸附的微生物。它的肿胀、疼痛，也同时是一种信号。扁桃体还能够分泌一些激素，刺激并号召全身细胞动员起来反对入侵的微生物。所以，我们把扁桃体切除也是一种错误。而阑尾则是大肠微生物的复制器官。它储藏着很多的大肠微生物，每当大肠的微生物因腹泻或使用药物不当而大量损失时，阑尾便将它们迅速复制出来，使之恢复原来的生态平衡。

人体中好些器官被误认为是藏匿致病微生物的地方，在19世纪后期和20世纪初期遭到无情的切除，因此抗病能力减弱，好些人死亡，好些人从此变成长期病人，这都是"自身中毒论"和"病灶感染论"导致的恶果。国外在20世纪30年代就在大学的课堂里批判这些理论，然而由于缺乏正确的理论指导，迄今为止，我们都没有追究出它的根子。这种理论在中国却被隐瞒了。所以，中国的西医一直在继续着这些理论的实施。2001年，温州某医院还在宣传灌洗肠道的好处，灌洗肠道是"自身中毒论"的衍生理论。不久前，还有一些医生替病人做扁桃体切除术，说是能防止病菌扩散到其他脏器。

我们再查找错误理论产生之源，在于外科的医学家们把躯体当做了生命，他们忽略了是生命生病而不是躯体生病这一根本的道理。有一些疾病，躯体上确实会出现病灶，但病灶本身不是病因，而是得病的结果，因而单一地以为治好病灶，疾病就会消失是错误的。这样的教训不断发生，例如美国著名的外科医生瓦金斯沃，1962年提出的胃冰冻治疗技术。全世界几乎所有的大医院，都配备了胃冰冻机，设立胃冰冻治疗室。而八年后，美国五所大学联合研究并发表声明，该技术对治疗胃溃疡毫无好处。其实，产生胃溃疡的原因很多，有可能是胃酸过多，有可能是胆汁反流，有可能是人体机能排毒的一种代偿行为。外科医生们对躯体研究、对生命却一无所知，结果，他们提出的理论就出了洋相。19世纪末的那个时代，细菌的发现以及细菌学的创立，对人类认识疾病确实立下了大功，外因致病有了实验室的依据，卫生防疫成就显赫。可是，研究的学者们却忘记了人之所以生病，内因是根本。中医家们早在几千年前就知道"邪之所凑，其气必虚"，并谆谆告诫人们："正气存内，邪不可干。"也就是说，人们只要记住时刻要维护生命的自组织能力，外来的微生物就没有空子可钻。

癌症的治疗教训更是深刻，几乎大多数癌症患者的癌肿块切除，都会发生转移，其原因何在？因为，肿块是疾病的结果，不是疾病的原因。生命信息运行（也就是自组织能力的运行）失序，某些癌基因就发生变异，切除癌肿块只能损害生命本身的控癌能力，不能防止癌基因变异，因而才会发生转移。何斌辉先生曾问过好几位美国医生，如果他们的家人或亲戚得了癌症，他会不会赞成切除或化、放疗，结果是没一人愿意。在美国，癌症的切除和放、化疗生意已经极其清淡，只有一些信息闭塞、不知生病该如何办的人，得了癌症才会采用上述的这些方法。在我国，绝大多数人还在用被美国人唾弃了的老一套方法治病。道理何在？我觉得科技部中医战略研究组组长贾谦教授讲的一语中的："一个重要原因是几十年来卫生部已经培养扶植起了一个庞大的利益集团，没人敢得罪它。如果中医振兴起来，利益集团绝不干，因为中医振兴会挤占相当大一块西医的'市场'。这也是卫生部的两难之处。"[1]看样子，我们美好的医保优越性还不得不让位于既得利益的无底贪婪性。

三、阿是穴与生命自组织能力

有些病人得病后体表会出现阿是穴，只要对阿是穴进行适当的刺激，疾病就很快痊愈。我们过去对这种阿是穴现象无法解释，把阿是穴称为天应穴，意思是上天给我们安排治疗此病的穴位。其实，它显示的是生命自组织能力的强大与复杂。这种能力是如此神秘，如此精密，令人难以想象。大多数时候，阿是穴是用于治疗疼痛的。其效果如此灵验，道理何在？生命既体现信息的运行，那么疼痛便是体现信息运行的障碍，所谓不通则痛是也。再从另一个角度来说，疼痛是生命预设的一种报警装置，它不仅告诉医生病在何处，还亮出治疗的地方（即阿是穴）。生命要完成从始点到终点的运行活动，也就会预计到这种运行的障碍，同时就预先设定克服障碍的方法——穴位和针刺、艾灸，或其他刺激。这种方法叫作信息运行放大或信息运行加压。当穴位受到针灸的刺激后，立即将运行压力加大，使经气得以畅通，疾病因此得以痊愈。

生命信息在运行过程中有着许许多多的需要，这些需要又必须控制在一定的范围之内，以保证其平衡有序化，因此，就必然会产生相应的控制能力。例如，生命既然需要血压，也必然具有控压的能力。现在许多老年人最害怕高血压，却不知道血压升高也是生命的一种自我防卫。老年人的脑血管硬化，或因血液中瘀血增多，容易造成脑血管栓塞，就需要较高的血压，才可以避

1.国家中医药管理局委托课题：《遵循自身发展规律，发挥中医药优势特色的政策研究（总报告）》，第57页，中国科学技术信息研究所、北京谦益和中医药研究院，2008年2月。

免脑供血不足，或血管栓塞，因此才会把血压升高。血压升高使供血充足，充足后血压仍然回落。如果发生血栓阻塞，同样使血压升高，以使血栓通过。阻塞解除后，血压就恢复正常。由于年纪高了，生命的自组织能力相对减弱，自我防卫有时会出现失控，这个时候才容易中风。一般情况下，人如果没有不舒服，血压稍高就不应该服降压药物，否则，就会破坏自身的控压能力，反而容易导致中风。

现在许多人在吃降压片，说是能防止中风，实际是错误的。首先说，降压片能治愈高血压吗？答案是不能。吃上降压片的人，医生便告诉你要终身服药，事实上也就是告诉你降压片不能治愈高血压。既然不能治愈，又必须终身服用，那么就会服出其他病来。这种病就叫作药源性疾病。其次是血压既然是生命存在的需要，时高时低表现的是生命在根据需要进行调控，怎么会变成病了呢？道理就在于现代医学利用了统计学，调查了很多人的血压，然后得出一个平均值，他们就拿这个平均值做测定是不是高血压的依据。于是许多人就吃起降压片了。这个做法的不科学性在哪里？血压的平均值在统计学上是有意义的，例如抢救病人，测定他的血压高低，避免血压过低导致死亡，这是有用的；但是，把这种平均值用于做高血压病的治疗判断和给药标准，却是错误的。如果某人血液中有瘀血块，正处于血栓发生的前期，施用降压片则易加速中风的发生。

现在生活水平提高了，相对地由于教育不足，文化素质没有相应提高，食欲享受过度，医学知识宣传走了邪路，人们的自我控制能力失衡，导致高血糖症流行。现代医学认为已经找到了病因：胰岛素分泌不足，注射胰岛素，结果虽能暂时缓解症状，但却使病人自身分泌胰岛素的功能被抑制而加快衰退，造成病人对外源胰岛素的终身依赖。生命需要一定的血糖含量，就必然存在着维护这种含量的能力。现代研究认为，人的胰岛里有两种细胞：A 细胞在血糖降低的时候，会分泌一种升血糖的激素；B 细胞在血糖太高的时候，会分泌一种降血糖的激素，亦即胰岛素。现在我们的治疗单考虑降糖，就是在损害 B 细胞的"生产积极性"，导致 B 细胞萎缩；与此同时，也是对 A 细胞的一种损害。所以，使用降糖药的高血糖患者，也会同时患低血糖症。糖尿病仅是代谢综合征之一，高血压、高血脂、高血黏度、高尿酸血（尿）症、高脂肪肝、高胰岛素血症等，其中二或三个都常同时发生，叫作代谢综合征。所以，现在治糖尿病不应该单是降低血糖，还要兼顾其他病变。可见，降压、降糖治疗的本质是损害维护生命的自组织能力。

　　总而言之，生命的自组织能力是人之所以活着的根本，无论是检查仪器或检查方法，无论是治疗手段或用药，都必须首先考虑维护生命的自组织能力。所以，西方医学之父希波克拉底才会说"决不使病人受到伤害"。为什么？不管生什么病，病人的生命都在与疾病搏斗，医生的检验器械、治疗手段及药物，如果首先伤害病人，事实上就是在帮疾病的忙，就是把病人往死神那里推。

　　真正的医学绝不会让病人的自组织能力受到任何不应有的伤害，特别是来自科学和医学的伤害。

第三章

人体生命的特性

关键词：

1. 是生命生病，不是身体生病；

2. 每个生命都是特异的，因此，用统计学的方法来确定某种疾病是错误的；

3. 任何疾病现象都是生理现象，而且，应该以生理现象为主角；

4. 任何疾病都是整体的疾病，不是某部位病灶生病；

5. 任何微生物冒犯人体，人的生命都能与之相互适应，必然有一个适应的过程；

6. 任何疾病都是动态的，所以，固定病名、固定用药犯了"刻舟求剑"之低级错误；

7. 生命是多层次的，生命对付疾病是分层次的；

8. 人的生命的多系统性，也反映了它的全息原理，也就是每个小系统都与整体构成相互联系的关系。

医学研究者如果不知道生命的特性，也就研究不出有利于维护生命健康的医学。事实上，那些名义上的医学研究，实质上只是制药公司为愚弄病人的伪科学研究。医疗方法的研究不是医学研究，这一点，研究者一定要弄清楚。

医生们必须认真正确地理解生命的特性。一般的人都以为是某种病，治疗的方法与用的药应该都是一样的，这叫作可重复性，亦即可以做重复实验。很少有人能认识到医疗与可重复性的矛盾。因为，生命不可重复，就像世界上有 70 亿人，每个人的手指指纹没有重复，否则我们就不会拿指纹来作为区别的标志了。70 亿人是 70 亿个不同的生命。顶着科学光环的现代西方医学家包括它热心的崇拜者都拿中医只有个案没有通例来批评它的不科学性。可见，这只能表明他们并不明白，生命及其疾病的特异性和不可重复性正是中医学的重要科学根据之一。

用哲学的眼光来看，即使是同一种病，在不同的时间，也应做不同的治疗。生命在不断地向"生长壮老已"运行，除了死亡，无有止时。用中医的观点，一个人在不同的时间也是不同的人。生命既然是信息运行的一个过程，那么过了一天，这个过程就少了一天，死亡信息增加了。有位哲学家说："人不可能同时踏进同一条河流。"因为原来的河水已经流走了。也就是说，昨天的你，不是今天的你。

生命的形成，始自最微小的生命蛋白。这些小生命的逐渐合并，也就是生命信息流的合并。从单体的生命蛋白，以几十亿年的时间，合并成人这样复杂的生命机体；从小生命的信息集中并序性化，形成人这样的大生命。它的内部"管理"之复杂，根本在我们的意料之外。按现代科学对它的认识，就像我们认识宇宙一样，还很遥远。它形成各种不同的层次与系统，远非我们现代物质科学的智力和知识所能及。生命、自然、社会，它们的存在与变化，是人类永远破解不尽的谜。

生命是如此复杂，它的特性也是多方面的，数不尽说不完。解开生命之谜，首先要从哲学的宏观角度分析生命的特性，必有助于医学的研究和医疗的进步。

一、个体特异性

任何生命都是一种个体现象，是特异的、唯一的。

正因为每个生命各有不同，治疗也就不可能有划一化的标准。如果医学临床一定要追求划一化的治疗标准，那么，手下必有不少冤魂。郑也夫说："个体是一种生命现象，是有性繁殖的产物。有性繁殖导致了子代中的成员既相似又不同。个体的最基础的特征是这种繁殖方式注入的。个体是唯一的、独自的。正如同出生是唯一的、独自的，死亡是唯一的、独自的。"[1] 现在我也

---

1. 郑也夫：《阅读生物学札记》，中国青年出版社，2004年版。

加一句：个体的疾病也是唯一的、独自的，治疗也是唯一的、独自的。所以，中医治病，千人千方，人殊方异，地异时移，方术随便，无法重复，不可划一。这完全符合复杂系统论的生命科学和医疗科学的规律。以2003年的非典为例，同样的病因，却引发了不同的症状。并不是每一个被感染的人都会发热、咳嗽、呼吸困难，即使有同样的症状也必然轻重悬殊，这是因为个体的自组织抗病能力的不同。单拿发热来说，有的有汗，有的无汗；有的恶风，有的不恶风。拿咳嗽来说，有的咳嗽痰如清水，有的咳痰浓绿稠黏，有的痰易咯，有的痰难咯；拿咳痰的多少来说，有的痰多，有的痰少，有的无痰……西医治疗无法区别对待，中医却可以且必须对不同的证态进行不同的调节处理，这就是辨证论治。因为这些不同证态都是由于个体生命的不同而产生的不同的抗病现象。

观察用旱莲草揸擦老鼠痣（病毒疣），我们就会发现：老鼠痣有公的，独自一颗，不会再增生；有母的，一颗连带着增生多颗。有的体型很大，有的很小。有的揸擦了一次，它就落掉了，死亡了；有的却要揸擦多次，甚至要揸擦个把月才行。有的脱落时是整体萎缩，有的脱落时却似乎很不愿意，一片一片地勉强脱落。这说明，个体生命是多种多样的，复杂的，它们都有各自的性格。[1]如上所述，任何个体生命都带有繁衍种族的任务，它必然带有种族的同一性。因此，每个老鼠痣，都能染上旱莲草的黑色素，吸收这些毒素导致死亡、脱落。

中医治病并不是根据诸如细菌病毒等负面外因，而是根据每一个人的抗病能力，亦即正面内因。而且，这种能力也是动态的，时刻变化着的。中医对同一个病人，在不同的时间开不同药方的道理，就在于生命是个体的、特异的、动态的。正因为生命有这种特性，才能维护种族的繁衍。如果人体生命个个一模一样，划一标准完全一致，一次瘟疫就能将地球上的人类消灭干净。个体生命差异之大，是谁也想不到的。例如注射青霉素，有的人一天1500万单位，注射多少天没一点关系，有的只用20个单位的皮试就过敏，甚至死亡。

1.潘德孚：《旱莲草与老鼠痣》，刊载《温州日报》2007年1月24日第10版。

再如医生看病测体温，以 37℃ 为正常。而笔者发现，有的人平时体温都只有 36.5℃，他在 37℃ 时，就会觉得不舒服。有的人反之，他在 37.5℃ 时一点也没有觉得异常。临床医者如果头脑中不存在生命个体特异性概念，只有标准划一的 37℃ 指标一根筋，稍有出入就以为这是患病，想方设法强制退热，结果会适得其反，闹出许多麻烦。

有人认为中医治病，一百个同样的病人，开出一百张不同的药方，而西医却有规定的统一的治疗方法，这说明中医治疗的"不科学性"，西医治疗的"科学性"。这种幼稚认识，从反面说明人们对生命的动态性和个体特异性以及由此而产生的辨证论治医疗大法毫无认知，对西医违反生命特性的划一化、标准化对抗疗法盲目崇信。几千年来的全球医学实践，充分证明了生命医学辨证论治医疗大法的无比正确性和优越性。中医治疗是根据病人的"证"：机体抗病的随机反映，帮助并增强机体抗病的自组织能力。因为生病与抗病，主角是病人自身的自组织能力，而且生命的这种能力有很强的随机性，亦即它时刻根据病情的变化而变化。

每个个体生命都是根据自己的能力而组织抗病的，因此就会表现出不同的"证"。除主症外，仍须顾及许多兼症：有人发热恶风，有人发热不恶风；有人大便秘结，有人大便溏薄；有人小便如常，有人小便失禁……同样的咳嗽，在不同的机体上表现各不相同，因而需要处以不同的药方，才使人人有效。而西医认为咳嗽就是气管炎，所有的病人都可以使用同样的消炎药物。这样的治疗结果是：有人有效，有人无效，有人还可能坏事——过敏或遭受药物性的损害。因为违背了生命的个体性和特异性，他们的标准化治疗不但不能普适，而且永远是一种孤注一掷式的押宝游戏，如果没有造成重大的伤人害命事故就算是幸运的例外。时至如今，面对现代医学所制造的无穷无尽的医源性、药源性灾难，中外具有良知的科学家和医学家不得不站出来振臂高呼医学革命。医学的研究是为了治疗，治疗的对象永远是个体生命。因此，所有的处方照理就应该是特异的、不同的。所以就治疗而言，追求普适，违反了生命特异性的规律，是永远无法实现的梦想。现在有人倡议治病要与西医一起来搞双盲研究，这是个笑话。因为倡议者永远拿不出完全同样的生命，那么如何来证明这双盲实验的科学性呢？

任何治疗的对象都是个体生命，每个生命都不一样。任何一种疾病会不会痊愈，取决于病人自身的自组织能力。一个病人的所有表现，都只能证明这个人自己的康复能力，不可能等同于另外的人。任何病人都是个体生命，每个人生了病都根据自己的能力在自组织抵抗疾病，因此他们的表现必各有不同，医学寻求治疗的方法和药物处理，亦应有所不同。

现代医学推崇技术至上、技术决定一切，诊疗过程追求划一化、标准化，看不到并完全蔑视生命的存在，根本不承认每个生命都会自组织抗病，每个生命的自组织抗病能力都不相同这一客观真理。因此，不区分个体生命的特异性，千人一方，万病一法，治疗中必然使许多个体生命受到损害。作为治疗对象，无一不是个体生命。现代医院中许多检测标准，都被医生用作治疗标准，这是一个值得人们大大质疑的问题。例如通常的血压标准，乃是统计学中的平均数，只能说是做参考用的，不能用作治疗的依据。我发现：有的人血压在100mm～180mm时，没有感觉不舒服，而用药强行降下来却不舒服了；有的人血压在50mm～90mm时没有不舒服，而用药升上去后却感到不舒服了。然而几乎所有的医生都把通常的标准当做治疗标准。如前所说，治疗的人都是个体，都有个体的特异性。每个人的血管对血压的耐受力相差很大，对血压适应性不同。即使是同一个人，在不同的时候承压的能力也有所不同。根据新近研究，使用降压药会导致血管中的血管紧张素和肾素升高，使降压失去作用。因而所有的西医才会嘱咐患者长期使用，而长期使用的结果不仅损害了心肾功能，又会破坏人体自身控制血压的能力。可见，依据平均统计的血压标准用作治疗标准，对治病来说是一种极不科学、极不负责的态度。笔者曾遇到一位80岁的加拿大老华侨，身体十分硬朗，可以说很棒。他说自己在加拿大医院做过身体检查，只有血糖较高：空腹11～13，饭后16～18。加拿大医生叫他不要吃药，只需要运动和节制饮食。如果在我国，依此标准，许多医生就会认为非住院不可，24小时监测，还要使用胰岛素。近有报告认为，长期使用降糖药会导致患者血管玻璃样改变，使患者血糖控制能力彻底丧失，折了阳寿。

笔者认为，现代的治疗方法中，西医当然不只是血压、血糖的判断问题，还有很多其他数据，例如血钾、血钙等等，总是把参考数据作为治疗标准。可见，同样的病用同样的药，有人治好，有人治不好，有人治死了，于是，就改换新药。这就是西药为什么老是隔几年就轮番出现新陈代谢的医学无奈（另一缘由即为市场的专利需求）。而新药增多，又使得医生失掉用药能力。例如降压药就有几十种，医生就不知道哪种药适合哪种病人，只能乱掷骰子瞎蒙。我的朋友叶某患高血压，一直服降压片。某次得了胃炎，服降压片就会胃疼。看了十多个医生，换了十多样药，仍然会胃疼。后来碰到一个不是医生的朋友，嘱他服最便宜的降压片，果然不犯胃疼病了。这说明治某种病的标准药越多，医生治病越没准，只能拿病人当试验品。

现在，一些人攻击中医，说中医治病只有个案，没有通例。这是因为他们不承认一切生命都只有个案没有通例，世界上只有个体性和动态性的特殊个人，不存在只具共通性不具个体性的标准个人，也不知道个体生命对付疾病的主角是个人本身的自组织能力，而不是外力强加的划一化、标准化的对抗疗法。中医治病既然是根据个体生命抗病能力的不同，就不可能千篇一律。例如丈夫感冒把妻子传染了，两人同时发热，要求中医治疗。丈夫表现阳虚体质，医生就会给开温热助阳解表的方剂；妻子表现的是阴虚体质，医生就会给开滋阴清热解表的方剂。两个人用的药决不能弄错，否则就会有相反的后果。这说明中医治病是根据生命的不同抗病能力来用药的，而不是根据外来的病原用药一意对抗的。它的优点在于中医尊重生命抗病的自组织能力，而西医只根据外来的病原用药对抗，其指导思想中没有病人生命自组织能力的位置。这种本末倒置而且对抗生命的治疗方法，由于其不科学性，不能不在临床中屡屡"碰钉子"。

二、多层次性

中医的治疗与诊断方法，就应对外来微生物冒犯而言，是多层次的。这种严密的层次是为了保护自己在受到侵犯时不会直达要害。这种层次虽然不能以躯体解剖来显现，但在中医治疗学中使用六经、三焦、卫气营血等方法给疾病定位，能正确地反映出生命的多层次性。中医诊断辨证中的一个重要工作，就是给疾病定位。定位就是确定这个病生在生命信息的哪个层次。生命是一个非物质的完整信息流，我们虽然无法像解剖学那样把生命的层次一道道剥离，让我们看得清楚明白，但是我们可以通过中医的辨证方法，分析并把握其多重层次。

人体生命既然要与众多的微生命一起生存，就需要时刻警惕和防止它们的冒犯。因此，为维护自己的健康，一定要设定多道屏障，防备它们"直捣黄龙"，一举攻克"京都"。在人体里的这个生命，也可以说是很多微生命共存共荣的综合信息场，也就是说，无数微生命依靠这个大生命的生存而活命。它们的信息无时无刻不在沟通，无时无刻不在做出新的变化和新的设定。中医的六经辨证、三焦辨证、卫气营血辨证，就反映出人体生命的这种多层次性。入侵的微生命到达哪一个层次，此层次就有它自己相对独立的防护方法。

在《伤寒论》的太阳病篇中，张仲景就告诫医生病在表不可攻里，病在里不可攻表，医生用药要根据病位。这种病位，不是西医所说的身体上的病灶，而是生命与疾病进行"战斗"的信息层面。医生的责任是帮助病人生命的自组织能力"战胜"不平衡，重新恢复内外生态平衡，从而祛除病魔，恢复健康；而不是越俎代庖架空病人生命的自组织能力，对病原施行对抗性、毁灭性打击的同时，大大损伤病人生命本身，从而酿成与病原共存亡的惨剧。

无论哪种外来微生命对人体冒犯，从何处进入，制造何种疾病，生命都同时制订各种各样的防御方法。各种症状显示的不仅是疾病的病位，也是生命对付疾病的"阵地"。例如：

太阳病的症状：头痛、恶寒、发热、脉浮。

卫分病的症状：发热、微恶寒、头痛、咳嗽、口微渴、舌苔薄白、脉浮数。

上焦病的症状：发热、微恶寒、头痛、自汗、口微渴、咳嗽、脉浮数。

六经辨证、卫气营血辨证、三焦辨证的第一个层次所显示的症状，几乎使我们很难区别，只有待它们进入第二个层次才比较容易分清。例如：

太阳病转阳明病：身热，汗自出，不恶寒，反恶热，脉洪大。

卫分病转气分病：发热，不恶寒，反恶热，汗出气粗，口渴引饮，小便黄赤，脉洪大数，舌苔黄；或潮热谵语，腹满且痛，大便秘结，小便短赤；或下利灼肛，舌苔黄燥或灰黑起刺，脉沉数实有力。

上焦病转中焦病：胃肠燥热，发热不恶寒、反恶热，日晡益甚，面目俱赤，呼吸气粗，汗出，口渴；或腹满硬痛拒按，大便秘结，小便短赤；或热结旁流，下利灼肛，苔黄干糙，甚则黑起芒刺，脉洪大或沉数有力。

中焦湿热：身热不扬，午后较甚，胸脘痞闷，泛恶欲呕，身重肢倦，便溏，舌苔黄腻，脉缓或濡数。

通过上面的阐述，我们已能理解，尽管人体生命为对付微生命的冒犯设定了各种不同的防御层次，但从中可见，不管什么样的外感病，人体生命在初期，即西医所谓的前驱期，都只会使用一种统一的方法——发热。疾病转变层次的不同，不仅反映入侵微生命的不同，也反映出人体生命根据自己的抗病能力做出的最有利的安排。

这些辨证方法为中医观察病势的进退、轻重、缓急做参照，方便在治疗中的决策。例如以表里分层次的，病在表，由表来解；由里出表的，为病退（亦即减轻）；由表入里的，为病进（亦即加重）。再如痈症患者，痈由肌肉里面向外推延，就是病势转好、转轻；如果由浅至深，甚至消失不见，这是脓毒向里转移，称为内伏，就有可能发生败血症，或毒血症。表里进退，既说明疾病的趋势，也说明人体生命为了抗病而设定的层次。

中医治病与诊断，都是动态的，不同的时间，同样的病，也应开不同的药方。因为生命是动态的，疾病也是动态的，亦即是在运行变化着的，所以中医辨证必须以首辨病势表里进退为要务。

三、多系统性

现代研究表明，人体由数千亿的细胞组成。细胞组成躯体，组成脏器，也组成了流遍全身的血管和血液、淋巴管和淋巴液。也就是说，无处不是细胞，无物不是细胞。细胞是人体最小的躯体系统，每个细胞都生活在人体生命的全部信息场中，听从生命信息调度并为生命信息服务。

20世纪80年代，山东大学张颖清教授提出了生物全息论。他认为："生物体的任何一个具有相对独立部分的个体，都包含着生物体母体全部的信息。"在中国传统医学的影响下，张教授经过潜心研究，发现舌苔、耳、脉等部位能体察人体全身的疾病。他认为这不是偶然的，这说明舌、耳、脉这么小的部分和大的人体间有必然的联系，必有相似或全等的共性。这一观点的伟大之处，就是在这平常的现象中，在中医界据说是鼓捣了几千年的诊病方法中，破译出了自然界一个很重要的演化规律——生物全息律。[1]

张颖清的生物全息理论，实际是叙述了人体生命的多系统性。他的理论已经被许多人的实践所证实，例如最近又有人发明了脐针技术，也就是在人的脐周围，存在着一个与人体完全一致的系统。这个系统也可用于治疗人体各部位的有关疾病。既然一个细胞都包含着一个人的整体信息，那么，掌骨之一段，或者身体上的某一部位，带着整体的信息当然不足为奇。这不是个很好的说明吗？

中医的望诊，望脸上部位的形色，舌苔、舌形、舌质的形色，看手掌的形色，知疾病的所在，都可以说明人体从细胞开始，就已组成各种各样的大大小小的系统，同时依靠着这些系统维持整体生命的活动和存在。

也许是这些发现才启迪了山东大学张颖清教授，使他悟到人体的全息原理，于是著成《全息生物学》和《生物全息诊疗法》。他认为，人体上的许

---

1. 王全年等编：《走近中医》，第124页，中医古籍出版社，2004年版。

多相对独立的部位，都与它的整体构成相应的信息联系，只要给相应的信息点以一定的刺激，就可能调整信息运行活动，治愈疾病。一个微小到肉眼都看不见的细胞，都已经带有这个人的全部信息，那么某个相对独立的部位，带有他自身的全部经络信息当然更不足为奇。张教授的生物全息理论曾受到我国好几位著名科学家的攻击，说他搞"伪科学"。今后我们的医学界，一定会不断地发现并证明张教授的理论是基本正确的。尽管这其中还夹带若干不够正确的，或者是完全错误的说法，但瑕不掩瑜，应该可以理解。

耳针治病发现较早。一对小小的耳轮，包含着全身的经络运行信息，医生利用它与身体上相应的信息反应点进行针刺，可以获得与在身体上针灸同样的治疗效果。手部、足底同样是人体上一个相对独立的部位，也有着与耳轮一样与全身经络相对应的信息反应点，都可以用来治疗全身的许多疾病。近代以来，针灸专家们又发现头皮针、鼻针、唇针、脐针都有相似的效果。它们现在都被相继发现并应用于临床，说明人身上的任何疾病都不是孤立的，都与生命这个整体经络系统有关，都与经气的运行有关。

我们用耳轮来治疗疾病，是那么迅速有效，然而，我们因为遇到某个不幸事件而失去一只或两只耳轮，却对生命并无影响。它竟是那么不可思议！可以设想，生命为了自我防卫，就这么组织起一个个子系统，也就是一层层的自我防卫的屏障，用来保护整体生命。这就是生命信息系统的多系统性。犹如一个国家，分为村、乡、区、县、省一样，即使失去一两个省或县、区，只要它的组织仍在，仍然不会影响整个国家的生存。因为人体是个极其庞大的多细胞、多层次、多系统的体系，它比之国家、社会更加复杂，因而它必然需要多层次、多系统的管理。

现代的分子生物研究使我们发现，细胞的活动是被一些细胞内存在的被称为线粒体的活性物质所驱使。人体中与人共生的微生物，就占人体总重的10%。这还不算，在人体的每一个细胞里，又有占一半以上的线粒体，它们有自己的DNA，与细菌接近，可以自己独立复制。我们的生命就是依靠着这些线粒体的活动而生活的。细胞是人体的最小的生命单位。这样一个最小的生命单位里，居然还"居住着"许多小生命。细胞就是依靠这些小生命的活动提供能量。没有这些小生命的合作，我们连举动一个指头也有困难。

"我们并不是实际存在的实体，我们不像过去一向设想的那样，是由我们自己的一批批越来越复杂的零件逐级顺序组合而成的。我们被其他生命分享着，租用着，占据着。在我们细胞的内部，驱动着细胞、通过氧化方式提供能量，以供我们出去迎接每一个朗朗的白天的是线粒体，而严格地说，它们不是属于我们的。原来它们是单独的小生命，是当年移居到我们身上的殖民者原核细胞的后裔。很有可能是一些原始的细菌，大量地涌进人体真核细胞的远古前身，在其中居留了下来。从那时起，它们保住了自己及其生活方式，以自己的样式复制繁衍，其 DNA（脱氧核糖核酸）和 RNA（核糖核酸）都与我们的不同。它们是我们的共生体，就像豆科植物的根瘤菌一样。没有它们，我们将没法活动一块肌肉，敲打一下指头，转动一个念头。"谁也没有想到，那些绿色的植物，它们身上如果没有叶绿体利用光合作用制造养分和氧气，它的生命也就不能存在。"但事实上，叶绿体也是独立的生命，有着它们自己的基因组，编码着它们自己的遗传信息。"[1]这种信息又与植物本身的信息掺和在一起，形成一个整体的生命信息系统。

人的躯体几乎是许许多多微生物的共同体，共同构成人的生命活动的平台。它们依靠着一个复杂的信息网络，构成相互联系、共生共荣共存的有序的信息系统。这些微生命因信息运行阻滞、失序，导致的不平衡、不协调，就是生病。现在我们强调微生态平衡，说明人体生命信息活动不是孤立的，而是与许许多多微生命连在一起的。人的生命不仅要管理自己的各个系统，还有着不少管理全身各种不同微生命的系统。只有这些系统的和谐共存，生命的健康才有保障。

1.《细胞生命的礼赞》，第 2 页，湖南科学技术出版社，1992 年版。

四、整体性

生命是一个完整的信息系统，因此，对中医内科而言，任何疾病都是整体信息的疾病。"整体观念应当包括整体对局部的主导作用及局部对整体的反作用两个方面的内容，内治外治紧密结合是整体治疗的重要手段。正如徐灵胎所云：'不明外治之法，服药虽中病，仅得医术之半也。'"[1] 故笔者认为，做中医的如不懂外治法，只能算半个中医。

生命是一个整体信息场，本能系统与意识系统联成一个统一信息场。对医疗来说，医生的医疗手段和用药方法，都必须从维护整体这一思想出发，才能有较好的疗效。

经络系统是人体生命信息的总网络，最容易让人理解生命的整体性。《黄帝内经》出现在那个药物并不十分多的时代，在那个我们的民族还没有可能把全国的药物集中起来流通的时代，先贤就以他们敏锐的观察，发现了经络系统和它们的治病效能，因而总结在《内经·灵枢》中，把经络、穴位，以及它们的运行规律都描绘出来。经络、穴位、子午流注的治疗实践，又促成了中华医学理论的高度成熟。

经络活动依靠经气的正常运行（亦即信息运行），时刻不停。《标幽赋》说："……水初下漏，穴出云门，抵期门而最后……手足三阳，手走头而头走足；手足三阴，足走腹而胸走手。"说明经络经气的运行有规定的时间、方向、轨道，不能逆行，不能旁行。旁行、逆行都会造成疾病。由于人体的绝大多数疾病都是经气运行障碍，所以，针灸以穴位刺激来疏通障碍，子午流注法以经气运行的时间来确定针刺穴位，能治疗很多疾病。

先贤认为经络的作用是"营阴阳，调虚实，决死生，行血气，处百病"。

---

1. 娄绍昆：《六经辨证治疗腰椎间盘突出症的临床体会》，刊载《上海中医大学学报》，2003 年第 17 卷第 2 期。

按上述，经络系统事实上就是生命信息系统和它的通道，具有许多不能用意识控制的自组织能力。江宝银先生说："人体内系统，五脏六腑的优化代谢营养链，那么多内分泌腺物质，如果不通过特殊特定的优化裂变重组，是很难想象的，能在一闪眼工夫完成（这里说明经络运行与它的工作速度），必定是参照一个有规律的——经络联络系统。经络从另一个角度来看可定义为是人体自救重组的一条有规律、最有效益的转移和制造维持生命物质的循环流水生产线。"[1]

生命的信息系统不停地运行——从体表到体内，从体内到体表，从上至下，从下至上，维护生命的运转和安全。其运行的能力称为经气。《内经·灵枢》著述的完成，说明我国医学家在两千五百年前就已经系统地知道经络、经穴及其相互关系和作用了。这一伟大的发现，使中华民族理解了自身生命的自我维护能力，古代医学家才能在不断的中医药临床实践的基础上，总结出一套运用四诊八纲，进行辨证论治的诊治方法。

任何疾病都是整体的疾病。疾病威胁生命，制造了信息运行障碍，所以医生必须整体考虑治病的方法，才能克服这个障碍。西医学不知道是生命运行障碍生的病，诊疗必须解除疾病对整体生命的威胁这一基本原理，而把生命生病的结果——躯体局部病灶当做治疗对象，就必然造成西医误诊误治，这也是西医误诊、误治率高的主要原因。请看中医临床治疗的实践，就可理解生命与疾病的整体性。

1. 上病下治

一友人弯着脖子来我家说，午睡时不小心落枕，现脖子左侧弯不能转动，要求治疗。我嘱他面壁站立，两脚分开与肩同宽，取毫针刺他右脚踝上的悬钟穴，捻转得气，他的脖子立即转动自如。没几天，友人又带他的孩子来求诊治，说右鼻出血，用了好多方法都止不住。我嘱孩子卧床，取大蒜一枚，捣扁，敷于左脚底涌泉穴，用创可贴固定，十分钟后，鼻血止住了。

---

1. 江宝银：《统一医学理论学说》，刊载于《名医论文》。

一妇女四十多岁,家在离我住的地方十多公里的山岙村,她说自己头痛已一个多月,阵发剧痛。去医院查过脑电图,说找不出毛病,吃止痛片只能暂时得效。因头痛食欲毫无,但精神却很好,说话朗朗,已三天未进食,问我相信不相信。我诊其脉洪滑,大便秘结,小便热烫,舌苔黄糙。我说这是肝火炽盛,就给处三黄解毒汤加桂枝,服后腹泻数次,头痛没有了,但觉得全身疲惫,精神全无。于是给处六君加二至丸数剂,痊愈。

2. 下病上治

百会穴位于头顶心,其作用是主升提中气,治督脉病。一邻居诉肛口疼痛,检查没痔疮,就给他针百会捻转得气,肛痛即止。

一孩子婴儿期(两个月时)因大便秘结,其母多次用开塞露导便,后多用一次性尿包,因而没发现大便不正常。现孩子两岁多了,上幼儿园时被老师发现时有少量大便粘在孩子的内裤上,一天要换四五条,但所拉之便又很正常,小孩精神及活动均无异常,在某医院内科治疗半年无效。我认为这是因为开塞露在婴儿幼小时多次使用,使肛肠部分蠕动暂时性增强。婴儿幼小,正在发育期,与肛口段接壤的直肠部分受刺激较多,过度刺激其直肠蠕动,导致肛肠部分松弛,使便后的少数大便留着为患而粘裤。笔者为处方中升提中气的补中益气汤加味,嘱其母亲每日用艾条熏百会穴3次,每次一分钟。一个月后,孩子的大便粘裤次数减少,有时一两天没发现,有时有一两次粘裤。于是,我嘱其母亲加用五倍子粉涂肛3日,每日3次,随即痊愈,至今半年多了,未见任何异常。另有一小孩6岁,因大便秘结,其母用了几次泻药后,一周来发现大便粘裤,亦用补中益气汤加艾条熏百会,因孩子年龄稍大,已经能听话配合治疗了,故嘱其母亲每次熏3分钟,每日3次,一周痊愈。

3. 外病内治

皮肤有病服内服药称外病内治。我多年来习惯使用犀角地黄汤治荨麻疹、青春期脸上痤疮等外科皮肤病。

陈女士是一位著名律师,一年来一直在发过敏性荨麻疹,奇痒难当,每天靠服开瑞坦过日子。后因怕西药常吃有副作用,便来找我开中药。我用犀角地黄汤合泻白散加铁菱角等治疗，嘱咐她逐渐减少开瑞坦的用量，直至痊愈，前后用了 180 多帖中药。

近治一例陈姓男孩，11 岁，武汉人，三年前发全身性脓疱疮，没一处好表皮，就住武汉市第一医院皮肤科治疗一个多月。护士替他洗淀粉浴，全身的脓液和脱落的皮肤结在一起，就像脱下一件衣服一样，手臂脱下的就像一副长手套。该医院给他服甲砜霉素，还用炉泔石合剂外涂，脓疱减少，但治了三四个月，停药后便复发，孩子全身见不到一点全好的皮肤。其父便带他到上海治疗，先后求治过上海华山医院、上海长海医院、上海第一医院，后来又到温州第一医院皮肤科住院，医生都是用一种名叫"方希"的激素，服用的量越来越多，前后治了近三年，仍不见好。现在的用量是每两天服 5 粒半。医生们都说这种激素对孩子发育不利，但一直不敢停药，一停药便重新严重起来。

友人介绍给我用中药治疗。我见孩子脸色苍白，舌苔现地图样，就给他处犀角地黄汤加金银花、蒲公英等清热解毒，再加用黄芪、党参、冬术补气培土，仅半个多月，就见脓疱基本消除，只有极少数红疹。再嘱自采灯笼草煎汤浸浴，逐渐减轻方希用量，每过十余天就减半粒，直至完全不用。只三个多月，孩子就痊愈了。如果孩子初发时即用中药治疗，可能半个月就好了。因为孩子每次减服"方希"后，身上的红疹即见增多，接服几天中药后就会减少。

4．内病外治

日本谚语："若要安，三里常不干。"常灸足三里穴，让它起泡，常流脓水，有健胃气的作用。人的胃气常旺，消化吸收功能旺盛，就意味着健康、平安。有一段时间，日本疫病流行，民间发起了灸足三里运动，阻止了疫病的蔓延。

笔者年轻时患过结核性胸膜炎，呼吸时觉胸膜有摩擦音，听诊为湿性罗音。后由妻弟为我灸背后膏肓两穴，每日每穴 30 炷，灸了两个月，自觉症状消失。两年后去做 X 光检查，两肺及胸膜无异常。

绞肠痧最能体现内病外治的整体原理。绞肠痧是因天气过热，导致人体气血运行障碍，西医可能称为电解质紊乱。患者四肢厥冷，面唇苍白，腹中疼痛如绞。其痛之剧，不可忍受。放痧的医生（只要懂针灸的，也有民间祖传的）只要在脐周挑刺几针，压之出血，或热敷脐周，痛即顷刻缓解。

生命信息由本能系统、意识系统和躯体系统共同构成，总系于经络系统。因此，得了任何一种疾病都与这三个系统有关，都可以经由经络系统统筹解决。例如性生活不舒畅，或者夫妻不和肝气郁结，这只是意识的活动障碍，导致经血淤积，形成了子宫囊肿。如果认为只要切除子宫，就能治愈子宫囊肿，岂不等于只要把人杀死，就能治愈疾病一样愚蠢吗？再如乳房肿胀，始于肝气不舒，气机郁结，久而久之容易发生小叶增生。别以为切除增生部位就能治愈，中医除了以药物调理，疏理气机之外，还需要给予心理指导，要求病家的生理、心理环境的配合，才能彻底除根。这样不仅免除了手术的痛苦，同时保护了生命躯体系统的完整。而且身体的完整又能维护女性心理上的和谐，也就是维护了夫妻性生活的和谐。

明代医家陈实功说："历下李沧溟先生尝谓：医之别内外也，治外较难于治内何者？内之症或不及其外，外之症产根于其内也。"这说明不管体内体表，看待疾病都要从整体着眼。许多疾病虽然都生在人体里面或者内脏上，却都会表现出体表的症状。因为人体体表有着与体内所有细胞与脏器时刻运行着的信息沟通，总括这一工作的就是经络系统。

有人说，80%的癌症病人是被吓死的。这话说明死亡是一种与生俱来的自然信息，却因为人的害怕意识，促成了它的放大性释放，表现在躯体上则是它的一切生命活动的停止。认识疾病的整体性就能在治疗时掌握通盘的系统方法，而不会头痛医头，脚痛医脚，蒙人偾事，害人害己了。

天热时的痧症，它的多种多样与成病之速都是出人意料的。放痧医师都能于顷刻之间妙手回春。痧症和它的治疗使我们很容易体会信息运行障碍的道理。例如绞肠痧，起病急骤，腹痛如绞。放痧的医师在脐周挑几针，压出一些血，这个人的腹痛立即消失。痧气起病快，像高速公路的路阻一样，很快使道路堵塞，必须马上进行清障疏通，延误易有生命危险。痧之为病与放痧治病，来病之急与去病之速，体现中医气血运行理论的精妙。由于机体自我调整能力的不同，会出现各种不同的疾病。经气阻滞的许多病态现象，并不会显现于躯体的某个部位，其治疗方法却只是在体表的一些地方挑刺几针，便能挽危亡于顷刻，不是正说明了生命信息运行的整体性吗？

　　暑天高温，某些人或因身体不好，适应能力减弱，某些部位信息运行受阻。患冷痧，大热天气，寒自内发，盖上厚被也不温暖。但只要在大椎、肩髃挑刺出血，寒冷感就能立即消失。许多人发热，用退热药体温反而升高，若在后背循太阳经脉和督脉的部位挑刺几针，体温即可下降。这些治疗都来自经络理论和临床实践。放痧的办法基本上是挑针放血。医师在患者身上的几个经穴处，用极锐利的针尖挑破皮肤，挤出几滴血后，晕倒的立即苏醒，脸色苍白的马上恢复红润，呕恶者立即止呕，腹泻者瞬时泻止，发冷者、发热者不舒服的感觉很快消失。这些现象仅是由于皮肤被针尖挑破后挤出一点血而产生的。道理何在？因为穴位被刺破、被挤压后，细胞里的血液一下子被挤光，就能以渗透压从周围的细胞里吸回血液。这一点点血液的流动，使停滞的信息得到放大而重新流通，于是就一通百通。渗透压放大的原理，我们从电脑放大的原理中就可以领会。

　　一天，邻居林某正与女朋友谈得高兴，突然他脸色苍白，嘴唇发青，头晕恶心，心里难受极了。他女朋友知道这是发痧，马上将他扶到我的诊所。我将他的十宣穴刺出血，并刺任脉的人中、上下唇尖出血，不到两分钟，就见其唇色转红，头晕、恶心的症状顷时消失了。又有患者王某，天热中痧，腹痛如绞，呕吐腹泻，满床打滚。我刺他中脘、天枢，三针下来，腹痛即止；再刺尾骶三针，腹泻不再。

　　我曾碰到一个患缩脚痧的患者，他两脚上缩，不能屈伸，十分痛苦。我的一个朋友在患者的两耳垂下端，用三棱针刺出血数滴，即见两脚活动自如。又一患者突发腰痛，不可转侧，我刺他委中穴（膝关节后正中，左痛刺右，右痛刺左，称为交经缪刺法）静脉出血数毫升，腰痛立解。许多腰痛患者，只要在耳轮相关的穴位上刺一针，腰痛也会立时见效。

　　1964年，云和县村头地方的农民宋有道，因风食相挟，体温40.3℃，仍持续上升，以至发狂。我为他刺十宣穴放血泻火。还只刺罢左手，神智就稍有清醒；再刺右手，随即安卧。两小时后，起床呕出胃中积食，立见热退。

从开始治疗，至体温恢复正常，不到 5 个小时。

有一种痧气叫作热痧，不管用什么退热药也无法退热。有一天，我碰到一个 10 岁的女孩子发热 39℃，治疗后，晚上 10 点钟光景，她的家长打电话来，说回家服药后体温持续升高，要我去看一看。我去了，问她的家长，说刚服下退热片，体温反上升至 41℃。因害怕是痧气不敢送医院。我见孩子处于半昏迷状态，就给她在十宣穴刺出血，后又在她的督脉及两侧太阳经挑针放血。半小时后就见热势下降，待到 11 点 30 分，量体温是 40℃，便放下了心。第二天，家属来说已全部退净，只是觉得很疲劳，嘱勿上学，在家休息。为什么要休息？中医早就有劳复之诫。病后虚弱，休息才能康复。

以上所述的发病之快与愈病之速，说明活着就是生命信息的不停运行，疾病就是生命信息的某部分产生阻滞、障碍，影响了它的运行。针灸医生利用体表的经络疏通信息，就可以治愈疾病。可见经络乃是生命信息的通道，穴位乃是生命信息放大的驿站。这好比一个城市的供水。水库里的水单凭水塔的高度是不能送至用户家里的，沿途必须设有各种功能的加压泵增加压力。经络就像水管，穴位就像增压的水泵。这样的比方当然并不完全恰当，因为水压是他动的，而经络中的经气是自动的，也就是自组织的。

中医师娄绍昆运用针灸治愈不少疑难病症。当时他为了谋生，在一工地打工，恰巧一工友颈项患一疮疖，肿痛不堪。他根据缪刺原理，针刺患处的另一侧，用泻法。第二天果然好转，再几次，不药而愈了，此后他树立了针灸治病的信心。其实"交经缪刺，泻络远针"在实际操作中碰到的例子很多，例如牙痛刺合谷，腰痛刺委中，落枕刺悬钟，都必须左痛刺右，右痛刺左。他的这个例子，其特殊性在于缪刺治疮疖，可算一次阐发。针刺对于许多急性疼痛，不药而愈的很多。如果从细菌学的角度来看，这简直不可思议，明明是左侧被细菌感染，为什么针刺右边会使感染的细菌消失？

像以上这些病愈的例子，针灸医师在临床中是经常遇到的。我们从这些遇到的病例中不仅能理解生命信息与疾病的关系，还能同时理解人体信息的运行与生命的关系。常秉义说："这个严密的控制系统确保了人体的动态健康超稳态。当这种超稳态遭到攻击或破坏时，这个五脏系统通过反馈信息迅即组织起新的超稳态。"[1]因此，做医生的就应该理解生命信息究竟是什么。通过临床针灸的实践，医生才能真正理解生命。

我的朋友周天元先生说："整体关注和辨证论治是中医治疗的两大宏观要素，整体观注合律于全息统一之方法论，不是头痛医头、脚痛医脚之直观治疗，而是须通过某一症状而谙其病根、病因，并以促进其肌体自我调组能力而使之自愈为目的治疗方法。辨证论治是辨别症状，了解其发病机理、属性，而对应治疗之方法（但不一定对症或直对病灶）。由于病因是人体自我调组能量与肌体失衡后的致病因子抗争的结果，这种自组织能量涵盖了体质、生理、心理、精神以至环境、气候、饮食等等相关因素的综合信息。所以，这一高度个性化而又高度全息化关联于生命本体的真科学系统的科学性不是当今生命研究机构和医学院所具备的，当然，不具备自然全息活性的西药就更不具备其科学性了。"

生命的可贵在于每个人都只有一次。我们医学的目的是驱除不幸，救助生命，让生命活得愉快。可是我们常常看见一些人，高高兴兴地走进医院，出来时却变成了一个不可挽救的病人。美国治病有各种各样的疗法，包括信仰疗法——以术士的手摩患者头顶祝福产生疗效。说科学点，这是心理治疗、暗示治疗；说不好听的，是搞迷信。不管怎样，在科学发达的美国，这种治疗是合法的。在中医学中，内伤七情与五行学说构成一体，心理治疗很早就形成系统。古代记载扁鹊给蔡桓公诊病，没有开药方，只留下一封信。信中都是说桓公不是的话。桓公看后大怒，派人去抓扁鹊。扁鹊已经逃得远远的了。抓不到扁鹊，桓公更是气急，呕出很多瘀血，病就好了。这时候，桓公才想到扁鹊是用激将的方法治自己的病的。李珍的《岐黄用意巧治疑难杂症》[2]中记录了许多古代名医治疗情志病的故事："明代有一捕役，被县官派去缉拿犯人。捕役用铁索锁住犯人，走到半路，犯人投河而死。犯人家属告捕役勒索财物，将人逼死。县官只好将捕役拘留审理。后来捕役虽然无罪释放，但

1. 常秉义：《周易与中医·前言》，第3页，中国友谊出版公司，2002年版。

2. 李珍：《岐黄用意巧治疑难杂症》，上海中医药大学出版社，2007年版。

毕竟花费了许多钱财，因此闷闷不乐，忧愤成疾。整天如痴如醉，胡言乱语，神志不清。病家请汪石山医生诊治。汪医生说：'此病是由于费财而引起忧愤，又由忧愤引起精神失常。心病得喜则愈，不是药物所能治疗的。'病家又问：'怎样让他喜呢？'汪医生让家属取锡若干，熔化后做成'银锭'，放在患者身旁。患者见了，果然不胜欢喜，拿着'银锭'不忍释手，疾病因此而愈。"古代中医运用五行的相生相克，治愈情志病的很多。这说明，在对疾病的治疗中，意识起到了极其重要的作用（西医的双盲实验，也是为了避免意识的干预）。

现代人类对生命的理解还很肤浅，所有的现代书籍中，都没有生命的定义。必须明白，物理、化学等这些非生命的物质实验科学与事关生命的医学，它们所面对的是两个完全不同的领域，存在不可逾越的鸿沟，两者不可通约，更不可等同，我们应该严格加以区分。人类如果一直误将理化科学强加在医学身上，误将物质科学的研究方法搬用于人体生命领域，那么，葬送的不仅仅是医学，更可能是人类的生命、人类的未来。

五、适应性

人体生命对环境具有很强的适应性。宋安群说："生物体总是针对环境的变化作'反抗性'变化，即每当环境变化（受到环境中各种刺激）时，生物体内都会及时地产生一系列变化，这变化有明确的方向——总是变得更能适应改变了的环境，总是增强自身对外界刺激的抵抗力，并由此产生出能抵抗外界刺激的物质。这变化有许多可以直接从外表上见到。例如，光线增强，动物和人的瞳孔就会收缩，光线减弱，瞳孔就会放大；南方的动物运到寒冷的北方，皮毛会增厚；植物遇到干旱，根系就发达（以吸收更多水分）；植物密植，秆就长高（以获得更充分的阳光）等等。而更多的变化是肉眼见不到的，例如，人到高山地区，红细胞就会增多（与缺氧作"斗争"）；各种细菌病毒或其他物质侵入人或动植物的机体，机体会产生针对性'抗体'及其他'反抗性'物质。而其他理化刺激，如各种药物、各种射线作用于机体，机体也会产生一系列'反抗性'物质，发生一系列'反抗性'变化。微生物也一样，如各种细菌、病毒总是不断地增强对人们所使用的各种药物以及各种理化刺激的抵抗力。从植物与昆虫，微生物与人或与动植物之间的斗争中，还可以发现肉眼见不到的更为有趣而奇妙的生物斗争现象。例如一些生物学家看到有些植物会产生毒素对付蚕食它的昆虫，而昆虫则会产生一种解毒物质对付植物，当此解毒物质重新给予植物后，植物又会产生更强烈的毒素；医学家们看到，当人体对流感病毒产生抗体后，流感病毒又会产生新物质对付抗体，因而常使人们'事先准备好的一种疫苗失去效用'。"[1] 所以，医学千万不能制造对现在还觉得无药可治的某些致病微生物的人为恐慌，肆意渲染微生物恐怖，在它们尚未成灾的时候，首先使自己的精神垮台。

宋安群的文章揭示了生命体的"反抗性"，实质说明了人体生命对微生物的适应性。所以，不管什么微生物的侵犯，我们都不需要过分害怕，以免被解除思想意识上的"武装"。这种武装，对维护人的健康非常重要。只要想想人类在这个大自然里，已有几百万年甚至更长的历史，如果没有这种与微生物相适应的能力，能繁衍下去吗？要知道，微生物的增殖速度，是以几分钟、几十分钟翻番的。人类的生育繁殖能与它们相比吗？人类如果不具有与之相适应的强大能力，也许它们就可能在一天之内把人体吃光，人类岂不要绝种了？

人是生命体，微生物也是生命体，只不过大小不同而已。当微生物进入人体后，为了维护生存，也要适应人体体内的环境。因为它们太微细了，人体不可能予以拒绝。生命接受了它们之后，也同样要为了自己的生存而容纳它们的存在。这里唯一的方法是相互适应。只要它们不排出毒素，安分守己，就容许它们存在。从古至今，世上万物无不如此。"动物、植物、人类都能与'声名狼藉'的细菌敌人和平共处。尽管很少有人承认，但这是事实。每年小儿麻痹症要使数千名不幸的儿童死亡或致残，这是困扰全世界的一个事实，但

---

1. 宋安群：《讨论几条生物共有的基本运动规律》，刊载于《新疆中医药》，2005 年第 3 期。

更为不同的事实是，尽管数百万青年感染了小儿麻痹症的病毒，但他们却未曾受到任何损害。人与微菌这种戏剧性的冲突令人吃惊，有一个事实不大容易为人理解，即发生感染却未引起疾病。"[1] 道理何在？就在于大生命与小生命都能相互适应。

我当然不是在倡导"防疫无用论"。防疫、卫生是人类必要的自卫行为。但我们应该知道，防疫与医学治疗是两码事。防疫能避免疫情扩大，需要公众重视与配合，但不能过分渲染；治疗是医师与患者的个人行为，必须知道人的生命、生存能力，远非微生物可比，要比它们强大得多，只要"正气存内"，它们就乖乖听话，彼此相安无事。现代医学研究所说的人的免疫能力，在致病微生物入侵的初期处于"防御状态"，也就是如何识别它们。待识别后，就会转入"反攻状态"。此时的医生与患者最需要的是正确的认识与对待，是心理上的"坚强"，这样就可以避免自动解除"武装"。这才是"反攻"的最好准备。

日本为禽流感研制了"达菲"，报道说，服"达菲"者有 2 人死亡，64 人失常。然而日本到底有多少人感染了禽流感，多少人死亡呢？也许还不到这个数字。这不是自找麻烦吗？我们只看到微生物使我们生病的一面，却不知道人的生命比这些微生物不知要高级多少倍、它可以与任何微生物周旋的这个事实；而是到处制造微生物恐慌，好像只要某些微生物存在，人类就马上大祸临头，马上就是世界末日。这是何苦？应该知道禽流感不会使大多数抗病能力好的人受到感染。我想，如果日本医学家能够研究出人类抗病能力的等级，也许就会知道只有极少数人需要服用"达菲"，那么大多数人就不害怕"达菲灾难"了。后来我明白，生产"达菲"的制药公司可不是这么想的，他们希望借助"禽流感"这个词，煽动媒体和他们所控制的权力机构，以防重于治的名义制造恐怖，卖出更多的"达菲"。

当我们以更快的速度全力研制各种各样的抗生素，用来消灭致病微生物的时候，看不见病毒个体生命的短暂，它们为了种族繁衍，表现出更快的变

1.《现代医疗批判》，第 28 ~ 29 页，上海三联书店，2005 年版。

异速度。"英国公共医疗专家（2006 年）12 月 18 日宣布，英格兰西部一家医院中有两人因感染'超级细菌'死亡。'超级细菌'是人们对一些抗药性较强的细菌的俗称，而医院则是人们感染'超级细菌'的一个主要场所。英国医疗专家表示，以前英国曾出现过在医院中感染'超级细菌'的病例，然而因在医院中感染'超级细菌'导致死亡的事件却是史无前例。……人们滥用抗生素和医院卫生条件、清洁水平较差导致 MRSA 这种'超级细菌'蔓延。在全世界范围内，目前能够被证实对 MRSA 有效的只有万古霉素。因此，MRSA感染名列世界三大最难解决的感染性疾患的第一位。其次为乙肝和获得性免疫缺陷综合征（艾滋病）。在英国英格兰和威尔士地区，2003～2004 年，22人因感染 MRSA 死亡。2004 年，英国王室海军的 18 岁新兵理查德·坎贝尔·史密斯因训练时剐伤而感染 MRSA，48 小时后死亡。"[1]

"美国媒体近日报道，一种致病性更高、抗药性更强的人类免疫缺陷病毒（HIV）在美国出现，引起研究人员的忧虑。与此同时……抗艾滋病研究又遇到挫折。美国研究人员本周在试验中发现，原以为一种凝胶可能无法达到预想中的效果。这种名为 Usher-cell 的凝胶在此前 11 次小规模试验中，均显示出对 HIV 良好的防御效果。研究人员一度认为，这种凝胶是同类研究中最有希望在近期取得成果的一个。他们甚至乐观地预测，凝胶有望在 2010 年前投入市场，每年可减少 100 万例 HIV 感染。但更大规模的试验后，新近收集的数据表明，使用这种凝胶的妇女比不使用的妇女感染 HIV 的比例更高。目前研究人员正在调查为什么会有这种结果。"[2]

"伊利诺伊州大学的公共卫生与药物学教授马克·拉沛指出：'由于每一种新的抗生素都会引致百万种具有对抗性的细菌的产生，因此，我们所导致的细菌数量会远远超出我们所有可对抗它们的药物。'……'近十年来，由于对药物具有对抗性的疾病急剧上升，例如结核病、疟疾、霍乱、痢疾和肺炎等疾病已使原来的治疗办法陷入一筹莫展的僵局……'一向被公认可以

1. 刊载于《温州都市报》，2006 年 12 月 20 日，第 12 版。
2. 同上。

给病人安全感的医院，现已成为传染病最活跃的危险地带……美国国家医务卫生部及传统西医均对这些新细菌感到束手无策。"[1]

很多事例说明，人类如果只单纯地考虑如何防止微生物的侵害，制造微生物恐怖，就等于自动解除"武装"。因为病人意识的稳定，对很多的慢性病来说，比药物更为重要。

"细菌和病毒与其他生命形态之间具有一种天然的关系，为了更好地理解这一点，我们必须先讨论支配地球上所有生命形态的基本法则。第一个法则是共生或共存，即所有生命都以这种或那种方式互相依赖，共同构成了所谓的'生态网'。""在地球所有的生命形态中，绝大多数是裸眼看不见的微生物，它们居住于土壤、水和大气中的每个微小空间，还居住于所有较大生物身体的内外部，它们是高级生物进化过程中最原始的生命形态，它们也是今天高级生物自身生存所完全依赖的生命形态。"[2] 所以我认为，任何在我们身体上现在宣布"发现"的微生物，实质上有可能早就存在，而只是它们数量很少，也不随便作乱，我们未加以注意而已。

六、动态性

生命是动态的，因为它只是一个过程。这就是一个随着时间的逝去，从生到死的过程，因此它在不停地变化。疾病也是动态的，也是随着时间的逝去而不停地变化。如果不知道这一点，治疗就可能失败。给疾病制定固定指标冠以固定病名，按固定病名固定指标、固定用药，就是把疾病看作静态的、固定不变的，因而导致治疗的失败。这种失败，古时候有一句很恰当的成语，叫作"刻舟求剑"。也就是说，现代医学给出一种固定的病名，再对病统一规范，固定给药，无视疾病的动态变化，就犯了"刻舟求剑"的错误。

1.《顺势疗法》，第50页，中国环境科学出版社，1999年版。

2.《现代医疗批判》，第32页，上海三联书店，2005年版。

例如西医学把人体体温的平均数值 37℃ 定为正常生理指标，某病人感冒发热，测得体温 39℃，医生只知与这个 37℃ 指标比较，一根筋地判定体温过高为攻击目标，而完全不观察、不理会病人整个信息运行处于何种态势，是实证还是虚证，就一味地予以退热药物强行退热，甚至使用冰袋之类的物理降温措施，其结果是病人被迫停止发热，表面上看起来病给治好了，实际上在引邪入里，潜伏期内而成为内患伏邪。经常"享受"这种退热治疗者，其生命信息能量必遭损耗而运化能力趋于衰弱迟缓，阳虚气滞、水饮、痰湿或瘀血由是而生，且与伏邪相聚互结，渐积渐累，从而形成种种内科重病和疑难病症。再如体表上生了一个痈，又红又肿，痛得很厉害。中医用药后，有可能出脓而疼痛减轻，证明治疗正确，第二天用药就不再是原方，而是加用培补气血的方药了；也可能痈头颜色变青黑，疼痛加重，这证明用药错误，医生就要反思如何纠错。因此，中医在不同的时间用药处方不一样。这种因时制宜的做法本来应该说是十分科学的，却被许多人误解为不科学，甚至诋毁为伪科学。其实，这些误解者和诋毁者的头脑里，根本就不存在生命及其疾病的动态性这样的正确观念，要他们不误解不诋毁也难矣哉。

曾经有人认为许多高热病人患败血症死亡，是因为入侵的微生物作祟。现在的研究却告诉我们过去的结论是错误的。微生物入侵，人体生命为了自卫而发热。但是，生命的自卫却常常"过当"（刹车失灵）。这时候，人体自身肠胃道的黏膜代谢成了问题，微生物得不到充足的水分和营养供应，就越过肠壁进入淋巴管和血液，形成全身性炎症。原来这种置人于死地的败血症，乃是内部与人共生的微生物"造反"。过去的"判决"，实际是"冤假错案"，是我们自己在制造外来微生物恐怖。

单以外因外力来考虑和防治疾病，我们就会陷入一个不能自拔的境地。因为任何外因都必须通过内因才能起或正或负的作用，任何外力都必须注入于内力才能发挥正作用（外力直接干预必然只能产生副作用）。中医治非典不是使用对抗非典病毒的药物，而是在早期就调整其人生命信息运化的整体平衡，增强病人的自组织抗病能力，外力（中医药）信息注入于内力（病人生命自组织能力）而发挥了正能量作用。中医在病人感染的初期，亦即还不需要死抠什么"病原微生物"的时候，就可以进行治疗，根本不需要消灭什么外因——所谓病原体。这个事实告诉我们，人是个高级的、复杂的生物体，而微生物只是一种生命很脆弱、很短促的单体。它们只能够用"变化多端"的方法来延续种族，而人的生命却能够以强大的自组织能力来对付它们。所以我们根本不必要害怕什么"超级细菌"，也不可无端制造这种无知的恐怖，因为总有人会因恐吓而生病。只要想为什么我们的生命对付所有的微生物的冒犯都采用发热的方法？这一现象告诉我们，医学研究的重点应该是如何增强而不是减弱生命自组织能力。

生命是动态的，生命所生成的疾病也必然是动态的。

我的一位朋友识字不多，但喜欢动脑筋。前几年，说自己血压高，在服降压片。最近来我家说，他已不再吃降压片了。我问他为什么？他说有一天他拿血压计自己量，发现血压没有一个固定的值，有时高，有时低。他想：怎么血压有时高起来算生病，有时低下去就不算生病？从此以后他就不再吃降压片，但发现血压的上下波动还是老样子。他问我是什么道理，我告诉他，血压的这种状况叫动态性。血压的动态性是人的生命根据自己的需要进行调整的，因此这种状况不能算作病。根据统计学原理，给血压划出固定标准，就是给动态的事物规定静态的标准，这种做法是不科学的、错误的。我认为，在现代医学中，这样的错误俯拾皆是。有意思的是降压的错误竟然被一个识字不多的农民发现，而许多知识渊博的高级知识分子却会被蒙一辈子而发觉不了。由此可见，现代医学迷宫迷人程度之深重，蒙人形势之严峻。

现在许多够得上格的中医杂志，大多数要求撰稿者所写临床治验论文，必须排除个案形态而采用大群体案例，意思就是要像西医学那样，要求标准化药病大样本，一种药品或一套诊疗方案可以划一化地通治所有某一类的病。于是乎就形成了按西医病名分类找病人，以中医辨证分型找病号这样一种对号编码的标准化诊疗模式和写作规范。例如中医治疗西医确诊的"胃癌"，要找来一大批"胃癌"病人，然后对号分编为痰湿型、血瘀型、气虚型等子类，每一子类的众多病人则给予统一固定的中药处方和治疗方案。这里就存在一个大问题：生命是个体，疾病是个体，每个个体维护自己生存的自组织能力都各具特色，绝无划一等同，每个个体都会根据自己的能力与疾病周旋，其表现各不相同。每个生命各自抵御疾病的力度层次和方法方式也在各自不同地不停变化着，各自的病情病势也跟着发生不同的变化，永远没有划一固定的模子。医生治病的策略处方，也就应该根据各自不同的症候不停地调整变化，绝不能以一个固定的方法和固定的药物套用在一批人身上，追求什么标准化规范化。因此，按固定病名固定划一化、标准化用药完全违背了人体生命及其疾病的个体特异性和个体动态性原理，犹如刻舟求剑，不害人不出事才怪呢。古贤治病的医案，谁有办法给它们分型归类划一处方？

人体如一个战场，疾病如敌人，正气（即生命的自组织能力）就是自身的抗病部队。不管敌人有多少，正气部队都能够做出最恰当的安排：打阵地战、运动战、游击战……其变化方式，都得根据敌我双方的形势变化而随时变化，没有固定不变的划一化、标准化的统一模子。分型归类把疾病视为固定不变的事物，使治疗陷入西方医学死板不变的标准化泥潭。中医治人，西医治病。人就是生命，生命就是个体信息流。一条生命是一个不断变化的过程，也就是一个生、长、壮、老、死的动态过程。疾病会缩短生命的过程，所以疾病同样是动态的、不断变化的。

我第一次到北京天地生人论坛演讲，题目叫作《是生命生病，不是身体生病》。我发现，几乎所有的听众都觉得新鲜和奇怪。因为所有的人都说身体健康而不说生命健康，所有的人都有身体检查的经历而没有生命观察的经历。问题就在于现代科学界，一部百科全书至今拿不出生命的定义。医学是要通过医疗手段来挽救生命而不是修理身体，有时候还有必要以牺牲部分身体为代价来挽救生命。现代医学只讲身体却从不讲生命。这说明，它的理论与医疗的目的距离还很遥远。其根本问题就是生命研究完全缺失，或曰完全错位。不研究生命，就不知道生命是人体的主人，就不知道生命自组织地主宰着身体从生到死这一个动态过程，也始终不会明白这个简单的真理：是生命动态地生成着身体，而不是身体静态地构成了生命。在内科领域，医生们用外力取代生命，越俎代庖地修理身体不仅绝不等于救助生命，而且有害于生命的健康与安全。因此，他们面对难堪的医源性、药源性灾难，就只能束手待毙，苦叹奈何，更其茫无所醒。西医癌症、白血病、艾滋病及其治疗史就是一个非常典型的世纪大案。自从洛克菲勒研究所发明cancer，沿用开刀法，创造化疗法，嗣增放疗法，三法具备，尖端治癌，中经尼克松政府实施攻克癌症国家计划，后继之以白血病战役，终而止于艾滋病战斗，一直延续至今，全世界的西医们经过差不多一个世纪的努力，还不是屡战屡败，屡败屡战，战得莫名其妙，败得无可奈何。除了市场陷阱因素，从医理上追究，一言以蔽之，就是对生命及其特性的完全无知和蛮悍无畏！

人这一辈子，不生病的很少，如果不知道疾病的动态性，就难能处理好求医和治疗的问题。医疗，关系到每个人的生命与健康，搞不好就会丢性命。美国统计，四个死人中，有一个是死于医疗或用药的错误。这说明医学常识的重要。人到中年，上有父母，下有子女。父母老了，抵抗力差了，难免经常会有些病痛；子女幼小，易伤食、感冒。在这个时候碰上了，应该如何正确处理的关键，在于如何求医。如果急不择医，最容易出乱子。

疾病既然是在不断地变化，现代医学固定病名固定用药，是完全违反科学原理的。可是，深悟此理者并不多，"精英"们反而把它当做科学来宣传膜拜。现代医生以固定病名使用固定药物为规范化、标准化，"科学"地规定要长期服药，有的几个月、几年，甚至要吃一辈子，实际是一个陷阱。例如一个人生痈，痈天天长大，后来便红肿化脓，再后来又破溃出脓，最后收口结疤，这是一个顺利的动态过程。如果这个痈长大了，只疼痛，不红肿，后来破溃流出的不是脓而是水，或者脓肿处萎缩，颜色由红变成青黑，那就是恶化。这样，一种变好或变坏的动态迹象就显现出来了。用动态性来看待和治疗疾病，才能表征医生的能耐。如果设想这个痈生在身体里面，用B超、CT一照，它长大很快，医生会说"糟了"，其实这是向好发展的标志；如果这个痈萎缩了，其实是恶化的标志，医生却会说"好了，里面的肿块缩小了"，这是诊断错误。只知下游有形身体不知上游无形生命，就必然导致这种诊断错误。可是到现在为止，一般的病人与医生都不懂这些。由于中医的衰落，如今许多中医不会用动态性眼光来看病了，所以病家自己就很需要掌握这些常识，以便于鉴别医疗措施的是与非。

　　现在很多人到医院里看病，问医生我得的是什么病，其意思是只要知道是哪种病名就可以用哪种药，其实这是犯了片面性、简单化的错误。病既然在不断变化，今天得这种病用这种药是对的，过几天病变了，再用这种药就错了。2010年8月18日，63岁的于女士患鼻咽癌从北京来温州求诊。她是从网上看到我的《天下无癌论》后决心来找我的。癌症患者最怕的是心理恐惧，我相信"50%以上是吓死的"这句话。癌症治疗最重要的是解决心理问题。我问她："知道不知道自己得的是什么病？"她说："知道。"我又问："你怕不怕死？"她说："不怕。"这不像在说谎，因为她的日常生活——吃、拉、睡都很正常。只是左右耳下颈部淋巴有两块蛋黄大的肿块，按之不痛。大家都知道这在西医学中叫转移，是因为鼻咽部肌肉被挖取了一块活检后发生的。我告诉她："没事，会好的。"头两诊，我给她处补气解毒，这药有点偏于寒凉。十几天后，她颈左侧的肿块看起来像鸡蛋大了，体积大了好几倍，但按之质地变软了，我又问她："怕不怕？"她答："不怕。"我仍按原方意加三味大温大热的附子、玉桂、干姜（此方可用于寒性的任何肿块，何谓"寒性肿块"？即不红、无热痛、按之硬），同时将皂角、干姜、半夏、玉桂、地鳖虫五味等分研细，加少许冰片，用水拌和外敷。15天后，肿块消失，重按还可摸到几粒小结节，她便说自己要回北京去。十几天后，她女儿来电话说肿块又大起来了。我又重新给她寄外敷药，按原方给处方。一段时间后，鼻中又肿起来，呼吸困难，破溃流出脓水，我认为都是好现象，就坚持原方服用。中间曾有一次改用清热解毒方药，其女儿来电话说母亲鼻流清水了，精神不佳。我发觉寒凉太过了，又用原方加别直参，没多久恢复流黄浊涕，呼吸渐通。有一天，患者从鼻中哼出一块似肉似脓的物质，鼻子畅通了，现在已经痊愈。医生应该掌握病情，随着病情症态的变化而改变方药，务使病人的自组织抗病能力得到改善和强化，才能治好疾病。如果按固定病名固定用药，只要求微观指标有所"好转"，而不管病人自组织能力受损与否，一个固定药品固定方案一竿子插到底，坚持不变，这是万万要不得的要命疗法。这种医学、这种医生、这种医法，如果不是由于误入歧途而茫无所警，就是因为别有用心而谋财机重，或是二者兼而有之。

生命是一个动态的过程，婴儿从小到大，到衰老、死亡，一直在变化着。如果没有这种动态的变化，人岂不就不会长大、衰老了？疾病也会因动态性而从轻到重，从一般到危殆；也会从重到轻，从发生到痊愈。医生治病就应该观察变化而改变治疗方略及其药物。如果患者碰到的医生不会按动态性这个用药方法治疗疾病，就可以此判定他一定不是个好医生。

我治疗疱疹有一张单方，就是用仙人指甲（学名凹叶景天）浸泡白酒，再加少许雄黄外敷，内服五味消毒饮加减，能治疗疱疹剧痛，一般来说都很有效的。疱疹也不是都有剧痛的，患者张某，平日壮健，发疱疹只痒不痛。我觉得用以上的浸出液加雄黄可能偏热，嘱去雄黄单用，敷后即愈。所以，单方治某病名，是有很大缺陷的，只有辨证论治，效率才会高。

人们并不知道现代医学不会治疱疹。这不是我信口乱说的，根据《现代医疗批判》（第 132 页）"头痛、痛风、心脏病、癌症、高血压、糖尿病、关节炎、多发性硬化、骨质疏松、经前综合征、哮喘、感冒、疱疹和艾滋病——这个名单还可以继续开列下去。无论'医学科学'曾做出什么声明和承诺，它们至今都仍是不治之症"，笔者认为，不管开列下去有多少个病名，现代医学治疗无能化的主要原因之一就是它不知道更不尊重生命及其疾病的动态特性，没有按动态性的原理治病。

由于对现代医学的迷信，许多疱疹患者不是先寻求中草药治疗，而是先去打针挂液，误了最佳的治疗时机，使病情慢性化。这时候，医生不能固执某方某法，因为有的药用过一次，再用就无效了，必须临时变通。因此，做医生的对某种病，只掌握一种方法就行不通了。疱疹的治疗，还有使用狗尾巴草或海金砂藤的，将这二味药分别炒黑存性，纸包置地上 48 小时去火毒，再以麻油拌和，涂患处。最近，83 岁的朱某腰部发大片疱疹，面积很大，去市第一医院治疗一周，用的是抗生素挂液加阿昔洛韦口服，有时也用阿昔洛韦注射，无效，来求治。我给他处清热解毒方五味消毒饮加味，并嘱外敷仙人指甲加雄黄白酒浸出液。方法是卧床用三层纱布加药水湿敷，干则重新加药水打湿，直至疼痛消失。这种做法当然很麻烦。因此，他没有听我的嘱咐，只用药水涂抹。开始一周疼痛减轻，后来便无效了。二诊诉痛势加剧，便嘱购海金砂藤炒黑，用麻油拌和如膏状涂患处，当晚疼痛立即减轻。现在老年疱疹患者特多，于是交代其治好后广泛传播，造福民众。笔者认为，医学不分中西，亦不是医生发财工具，而是为了维护民众的生命安全和身体健康，是做功德的事业。我当然也不反对某些医生为了糊口将单方验方保密。

西医认为疱疹是因为病毒感染引起的，而病毒又是西医们最为头疼的"敌人"，西方国家的医生就认为疱疹是无药可治的。某些医生以阿昔洛韦（杀病毒药物）或注射抗生素来治疗疱疹，都不具备针对性，而是敷衍谋生之法，不是真正的治疗。这样反会延误最佳的治疗时间，使病情慢性化、复杂化——疱疹表面上结了痂，刺痛却照常存在，有的人经久不愈，易治的变成了难治的。其实这些外科病，本来是很容易治疗的，有很多草药单方随治随见效，在西方却是不治之症。

一女士姓刘，37岁，患类风湿，手指关节肿痛十分严重，医院里的医生说她得了不治之症，后来经我诊治，服用中药加灸治，全面减轻。一天，腰部突发疱疹，疼痛不堪。刘女士知道，一个十分难治的类风湿，见到这样的症状，是可喜的。这叫作内毒外发，是一种好现象。这说明此前的诊治施用的温阳益气祛风湿之法是正确的，有效的。患者的正气，已经有能力可以托毒外出，这才会发生疱疹。但从另一角度来看，这是用药温热太过，热毒过盛，才会发生疱疹之恙。不管是前者或后者，医生面对这种情况，关键在如何顺势而为止住痛势，按我的经验，草药单方外敷使药物直达病所是最好的拔毒方法，再加中药清热解毒扶正祛邪以除病根。服药十余帖，疼痛消失无遗，但皮肤结痂的地方痒不可挡，这是瘀血滞留在表皮不能外出所致，嘱用针挑皮肤上所现的黑点出瘀血，痒即止。

现在，我将此患者治疗过程记录于后，供读者参考（见本章附录）。

上述患者得病已三年，当然走过不少地方，求治过不少中西医生，单是在温州的一个大医院，就花了近一万元。医生不告诉她应该找中医治疗，治不好还死硬地继续用药，直到患者对这样的治疗失去信心，才自己来求治于中医。

患者此病的变化很大，最早的表现是阳虚气损，经用阳和汤加附子、参芪羌防等，生命的自组织能力为了自己的生存，排除疾病，正好遇上温补药物的帮助，就借势发出来了。也许有人会问：少用一些岂不痛得轻一点？这就是做医生的难处。我行医近五十年，知道医生临床很难把握用药的分量，只能把握住大方向，谨慎小心，不让患者长期服一个方剂，随时注意其变化，才能治愈疾病。这就是中医为什么经常要改换其处方的原因。而许多不知情者，反讽中医无固定用方不科学，实在幼稚可笑。该患者一下用温热，一下又寒凉，变化很极端，使许多人觉得学中医实在难。但是我认为，懂得了这个道理，只要掌握住四诊八纲，也并不难。所以陈修园先生说学中医实在易，易就易在只需要掌握八个字的纲。

上面讲到的问题，也说明了中医看待和治疗所有的疾病，是以患者的生命为主角，认为疾病只是一种"邪"，因为各种原因，使正气虚弱，邪气入侵，才会发生疾病。当这个疾病发生后，生命的自组织能力为了保卫自己，便会奋起与邪气搏斗。所显现出来的症状，例如患者手指肿胀、冷痛，显示体内的阴阳不平衡，这叫作阴盛阳弱。医生使用温阳补气，兼顾祛风胜湿，使阳气转盛，邪气便被逐出体表，表现为疱疹，发为疼痛。疱疮的疼痛从另一个角度来看，它又是一种信号。患者通过这种经络信息，就可以将滞留在体内的寒湿尽数化解。因此，笔者认为，现代的微生物学家从疱疹中找到的疱疹病毒，并不是产生疱疹的原因，而是结果，是生命自组织能力的需要而显现的。也就是说，它是被我们的生命利用的。以下我再介绍一个治愈类风湿的例子。

患者潘某，女性，30岁。因每晨醒后手指肿胀，全身关节疼痛，去医院治疗。经化验各种指标，医生诊断为红斑狼疮和类风湿。治了一周，验血指标升高。医生说这种病是"世界难题"，无法治疗，有人介绍患者来我家诊治。从患者言语中我发现，她的心中十分恐慌。她说自己的母亲死于红斑狼疮，年仅49岁。我认为这样的患者，首先应该使她心理安定，才会有治疗效果。我说，你母亲不是死于红斑狼疮，而是死于医生的治疗错误，你母亲一定是用强的松治坏了的。天下没有治不好的病，很多癌症病人都治好了，有的是不治而愈的，有的是用中草药治愈的，你还只有30岁，哪能会生什么治不好的病？她说："对呀，应该是这样嘛。"我说："好，有觉悟，看来你比你妈妈聪明，碰鼻头会掉头，不会一条道走到黑。"她说："那我这病有希望了？"我说："生病就像遭到小偷强盗，你不怕他，他就怕了你。从今天开始，咱们合作，你当主帅，稳坐中军帐，神闲气定；我当军师，出谋划策，一定能够打胜这一仗。"她连说："好好好，太好了，我一定听你的。"

病人心理安定，意识系统帅位稳固，指挥若定，其事可为，其病可治。我看她脸色苍白，神疲，就给处补气养血的方药。因左膝盖起立疼痛不便，就在她膝上的压痛点灸了一炷。灸后，她即觉起立不痛了。患者回家服了两帖药，来电话说晨醒手指没有肿胀感，关节也不痛了。第二天，她来电话说感冒发热了。我就嘱千万勿服感冒药物，可用桑叶、桑枝各 10 克煎服，次日烧退。第三天又来电话，说昨晚腰痛一夜未睡，晨起见到大片疱疹。于是嘱立即停服原来的药物，改用五味消毒饮加六神丸煎服，配合使用仙人指甲加雄黄烧酒浸出液外敷，九天痊愈，无后遗痛痒，续用初诊方加减，调理善后。现已年余，未有任何不适症状，且健康水平大有提高。

很多的疱疹患者，尤其是老年人，病前一阶段都很忙碌，不是杂事缠身，就是思想负担重。这说明因为体力、脑力的使用过度，导致经络淤滞。发疱疹是生命为了疏通经络，利用病毒来发出疱疹，以疼痛为信号实现其目的。而现代医学光看到肉体和病毒，把病毒拉高到所谓病原的高度，把病人主宰身体和病毒的生命本身抛到九霄云外，把整个本末位置弄颠倒了，死死使用化学物理外力对抗生命的疗法，哪会有治疗成功的希望？一叶障目，天下皆黑，凡是它自己治不了的病，就统统狂妄地宣称为"世界难题"、"不治之症"。西医们既没有他们自己所追求的杀灭病毒的本领，更没有中医所拥有的疏通经气的道术，只能做到勉强弥合表皮，留下更糟糕的经气瘀滞问题，这就是被"治愈者"都留有经络刺痛这一后遗症的根本原因。我认为自比钱普开始，许多生物学家认为病毒是人类的祖先，一点也不错。现在的一些生物学家，认为人的血液也是不"干净"的，它的细胞里面仍有着微细的生命，也就是像病毒一样的东西。人的身体就是微生物的大自然，它里面有着自然界所有的微生物。可以说，这些微生命就是构成人的生命的基础。

人的生命既然是各种微生命的共同体，它就必然带有所有微生物的信息；人的生命既然需要它们，人的生命也就能制约它们。这就是为什么无论什么微生物进入人体，人体都能产生免疫力的原因。美国生物学家刘易斯·托马斯说："地球上生命的同一性比它的多样性还要令人吃惊。这种同一性的原因很可能是这样的：我们归根结底都是从一个单一的细胞衍化而来。这个细胞是在地球冷却的时候，由一个响雷赋予了生命。是从这一母细胞的后代，我们才成了今天这个样子。我们至今还跟周围的生命有着共同的基因，而草的酶与鲸鱼的酶之间的相似，就是同种相传的相似性。"[1] 笔者认为，刘易斯这里说的这个所有生命的祖先，这个"单一的细胞"，现在还应该把它缩小为病毒，因为病毒没有细胞膜，更小，更单一，更容易被一个响雷所"合成"。所谓"合成"，是指氧与氮"合成"为有生命的蛋白体。

本文所举的不同的疱疹病例说明，尽管病名一样，但表现不一样，治疗方法当然也不一样。有两个病例是在类风湿治疗过程中发疱疹的患者，两个患者的类风湿症状不一样，治疗方药当然就不一样，后来发出来的疱疹也不一样，内服药完全不同，外敷药却一样。愈后疼痛无后遗症。据说，类风湿是被西医认为的免疫功能缺损的疾病，许多检查项目都涉及免疫功能，有的则被认为是红斑狼疮症。例如病例中提到的潘女士，后来去做血液检查，说各种功能都正常了。综上所述，有一点是肯定的，这些疱疹病人如果一开始就寻求中医治疗，一定是疗程短，见效快，不但根治不会复发，而且身心俱泰，健康更上一层楼，也不会吃那么多的苦头，花那么多的冤枉钱了。

附录：刘女士（37岁）治疗用的方药

2008-12-2：

手脚末端肿胀、冷痛、僵硬，已经三年，纳可，便可。

鹿角胶 10g 附子 10g 干姜 10g 桂枝 10g 甘草 20g 陈皮 10g 白芥子 6g 熟地 40g 炮山甲 6g 党参 15g 黄芪 30g 羌活 10g 防风 10g 葛根 15g 当归 10g 生姜 2 片 麻黄 4g 大枣 3 枚

五剂，水煎服，日一剂。

1.《细胞生命的礼赞》，第 3 页，湖南科学技术出版社，1992 年版。

2008-12-6：

服药后症状减轻，纳差，便难。

鹿角胶10g 附子15g 干姜10g 桂枝10g 甘草20g 陈皮10g 白芥子6g 熟地40g 炮山甲3g 党参15g 黄芪30g 羌活10g 防风10g 葛根15g 当归10g 冬术15g 麻黄6g 生姜3片 大枣3枚

七剂，水煎服，日一剂。

2008-12-13：

服药后手指僵冷已经好了大半，但夜里小便3-4次，纳差，腹胀，苔白舌淡。

白蔻仁6g（冲） 木香9g 党参15g 冬术15g 陈皮9g 鹿角片12g 附子30g（先煎）

甘草15g 白芥子6g 熟地50g 麻黄8g 桂枝12g 黄芪30g 覆盆子12g 乌药9g 干姜20g 怀山30g 荑肉30g 内金15g 炮山甲3g

九剂，水煎服，日一剂。

2008-12-27：

症减，有虚汗，口干，便溏，纳差。

柴胡9g 炒白芍12g 枳实12g 甘草12g 黄芪60g 当归12g 煨肉果12g 党参30g 冬术30g 干姜15g 肉桂10g 川芎12g 吴茱萸6g

木香9g 砂仁4g 白蔻仁4g 鹿角片10g 白芥子6g 怀山30g 荑肉30g 炮附子30g(先煎)

十二剂，水煎服，日一剂。

2009-1-10：

左腰发带状疱疹3天，腰前后有两个巴掌大，热烫而剧痛。

金银花10g 乳没各10g 元胡12g 香附9g 野菊花10g 蒲公英15g 天葵子10g 紫地丁10g 白芍15g 甘草12g 地鳖虫12g 六神丸10颗

五剂，水煎服，日一剂。另用四叶景天浸雄黄烧酒不时涂抹。

最后以此方合前面所用方药合裁加减，调治十来天，始全面告愈。

以上的病历，是由我的学生记录，因我写得很简单，其中许多详细情节，都没有反映出来。事实上这样是很草率的，是对不起病人的。像这样的患者，本应详细询问，认真记录，把这些记录留给后人，是一笔文化财富。但人在世上，总会有许多无奈。

然而现在，我们还有许多医生和医疗方法，包括许多所谓的科普常识，并不是用来提高人体的防卫能力，而是用来损害这种能力的。例如广泛宣传癌症必死、免疫缺陷或微生物可怕无药可治，使生命的自卫能力首先在精神上被摧毁；普遍使用切除病灶的方法来治疗癌症或其他疾病，同样在损害生命的自我防卫能力。因为躯体上物质组织的部分被切除，生命需要付出很多的能力去修复它，因而削弱了自我防护能力。

如果生命失去自组织能力的参与，就必死无疑，这才是谁都无法治好的病。迄今为止，现代科学没有任何能力或依据，可以判断哪一个病人犯的是不治之症。遗憾的是医学或医生，碰到自己无法治疗的疾病，如癌症，他们为显示高明，轻易地预言病人必死。这样做，极容易启动病人生命中的死亡信息，加速病人的死亡。因为每个人的死亡信息，都是与生俱来的，而且是随着时间的增加而增多。令医生感到尴尬的结果是，许多不信医生预言的癌症患者活下来了。有许多患者，往往在医院里被判断为必死无疑了，抬回家后却不治而愈。原来，医生只是为了推卸其错误治疗的责任，或者是为了掩盖医学能力的窘态，才出此下下之策，以唬住患者，震慑病家。我们必须让所有的人明白，现代医学的能力其实十分有限，除了对付硬伤，外科还有那么两下子以外，所有其他病患在西医看来都是烫手的山芋，不是世界难题，就是不治之症。

最近，广东省卫生厅副厅长廖新波发表博文说，在门诊部看病的病人，误诊率达 50%。也就是说，两个看病的人中就有一个人被误诊，被看错病用错药；即使住院，没经验的新医生看了，有经验的老医生也看了，还一起讨论了，做了 B 超、CT，验了血，误诊的仍然有 30%。为什么？是因为疾病是动态的。今天诊断清楚，确定了病名，明天就变了。肠炎可能变为肺炎，岂不诊断错了？医生不知为什么变化，而中医却知道："见肝之病（当然，中医所说的"肝病"，不等于西医所说的"肝病"）知肝传脾，当先实脾。"也就是病会发生"转变"。最容易看出这种变化的，要算是痈肿。人患了痈肿，医生用药后，有人会迅速肿大，红肿化脓，中医知道这是治疗正确，是病人的正气托毒外出；如果见红肿变青，肿块不正常缩小，这是恶化，是治疗错误，或者是体能不足，必须加强补托能力。病势在不断变化，不应该被病名限死。

任何医生都必须知道生命是一个整体，信息系统——包括本能系统、意识系统与躯体系统，经由经络系统联成一个完整的信息体。医生的医疗手段和用药方法，都必须从维护整体这一思想出发，才能有较好的疗效。

我们还必须给医生使用的医疗手段或药物，制定一条鉴别是非正误的准则：任何医疗手段，凡是能帮助生命的自组织能力的，就是正确的；凡是损害生命的自组织能力的，都是错误的。

要让病人明白医学或医生的本领都是有限的，要让病人树立求生的意志和信念，这是医学和医生的责任。因此，任何医生都无权明言或暗示病人无药可治，必将死亡。

最近，社会上提出了多元科学这样的概念，也就是说，科学不能以一锤定音，一元定论。这说明人们对科学这个概念的认识，有了新的拓展。科学不仅要研究看得见、摸得着、可度量的硬物质，而且还要研究看不见、摸不着、无法度量的软物质。不仅要研究能实践的可重复性的学科，还要包容无法重复实验的学科。医学就是这么一门学科。因为生命是唯一的，生命的自组织性也是唯一的。可以认为，任何一个生命内在的抗病能力都不一样，都是唯一的。医学的对象是唯一的生命，不可重复，无法人工控制实验，而且生命是动态的，也就是说，生命是在不断地活动之中的。同样是一个人，在不同的时候，所犯的病也不一样。为什么？既然任何疾病都是生命的自组织能力对抗疾病的结果，那么时间变了，人的抗病能力也变了。这种变化都表现在动态的症候上，每一个病人的每一次治疗，中医医生都必须循象辨证，随症施治，才有可能治好病。只有学习过并实践多年的有悟性的中医医学家，才能真正理解生命及其生病症态的动态性和个体特异性，并深得此中三昧。

第四章

生命信息的运行

现在紧要的事是定义疾病的新办法，教会人们看待疾病的办法。继续依赖制药公司资助的意见领袖来编写定义，以及依赖制药公司资助的营销活动来教导我们与这些疾病有关的概念，是危险的，更是有害的。我们需要革新了解疾病的途径，这种改革需要新的办法和彻底的实验，现在存在的模式也许是有帮助的。[1]

疾病是什么？西方医学中对这个问题的解释实际是稀里糊涂的。例如确定病名的三个条件：病因、病理、病灶。无论什么病，谁都几乎无法明白地摆出这三个条件。用现代科技手段查出病灶的疾病，都是无法说明病因的。"发展"到今天，西方医学的病名达数十万种，不能定病名的综合征也越来越多，因为是按硬件分科治疗的，软件"综合征"便成为不治之症。也就是说，数十万种疾病，除了可手术者，没有一个病是可以治疗的。要是问："现在病人在医院里不都是在治疗吗？"众所周知的是，这些治疗无非都是在压制症状，现代医院的医生把生命抗病现象称为"病理反应"，事实上这些病理反应都是生理抗病现象。医生利用化学药物想当然地压制病人的生理抗病现象，还能有什么好结果？有幸的病人没有给治死或加重起来，便靠生命自愈能力复原了，这些死里逃生的人便被称为"治愈"。所以，门德尔松说："没有比冒失地走进医生的办公室、诊所、医院更为危险的事情了。"[2]本文认为，定义疾病并不是件容易的事，它与健康是同一层次的对立面，因此必须与健康一起定义。如果我们能够理解健康是生命活动的正常态表现，疾病是生命活动的非常态表现，那么，有了生命的定义，一切都迎刃而解了。

生命有如一道水流，从山顶流至大海，去完成一个时空过程。现在很多人，

1.〔澳〕雷·莫尼汉，〔加〕阿兰·卡塞尔著，尚飞等译：《药祸》，第 246 ~ 247 页，安徽人民出版社，2007 年版。

2.《现代医疗批判》，第 139 页，上海三联书店，2005 年版。

也包括科学家，不理解生命就是水流中的"流"，而不是"水"。人们生病是"流"生病，而不是"水"生病。"流"生病就像水流遇到障碍，平静流淌的水起了波澜。治理"波澜"最好的方法是强化水流，让水流自己继续流淌，不断地冲击疏通它的软件障碍，使自己的生命之流恢复常态，而不是使用外力把软件生病所产生的"硬件结果"挖掉，更不是去研究水的组成成分，分析水到底含有什么原子或分子，如果继而去研究粒子或夸克，便成笑话奇谈了。遗憾的是现代医学就是在坚持这条硬件分析路线，从而走进了死胡同。

生命是动态的。生命以其不停地运行活动来显现它的存在，故运行有序则称为健康，运行障碍就叫作生病。

"每个活的生物体都是一个统一整体，它有自我平衡、自我修复、自我再生、自我产生出新物质等一系列功能。主导这整体运动的系统是经络系统，当经络系统的功能失调时，机体的上述功能就会减弱或丧失。"[1]

从微生命蛋白那样的单体小生命，逐步合并形成较大的"共同体"，实际就是不断升级的生命合并过程，就是两个信息体的相互组合，也就是互相的信息沟通。这种沟通，既不是血管，也不是神经，是看不见摸不着的信息通道。这种通道的自然组合，构成了共同的生命。自然界以几十亿年的时间，使微生命不断组合的结果，才形成人这样的复杂构造的大生命，应该说，都是微生命不断自愿结合的结果。为了保卫这个大生命，就很自然地组出了人的经络系统，因此它才有"自我平衡、自我修复、自我再生、自我产生出新物质等一系列功能"。现在科学界拼命寻找经络，要研究它的物质基础，至今未能找到，原因何在？因为它的基础不是可见的物质，而是微生命。活着，每个小生命信息相互沟通，因此在一个大生命里组成四通八达的复杂网络；死亡，每个小生命沟通停止，这个复杂的网络顷刻消失。所以，活人身上有经络反应，死了，经络反应也就随之消失了。

古代先贤已经发现经络中的经气运行，是按照一定方向、一定时间进行的，

1. 宋安群：《从西医治病看疾病的本质和现象以及所出现的问题》，刊载于《新疆中医药》，2008 年 3 月。

这就叫作有序。生命的这种有序性,与我们通常所说的有序性有个区别,这个区别就是生命的有序性是动态的,就是按照信息密码已定的顺序进行。因此,健康就意味着经络中的经气运行有序,生病就意味着经络中的经气运行障碍。

一、信息运行障碍

人体所有的活动,都是各种各样的信息在运行活动,因此人的所有疾病都是信息运行障碍,这些信息运行的终止就是死亡。生命信息运行正常,就体现生命生存状态的正常,体现健康。因为它的运行,人体细胞的新陈代谢才不会止歇。既然生命的本质就是一个信息运行的自组织的过程,因此所谓疾病的病因,就是制造或影响信息运行阻滞的事物。那么,治疗的方法,就只能是疏通信息运行的渠道。由是可知,医学治疗中的最好方法是避免外力干预,最好的治疗方法是不用药物,不做手术的非药物疗法。因为这两种方法都是外力干预,都容易干预信息运行的有序性。

人民军医出版社出版了一套《中国民间传统疗法丛书》,计12册。这套丛书可谓是"治百病"的丛书,其中的《手部疗法治百病》《耳针疗法治百病》《足底疗法治百病》,是讲医生如果能够掌握人体的某些相对独立的部位,利用这个部位中与全身经络构成的相应的信息点,就可以治疗全身的许多疾病。

该丛书的其余部分——《按摩疗法治百病》《手技疗法治百病》《水针疗法治百病》《熏洗疗法治百病》《艾灸疗法治百病》《梅花针疗法治百病》《刮痧疗法治百病》《拔罐疗法治百病》《穴位贴敷治百病》,以及《敷脐妙法治百病》(中国医药科技出版社还有《挑针疗法治百病》一书),是讲只要掌握一种疗法,利用全身的经络穴位,就能治疗很多的疾病。这里讲的是方法治百病,不等于医生个人能治百病。因为医生个人会受经验、能力和悟性的限制。按摩、手技、水针、熏洗、艾灸、梅花针、拔罐、刮痧、穴位贴敷、敷脐等方法,为什么都能"治百病"?金良澄先生告诉我,他的一位朋友因胃病吃了上万元钱的胃药,始终不好,后来通过穴位按摩,竟然给治好了。

其实，按摩治病与推拿治病、针灸治病都是一个道理，无非都是利用自然力协助强化经络的经气运行，使被阻滞的信息恢复正常的运行，使疾病痊愈。一患者述说他曾去过南京中医学院治疗胆囊炎。医生在他的耳轮上安上了几枚皮内针，一段时间后，他的胆囊炎居然没有发作。一部针灸学，当然也是"治百病"的。所以所谓"百病"，实即"一病"而已。古人发现经络，运用针灸治好很多各种各样的病，即"百病"。疏通经气，使其正常运行，疾病就得以痊愈。"百病"岂不就是"一病"？不管是肺结核，或胃溃疡，是痢疾或脱肛，都可以用疏通经气的方法来治疗，这就是"治百病"的意思。

至于医生为什么有这么多病治不好，这不奇怪，因为治疗具有强烈的个人性。不管医院多大，仪器多好，做治疗决策的只能是某医生一个人。治疗的效果，只决定于某医生一个人的正确或错误，而医生个人的知识都有局限，尤其是医学知识。我认为全人类都加在一起，所已知的医学知识，也还没有多少。我年轻的时候，有位六十多岁的邵老先生，他原是开丝线店的，年轻时也学过中医，与我是忘年之交。新中国成立后，他一边在丝织厂工作，一边也替人看病、处方。他说自己的儿子幼年时，一次突然发热，呼吸困难，抱到某医院后，医生说得了肺炎，立即输液、输氧。几天后，仍没丝毫好转，全家甚为恐慌。一亲戚说，这病可能是痧气，再这样拖下去一定有危险，朔门有个养母猪的老太太能放痧，不如抱孩子去看看。邵先生狠狠心，将孩子从医院抱出来，找到那位养母猪的老太太。老太太说："这叫千针风。"一边就从发髻上拔下一枚很长的针，在孩子的咽喉两边挑针放血。没几下，孩子的呼吸就和缓下来了。一个完全用现代科学与技术武装起来的大医院，治这个病，竟不如一个养母猪的老太婆。这样的事例数不胜数。

有人问："我去过很多大医院都治不好，原因何在？"我告诉他们："医院不能看病，设备也不能看病。治病具有很强的个人性：治病的只有医生一个人，只有医生一个人可以做决策。但是，一个人从出生到死亡，没有多少时间，掌握不了多少治病的本事。"然而，如果以个体的特异性来看，以个体抗病的自组织性来看，疾病也具有很强的个人色彩，千人千样。以一个医生的少量知识，来应对这么复杂的疾病世界，必然会遇到很多的尴尬。现在有人以为医院办得越大越好，设备添置得越多越好，实际是错误的。

二、信息唤醒

所谓信息唤醒，是指我们的生命，本就存在着这种抗病的信息，但由于很少用到，或者因体质不好，使这种信息被搁置起来，就像"沉睡"。但现在我们因生病，需要用到它了，因此需要"唤醒"。"唤醒"的方法就是用针灸等进行穴位刺激。

人体生命既具有很强的自组织能力，因此就能够根据自己的"管理能力"（亦即体质适应能力）安排适当的信息量，以便于"管理"。再拿电脑的操作系统来比喻，过去我们使用 CCDOS 系统，管不了多少兆位，制作软件的专家在设计时，就要考虑软件的容量不宜太大。现在我们使用 Windows，它的管理能力很强，可以容纳和管理的兆位很大，制作软件的专家根本不需要考虑这个问题了。体质不好的人，会受自身信息系统管理能力的限制，没有办法全面管理所有的信息。这时候，一部分信息量会转入"休眠"状态，因而使某些疾病得以产生。针灸之所以能见效，就是经络和穴位通过针或灸的外来刺激，激发、放大和唤醒处于"休眠"状态的信息重新参与运转。由于个人经历的局限，笔者不能枚举所有的信息唤醒现象，挂一漏万，略述一二于下。

1. 抗结核信息唤醒

那年我 29 岁，生活极为困难，没有工作，每天都为混饭吃伤脑筋。一次感冒后觉得呼吸时胸膜有摩擦音，自己也听得见。X 透视显示右胸胁下部有阴影，我知道我得了结核性胸膜炎，但无钱看病买药，就住到我未婚妻家，一边行医赚点伙食费，一边由我的妻弟为我灸膏肓穴，左右两侧每天 30 灶。灸了两个月，觉得自己呼吸时的摩擦音都消失了。两年后，我再去做 X 光透视，连个钙化点都没有看见。后来我想：为什么生了肺结核的病人，用抗结核药治疗，病好后都有钙化点，而我却没有？于是我悟得：抗结核药只不过使结核菌侵蚀的地方形成钙化灶，包围了结核菌，使之不能再繁殖，某些身体不好的人钙化后亦往往都会复发，因为结核菌也会趁机突破"控制"，重新恢复它的繁殖功能。灸膏肓法能使人体自身的抗结核能力重新恢复，从而使结核菌在身体里立不住脚，退出"舞台"。

在空气里，原本就有很多的结核菌，我们每一次呼吸都会有结核菌被吸进肺里。但是它们不能在人体里繁殖，都被我们消灭了。为什么？因为人类与结核菌一起生存在这个大自然里，如果不适应它们的存在，早就生结核病死光了。这说明人体祖先早就生成抗结核信息，已经放入我们的"信息库"里了。后来某些人由于生活贫穷或某种原因使体能减弱，生命便主动安排一些原有的信息暂时进入"休眠"状态。就像电脑操作系统的菜单管理，规定只能管几个文件，多了，管理能力不够，一部分文件开机时暂不运行，菜单上就看不见了。后来我们觉得需要使用它们，就必须取出来重新设置。人体自身抗结核的能力既已进入"休眠"状态，就抗不住结核菌的侵犯了，它们才能在我们的肺里繁殖起来。即使是这样，结核菌在我们的肺里仍然不是很舒服的，因为我们身体里的生命为了保护自己，仍然在不断地攻击这些外来者，遏制它们的越轨行为。所以它们虽然在我们的肺里占了一块地盘，却不能顺利地发展、繁殖，活得也很辛苦。我想，灸膏肓穴是通过经络使抗结核信息被"唤醒"，抗结核能力重新恢复，直接把结核菌消灭，所以才不会形成钙化点。膏肓穴在针灸书中与三里穴一样属于强壮穴。我年轻时知道自己营养不足，身体虚弱，也常灸足三里，现在的三里穴还有灸疮。日本人也喜欢灸足三里。谚语说："若要安，三里常不干。"意思就是要常灸三里，使之发灸疮，不让它干燥。我现在年过古稀，身体壮实，思维反应灵敏，人家说不像个七十多岁的老人。我相信这与灸此两穴有关。

2. 消化系统的信息唤醒

割脂疗法是传统治疗小儿乳疳、食疳的方法。方法是在手指的末节正中割开一个小口，挤出里面的白色脂肪，剪去，放上消毒纱布，指压止血，就算完成了。这种方法，有助于提高消化吸收功能，治愈小儿疳积。疳积病会导致营养不良，萎黄消瘦，大便溏泻，老是长不大。我们在针灸学中找不到割脂疗法的记述,据说这是新中国成立前温州八仙楼几位小儿科医生的祖传秘法,后来《中医杂志》公开了这项研究。祖国医学中有许多民间疗法,都有重大实用价值,此疗法是其中之一。

做中医医师最重要的不是死板地记住多少药多少方,而是必须具备善于辨证论治的天赋和运用四诊八纲的能力。我自学习中医后,觉得自己确实喜欢它的理论与实践。我在云和县不到一年的时间里,治好了不少疑难病,是与我这种性格有关。我中年"出道",没有上过中医大学,根底浅。但在碰到疑难病人时,常会突然从脑子里跳出一张方来或一个法来,把这个病一下治好了。

1964年,我住在云和县村头的宋有谷家。他有个姓兰的亲戚,家在离村头四十多里地的高山上,地名叫西源。云和县那里的山村,住着一些畲族人。以前盛行大汉族主义,畲族人都被赶到了高山上。新中国成立后,少数民族得到平等的待遇,在平原地方分到了一些水田,但因交通不便,生活仍然都很艰苦。西源的兰先生有个儿子已经七岁了,趴在地上不能爬行。我一看这个孩子有严重的缺钙症,手脚关节都已变形,按压他的骨头,也是软软的。由于长年累月都只能躺在屋子里,见不到阳光,脸色极其苍白。孩子大便溏泻,带有许多不化的食物;口渴引饮,整天老是在喝水。我认为想恢复原状已经不可能了。他的父亲说,已经去县城里看过几次,医生说是缺钙,拿来一些钙片和AD丸,可没有效果。现在他只要求儿子能爬得动,能讨饭给自己吃就好。父母早晚要先他而去,他就能保住自己。我告诉兰先生,医院里给他补钙,为什么补而不灵?关键在于肠胃吸收功能的问题,看来单纯补钙不能解决。

其实我们日常的食物中就含有钙,他就是没有吸收。这使我想起了《中医杂志》里一篇割刺疗法的文章。[1]疳积病是饮食不当而致的积食不化,久而久之使肠胃吸收功能紊乱,小孩子会不长大,消瘦,少腹鼓胀。这是断乳期的孩子最易患的病。温州称割脂为割"奶疳子",割后三个月就可见效。我想,这个孩子唯一的救治方法就是割脂了。我先用普鲁卡因局麻了他中食指末端

1.《割刺疗法概述》,刊载于《中医杂志》,第31页,1962年第4期。

中间部位，割开一厘米长，挤出一些白色的脂肪，剪去后用消毒纱布压迫止血。当地为高山区，可以采到石斛，就交代他父亲每天以少量石斛汤送服鱼肝油丸2粒。三个月后，他父母抱小孩来村头，已可站立。这实在是我意料之外的，因为我从来没有这样的实践经验。这在十几年前，真是想不到的奇迹。2003年我去过云和县，宋有谷特地跑到西源，想叫他的那位亲戚下来拍个照片留纪念，可惜的是他到桂林打工去了。

剪去指根皮下脂肪，信息系统就必须对这个地方进行修补，大量的物资被送到这里：供应充足，道路畅通，就好比小村落变成了城镇，一下热闹起来，原来被"闲置"的信息重新活动起来了。再如膏肓穴遭受艾火的烧灼，穴位皮肤组织亦必须安排修补一样，它们便会拥有较多的信息量，"唤醒"原来休眠的肠胃功能信息，增强了吸收营养的能力。

3．运动神经的信息唤醒

"文革"期间，我厂的一个工友，他的女儿二十多岁，下肢萎软，不能站立行走,患病已三个月。据他介绍，女儿是一个大集体单位的职工,性格刚毅，做事勤恳，已有二子一女。因与丈夫不睦，近来时有争吵。我当时认为这种病很可能是歇斯底里症引起的精神性瘫痪，必须劝说她的丈夫改变对她的态度；病人自己也应该从思想认识着手，转变自己的情绪，才能彻底解决问题。我给她开了一些中药方，总是无效。后来我想改用针灸，她告诉我在脊椎上有两个压痛点。于是我想到了这可能就是她下肢萎软的阿是穴，改用灸治，灸后她随即感到下肢有反应。如此就隔日一灸，一周后就能行走了。

人们因强烈的感情活动与挫伤，"内存空间"被占，为自救，就中断了下肢运动神经的信息运行，于是下肢萎软，不能行走。但是信息系统既然让某些信息进入"休眠"状态，以节约"空间"和"能量"，也仍会留下"联络点"，以便于使用时的唤醒，这就是她的脊椎压痛点灸后即能行走的原因。

三、整体（生命）信息与局部（躯体）信息

如果从生命的角度来看待症状，任何症状所反映的信息都是整体信息；如果从躯体的角度来看待症状，任何症状所反映的都是局部信息。例如一孩子发热，如果没其他症状而去看西医，西医一检查，发现咽喉红肿，就会说这是扁桃体发炎。这种判断方法就是把整体所发生的症状，看作仅仅是因为扁桃体发炎而产生的，治疗方法就是针对扁桃体的消炎。问题在于不管用药或手术切除，必须面向整体。手术切除，使人这个整体少了一块扁桃体；用药物，也是会走遍全身才能起消炎的作用。这就是西方医学治疗与生命全息性不可调和的矛盾，其所导致的结果是病人没有因治疗而受益，反而受到损害。

躯体只是人体生命的一个物质依附。在躯体上的病灶只是反映了躯体的一部分，根本不能代表生命。因此，专科医生以其专业技能行医，头痛医头，脚痛医脚，经常会损害生命就不足为奇了。

娄绍昆治一妇女不孕，西医检查认为，卵泡期短，黄体不健，所以不孕，于是使用雌性激素，但无效。某医以补肾论治，仍无效。绍昆认为，患者形体消瘦，神疲乏力，肤色苍白，多年来自觉恶风自汗，微微发热，但体温正常，脉浮濡而略数，舌淡红、苔薄白腻，腹诊无特殊。绍昆作太阳中风治疗，用桂枝汤发汗后，守原方加减数次，没多久，该女就怀孕了。[1]不孕症用发散风寒的方法进行治疗，读者也许会大叫奇怪，还一定会有人认为文不对题。其实这对中医来说，是极普通的。因为生命是一个整体，它的疾病表现是整体性的。这种治病方法告诉我们，做医生治病，要通过诊察以获得整体（生命）信息为依据，才能知道病机在哪里，才能正确处方用药。

上述的病例，西医用雌性激素，中医用补肾药（中医西医化的医疗方法），

---

1 娄绍昆：《六经辨证治疗不孕症》，刊载于第4次世界妇女大会《中医妇科与临床》，中医古籍出版社，1995年版。

他们都是依据"卵泡期短，黄体不健"这种局部信息，疏忽了患者微觉发热、自汗恶风的整体症状，因而治疗没有成功。为什么中医临床要通过四诊？是因为要从四诊中获得整体疾病的信息，做出正确的判断。因为患者恶风、微热等症状都是整体性的。生命需要"安定"（即稳态），不能有"动乱"，才能使信息正常运行。只有信息正常运行，才能正常怀孕。

我的妹夫叶剑恩原是中学教师，退休后喜好养鸟，一天在翠微山挂鸟笼，从坎上踏空摔了下来，昏不知人，抬到温州市第三医院抢救，治了一个月，小便癃闭。医生给插导尿管，没几天便发炎。医生乏策，只得改为针刺膀胱导尿。妹妹要我出诊。我见他大热天仍盖着棉被，说自己从颈至脚，冷不可挡。我给处阳和汤，改鹿角胶为血茸，加别直参，其寒冷感逐日下退。服了一个月，排尿恢复正常。此症是生命表现的极度阳虚，因而发生癃闭。西医一定认为这是膀胱括约肌的功能问题。如单以兴奋膀胱括约肌的功能来治，即使有这样的药物（现在还没有这种药），也不一定能治得好。原因就在于癃闭的产生是整体功能失调，单一地根据病灶判断用药，是会出问题的。何以证明？我可以以中医的一病多方来佐证。为什么说一病多方能证明用一种以病灶来判定治疗的药物有治不好的可能呢？这很简单。癃闭只是所患疾病的表现，而不是原因。笔者治另一个25岁的男性癃闭患者，其起因为发热，医生为其处麻黄汤后，他自己还吃了一片安乃近，于是大汗淋漓。汗后微热不解，仍恶风微汗出，少腹胀满，癃闭，我处五苓散，发汗，热退而小便即利。

根据整体（生命）信息才能掌握病机。局部病灶是指只知道躯体上一部分的症状，就易犯知其一点、不及其源的错误。治病以病名为依据，只听到病名就给处方，就是使用局部信息治病的方法。以病名、病灶治病处方，有它的好处，就是学习方便，处理简单。然而治病是为了病人，不是为了医生。只知道疾病的局部信息，有得效的，但更多的是无效。前面所说的不孕症病例，西医认为病在卵巢的产卵功能，所以用补充雌性激素的方法，这种方法就是根据局部的信息而来的。如果患者体内激素已够，再补不仅治不好，还可能发生内分泌紊乱。中医则根据整体信息认为：机体因外感，为了自我维护，组织抵抗，暂时顾不得生育。医生采用桂枝汤甘温助阳，先治外感。好比一个国家，受到了外来的侵略，民兵也被组织起来赶赴前线与敌人作战，田地只得暂时抛荒。医生的任务是首先帮助患者抵抗外来的侵略，待打败敌人后，让民兵们回家，抛荒的田地自可重新耕种。这就是整体信息会显示整体的需要，治疗才会见效；只顾局部信息，犯了因小失大的错误，治疗就不能见效。

西医确定病灶治病，例如胃病治胃，肺病治肺。这样治病就会误导医生偏重局部信息，忽略整体的生命信息。当然，疾病是某种生理现象的不正常，西医把它叫作病理现象。例如本来正常的体温是 37℃，现在是 38℃ 了，当然是不正常了；本来吃东西是不会呕吐的，现在把吃进去的东西吐出来了……治疗的方法自然是纠正这些不正常的现象：发热的用退热药，呕吐的用镇呕药，等等。然而这种简单的想法和做法忽略了一个基本道理，即生命为自我维护，它需要这些所谓的"病理活动"。例如外来的微生物侵犯人体，生命发现了这些异性蛋白后，就采用发热的方法来对抗。如果医生认为发热是病理，采用退热的方法，这等于帮了来侵犯的微生物的忙。假设人们吃了不洁的东西，为了自我维护，生命就组织了呕吐活动。而医生用了镇呕的药物，那么坏东西就赖在肚子里没办法排出来了。我在热天发现一些中暑者常有恶心呕吐的，西医给他们服用吗叮淋健胃镇呕，结果就易变出很难治的病症。而中医治疗就是给患者喝阴阳水（一半开水，一半冷水称为阴阳水），帮助患者呕出秽物。吃了不洁的东西，就应该排出去，这才是合理的处理方法。医生的任务是解毒、排毒，不应该采用压制、不让呕吐的办法。我们通过病人所表现出来的症状来治病，必须知道，这些症状既是病理现象，也是生理现象，归根结底是生理抗病现象。

中医之所以必须要四诊结合，都是为了能获得整体（生命）信息，以整体信息为治病的依据。我的外甥女在武汉同济医学院计生所任技师，四年来月经一直不正常。每次行经，经量甚多，都要十余天。经后头晕，血色素只有 4.5 克。我大姐是该大学的流行病学教授，她求治于学校里的一些中医教授，都没有效果。我看他们所处的药方，用的都是止血、补气的方法。这些方法与西医的那种纠正病理的方法类似，血虚当然也会导致更严重的出血。一次，姐姐带女儿来温州，要我一治。我看她脸色苍白无华，大便溏薄，日一两次，纳不喜寒凉，形寒怕冷，是脾胃虚寒之故，因血藏于肝。《黄帝内经》说"见肝之病，当先实脾"，我给她处理中汤五剂（实脾）。服后，她觉得十分舒服。守原方服数月，其病尽去。两年后我去武汉，她的血色素已升至9克。原来他们的中医疏漏了大便溏这个信息，以出血为治疗的主要信息，使用补气止血才导致治疗无效。

娄绍昆在《六经辨证治疗不孕症》一文中，不仅告诉我们治病要把握病机，还要把握整体信息。笔者曾治一青年男子，夜睡突发腰痛，叩击痛，按压不痛。我诊为输尿管结石，嘱做B超，果然相符。但他饮入即吐，属五苓散证，就给处五苓散。服后腰痛即愈，B超证明，结石消失。我的朋友林鸿津，其表弟患尿频兼高血压症，他知道表弟肾阳素虚，就用缩泉丸加减——益智仁、台乌药、桑螵蛸、山萸肉，这里没有降压的药物，他表弟不仅尿频被治愈，连高血压也消失了。一般的人都以为既然是高血压，为什么不用带有降压作用的药物？从生命内在的原因来分析，因为肾阳虚弱，清气不能上潮，血压升高有可能是一种代偿性的生理作用，单用降压为治标之举，温补肾阳才是治本之作。

我大姐年轻时就好活动，唱歌跳舞样样精通，漂亮又聪明。后来考上浙江医科大学，毕业后分配到武汉，在同济医学院当了流行病学教授。退休后身体素质好，在老年活动中心是个积极分子，唱歌跳舞不断。老年人思想要年轻化，这当然是件好事。但是也应该知道毕竟与青年人不同了，娱乐固然需要，也不能太过。中医讲中庸之道，认为连高兴也不能太过。大姐做了一辈子的医学教授，并不懂这样的道理。她也不懂载负她这个生命的身体，就像是一只"时间之舟"，一个将近80岁的人，快要完成人生的历史使命了。这"时间之舟"已经破旧，不再像年轻人那样可以随意磕磕碰碰的了。

一日，我的外甥女打电话来，说她母亲子宫下垂脱出，上医院做了手术，把子宫拿掉了。岂知手术后小便不通，已经半个月了，医院的医生只知道使用导尿管，然而导尿管插几天就必须拿掉，否则就会发炎。但是，小便却不可能忍上一天的。而且，为了防止导尿发炎，每天必须注射消炎药。如果长期使用，就对肝肾功能造成损害，也会影响排尿的能力。

　　生命既然是时间之舟，已经"开"到晚年了，哪能与青年人一样唱唱跳跳呢？老年人必须根据自己的年龄来保健，唱跳太过，会导致中气下陷，子宫下垂是中气下陷的一种表现、一种证明。此时，只要服补中益气丸或升陷汤，就可马上见效。而作为医学教授，却缺乏这一常识。过去，我也常传送一些文章给她看，后来我的外甥女告诉我，她说自己太忙，没时间，我当然没有了积极性。她如果不那么忙于唱歌跳舞，而是抽一点时间，看我写的《治病的常识》，就不至于如此"乱投医"把子宫拿掉，导致小便不通，受苦不说，还会影响寿命。因为人体这台机器，用了七八十年，虽然旧了，活力差了，但只要还完整，各种零部件还配合有序，必然还有一段时间耐受管用。如果觉得某部件不好，即使只是一个螺丝或螺母拆下来丢掉，也会很快影响整体的使用寿命。

　　大姐以为子宫反正是没用的东西了，拿掉就是了（事实当然是医师的决定，但患者是决定执行的关键，如果患者拒绝切除，医师自然毫无办法）。她却不知道生命是一个整体，拿掉不仅不能根治，还会影响整体功能。子宫切除后，中气下陷仍在，病传给膀胱，膀胱括约肌控制失灵，小便就潴瘤膀胱，尿不出来了。我给她处升陷汤加五苓散，服3帖后，抽出导尿管，就能自动排尿了。很多人不知道生命与身体是两个不同的概念：身体是物质性的，生命是非物质性的。现在有好多人还认为生命是物质的呢！人活着，是生命在身体里；人死了，是生命离开了身体。保健就是保非物质生命的健，生命依附于身体，所以维护生命的完整，就必须维护身体的完整，不能以为切除了身体上的病灶，就能除掉病根。

　　中医辨证论治的退热方法，其科学性远胜西医。中医根据每个个体发热情况的不同，使用不同的退热方法。如按《伤寒论》六经辨证：热在表的（亦即有表证的——恶寒或恶风），用解表方剂；热在半表半里的用和解剂。热在里的，如热在气分用白虎汤，如果有气虚现象，就可用白虎加人参汤；如有"胃家实"的大便秘结，可用白虎承气汤。承气的三个汤方是很要紧的，因为高热会导致血液中的水分迅速从体表挥发，高热又会使肠胃吸收亢进，而使供水不足，大便就容易秘结。肠道中的粪便毒素被肠壁吸收，毒素也会刺激生命提高代谢能力，体温就无法下降。由于患病的人发病的条件都不一样，表现出来的"胃家实"也不一样，中医的通下方法就不一样——温下、寒下、峻下、润下。1961年，我的嫂嫂患脑膜炎，我闻讯去看望。她住院已经三天，高热不退，口极渴，每天饮开水三四热水瓶。我问大便如何，护士说每天都有，而且有好多次。这样的高热，岂能每天都有大便，而且有好多次，还是稀的？我认为这正是吴鞠通所说的"热结旁流"的主症，给处白虎人参加增液承气汤。上午九时服药，下午三时大下，晚上就退了热。得了脑膜炎，西医单考虑如何消退脑膜的炎症而热不退；中医根据整体信息——热结在里，急下存阴，就退了热。

中医治病以病人的自觉症状为主，因为自觉症状带来的就是生命整体信息。自觉不舒服，就是生命为自我维护而觉到了内部的不平衡，所以通过调整平衡来消除自觉症状就是实现平衡。病人测出血压升高，没有自觉症状，是不应该予以药物治疗的。因为这表明生命没有这个需求。一位八十多岁的老年妇女，每天都在山上晨练，平时没有量血压。某天路过一诊所，见免费量血压的牌子就进去量了一次。医生说她血压过高，必须服降压药。该妇女就遵照医嘱，买了降压药回家。第二天又路过该诊所，她很高兴地跟医生说，我的血压已经下降了，但她还没有走下该诊所的台阶，就中风倒地，因脑缺氧而死亡。现在人们害怕高血压会中风，其实血压低也会中风。老年人因血液太黏稠，生命就会提高血压防止脑血栓，本来是很正常的。医生根据通常规定的血压平均数给她降压药，犯了一个错误：忽略她个人的自觉症状。人对血压有一定的容忍度，超过这个容忍度，就会出现头晕等自觉症状，才可予以降压治疗。80岁的老人，已经习惯一定的血压升高，并无自觉不舒服，医生就不应该用药。现在医生的降压使她的脑血流减速，血液中的血块在脑里造成栓塞，导致悲剧发生。在一般情况下，生命可以容忍一定的血压升高，习惯了之后对原来认为的"正常"反而不适应了。

第五章

人体生命结构图解

古人不说"生命"但说"生"，认为宇宙万物有生，而且生生不息，而把有灵有性的有性繁殖的生命称为"性命"。在中国古代，对人体生命是有过许多精辟见解的。《淮南子·原道训》指出："形者，生之舍也；气者，生之充也；神者，生之制也。一失位，三者俱伤。"生命是由三部分组成的：曰形；曰气；曰神。"形"指的是"身体"，"身体"是生命"居住"的"房舍"。神者，生之制。"制"，制约者或掌权者之义，即生命的"领导"——意识系统。气者"生之充"，"充"指的是"充实"或"被使用"的意思，亦即本能系统。也就是说，生命信息有两重系统，意识系统和本能系统，它们不可分地"居住"并体现在躯体系统里。躯体就包括四肢、躯干、器官等全身所有的硬件部分。

《淮南子》所说的"性命"，只说人的生命，不是泛指所有（包括细菌、病毒）的生命。本节说的生命，是泛指的。如果用于医学，则是指人。在现代，很多人分不清生命与身体的原因，在于只看到身体与生命的相互依附性和不可分性，却完全忽视了生命的独立性和主导性。像电脑，软件必须依附于硬件才能得到显现和应用。但软件毕竟是有其独立性的东西。我们虽然不可能把生命从身体上分离出去，但我们可以发挥原生态循象辨证思维[1]，把生命信息还原到整个生态时空里，否则我们就无法理解生命的出生、成长、壮大、衰老和死亡这一过程。

关于形、气、神三者的关系，应该说神是第一位的，气是第二位的，形是第三位的。神和气都是非物质的信息，也是统一体，具有不可分性，也同时具有独立性。神是在气的基础上产生的，"神"是指意识系统，具有可自

1.本文所说的辨证思维并非流行的形而下辨证逻辑思维方法，乃特指中医学的思维方法——循象辨证的形而上全息思维方法。——作者注

控性；"气"是指本能系统，具有自组织性；"形"则指躯体系统。"神"和"气"合而成为非物质的"生命"。人与其他动物的不同，在于人的意识系统是高级发达的、具有可自控性的系统。意识系统是生命的指挥部，吓死、生病，都与它有关。西方之所以搞双盲实验，就是为了避免意识的参与；西方的治疗之所以无效也是因为它想排除意识的参与。但是，疾病既然已经存在，就不可能排除意识对疾病所产生的好转或恶化的作用。因为，人是不能没有意识而存在的。人的优势价值，在于其有一个完善的意识系统。植物人之所以失去优势价值，是因为其意识系统已不能发挥作用了。

我认为，"神"是在"气"的基础上产生的。这个"基础"只是指先天的、与生俱来的基础。之所以每个人各不一样，则是因为后天的环境。邹纪平把它称为"生命境"。我觉得，邹先生补充了我的不足，就是这个"生命境"的新概念。当然，他说的"生命境"还包括了先天的"生命境"。这才是个体特异性产生的根源。现代科学实体微分意识对我们全息性的整体思维似乎总是冲击不休的，拉着后腿永远不放似的。生命医学的研究还有很多事要做，我认为其中最重要的是研究者必须是个中医医疗实践家。

一、人体生命结构

我这里说的生命结构不是人体解剖结构。人的尸体就是没有了生命的躯体，因此，解剖尸体无法理解生命的奥秘。解剖学所提供的只是躯体的物质组织结构。它根本无法让人们了解人体生命的信息系统（包括本能系统和意识系统）。就好比电脑运行因病毒而死机，把它打开，被解剖的只是硬件，由于它的运行已经停止，在一台不能运行的电脑里，既弄不清电脑运行的道理，也找不到导致死机的病毒。也许，因为病毒作祟，导致某些硬件也出了毛病，例如某个二极管或三极管被烧坏了。这时候，也别以为已经找到死机的原因了。即使换一个零件，也同样会被烧坏。这就好比电线短路，还没有找出短路的原因，别以为只要换一条保险丝就能解决问题。头脑里只有躯体没有生命概念，根本追究不到那真正的祸首。

以解剖学为基础的西医学，对疾病的认知局限在想从看得见、摸得着、可度量的躯体上寻找和治疗疾病，而忽略了看不见、摸不着、不能度量的信息系统。在信息系统之中，有一个自动生成、自主运行的本能系统，还有一个核心结构：意识系统，它是生命的指挥中心。人的生命与其他生物的生命之所以不同，就是因为有着这么一个生成智慧的意识系统。这两个系统才是生命的根本。它们被忽略的结果，就是现代医学面临无数综合征而束手无策的困境。

我现在提出人体生命结构这个概念，有很多人说不理解：人体生命哪会有什么结构？

作为人的生命，必然需要三个系统：躯体系统、本能系统和意识系统。躯体系统具有物质性，作为生命的依附，生命以它来显示，可以度量，可以说是生命的硬件部分；信息系统包括本能系统和意识系统，是非物质的软件部分，不能度量，看不见、摸不着，谁也说不出它们是个什么东西。然而疾病却偏偏出在它们的身上，因它们的运行障碍而生成。因为没有了生命的躯体是不会生病的。它不会感冒，也不能生癌。

没有意识和本能的躯体，就没有生命，就是尸体；本能尚存，没有意识，就像医院里的植物人——信息系统仍然还在，还能吸收营养，维持细胞和能量的代谢。因为这一切都需要信息系统的运行，是自组织的；没有信息系统为基础的意识系统，无法单独存在。意识系统只是信息运行的高级层次。在自然界，凡是生物都有生命，但不一定都有意识；即使有一点点，也未形成系统，不能指挥它的信息系统，因此，对它的生命信息系统影响极少。对人来说，在很多情况下，意识系统是作为信息运行活动的"指挥"。例如：意识感觉要吃点东西，信息系统就输送唾液，用来滋润咽喉、食道，送食物入胃；意识感觉需要性的发泄，就会影响性器官的活动，产生强烈的性要求。

本能系统是生命的根本，也是躯体系统与意识系统的基础环节。在战场上，意识系统像指挥部，本能系统像通信系统和各种各样的传令兵，躯体系统则是执行命令的战斗员。计算机的生命在于操作平台的活动，即信息系统的活动。

计算机的意识系统就像其工作系统，如打字员的工作系统是输入法加编辑、排版，以及输出/入等系统；会计师的工作系统是整套的会计工作软件等。

一个人想从高处把一件重东西拿下来，他举起了他的手，闭住气，直到将东西放到地上，才恢复正常的呼吸。在这个过程中，躯体作为工具在工作，指挥躯体工作的是意识系统，而使手臂呈现反应性的紧张、充血，才能把这件重东西拿下来的是本能系统。一个中风病人半瘫的手，为什么拿不起来东西？他的手仍在，他的意识系统也在指挥着手，可是他的基础环节——本能系统出了毛病，上不通意识，下不达躯体了。这里所说的本能活动能力，就是"气"。《黄帝内经》说："气者生之充也。""气"是充实生命、体现生命的活动能力，即主宰信息活动的能力。

人体生命由三个系统组成：一是躯体系统，二是本能系统，三是意识系统。（见图1、图2）这三个系统共同形成的经络系统活动，构成了生命的存在与活动。

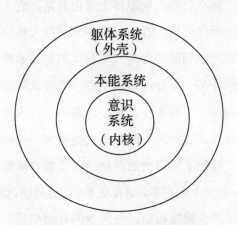

图1　人体生命结构系统示意

图1示意：三个系统共同构成了生命这个大系统，同时它们又相互佐使、相互依存，又相互独立，而且有界线把它们相互分清。躯体就是人的肉体部分，以物质性的结构而存在，作为外壳；但生命表现主要在意识系统的活动，为内核；本能系统则是沟通内外、具有自组织能力的"软物质"，以运动体现其存在。如果躯体没有本能与意识的活动，人就是一个尸体；只有躯体、本能、意识的活动一致，才可称为完整的生命。这里说的"软物质"，是指它

本身就是蕴含能量及其物质生成能力的信息，而绝对不是具体的所谓物质——有重量，有体积，可以越分越小、分之无尽的物质。

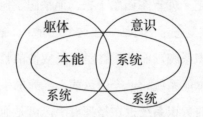

图 2　人体生命结构系统示意

　　图 2 示意：三个系统相互穿插，连接在一起，具有不可分性。从以上的人体生命结构中可以看出，人体只是包裹和体现生命的外壳，信息与意识则是生命的内核。解剖学可以认识人体的硬件结构，却不能认识生命中的许多软件疾病。认识疾病是医学的一种手段，治疗疾病却是医学的目的。大多数疾病刚开始的时候，都不会在人的躯体上显出异常，它主要表现在信息运行之中。这种情况中医叫作气机运行不畅，不是解剖人体就能看到的，更不是凭借硬件仪器就可以观察到的，而是只能被人的意识系统感觉到的。信息运行障碍了，影响躯体某一部分细胞的生存，才可从解剖中看出来。例如一妇女来求治，诉说胸闷，上呃不止，纳少，苔薄白，大便正常。中医知道这是肝气不舒，然而她先去看西医，医生说这是胃病，先做胃镜检查。查后说是得了浅表性胃炎，给配了治胃炎的药物。但患者自从做了胃镜检查，加上服了治胃炎的药后，自觉上呃更多，纳食更差了。这说明这种检查带有创伤性，不仅无助于治疗，反而会增重病情，与医学的目的相反。我给她处了柴胡疏肝饮加参术姜枣，并告诉她气恼时不能闷着，要发泄或者要想得开，三天后，症状全部消失而康复。医生治病，不能只在药方上做文章，更重要的是理解生命的结构，要做意识系统的文章。这样做才符合生命的规律，达成医学的目的。

　　西医学传入我国后，有人就利用解剖学来攻击中医。他们认为："传统中医学在伦理观念的制约下，漠视解剖学，以致对某些生理的了解几乎阙如。清代王清任突破旧学的桎梏，致力研究解剖学，著成《医林改错》二卷。然而，王清任的学说不但不能流行，且被责为诋毁经文、标新立异，他本人被视为医界之杨墨，甚至有人讥讽他是'骸骨中学医'。王清任改革传统医学的勇气和理想被传统观念所湮没，这不仅仅是他个人的悲剧，也是中国医界的悲剧。因为没有解剖学做基础，传统医学无法解决认识人体和治疗人体的若干问题。"[1]我倒是以为，中国医界的悲剧在于有一些文化人，他们不理解中医而乱言中医，乱下断语。怪不得王康说中国的文化界，即使是出了大名的人，由于受传统文化的影响，几乎全是"类小孩"，看问题不像个大人，过于偏激，缺乏严谨的逻辑思考能力。像胡适、鲁迅都有这样的"小孩"病，他们并不知道自己在不自觉地毁灭自己民族中最好的东西。我认为对这些值得尊敬的人，相信也应该有个限度——相信他们的为人精神，而不是相信他们的每一句话，因为任何人都有认识的局限性。

王清任的说法不能被中医界所接受，与中医在古代就与尸体解剖分道扬镳是一样的。古代人不是不知道解剖尸体，而是认为不需要这么做。解剖尸体能知道五脏功能相互之间的生克关系吗？能知道生命与自然、环境、生理、心理相互之间的关系吗？显然不能。先人之所以放弃尸体解剖，是为了维护他们形而上的理论，避免形而下的干扰。这是一个方向的问题，向东走的人，不能兼顾向西边走。鱼与熊掌不可兼得也。

西医以解剖学为基础。这样做固然可操作，但却掩盖了认识生命的眼睛。中医从认识生命的活动入手，只能依靠信息沟通和理论验证来推导。经过几千年，于是《素问》和《灵枢》著成了。生命的本能系统和意识系统只是一种运行程序，不是实体，只能通过观察、归纳和推理而得出理性的结论。中医直接从生命与大自然的关系里探索疾病产生和变化的原理，与西医走的是完全相反的途径。

当然，解剖学补充了中医医学的不足，但这不是主流。因为医学是为了健康，为了治疗，为了挽救生命。人们因肢体的损伤影响生命的存在，必须以外科手术来拯救的，解剖学能起到作用。但必须知道，这种作用是以技术

---

1. 冯天瑜、周积明：《中国文化的奥秘》，湖北人民出版社，1986 年版。

性见强的，其医学性极弱。因此，这样做往往会对生命造成危害。

二、躯体与生命

一患者姓朱，62岁，男性，说左眼痛胀，已去医院眼科看过，专家说，仪器测定眼压高，这是患青光眼，视神经阻塞，必须切除三条视神经。朱先生说，这不是把眼睛弄瞎了吗？他决定来看中医，问我："能不能治青光眼？"我说："不能！"再问："为什么？"我说："中医治生命生病，不能治身体生病。青光眼在西医中是指眼睛部位的眼压高，发生了痛胀，要用手术切除。这种方法叫作治身体病灶。中医不治眼睛，只治生命感觉的痛和胀，所以不是治青光眼。"他笑着说："我只要治痛和胀，不治青光眼好了。"服药四帖后，痛胀消失，从楼上看楼下都很清楚了。一妇女，65岁，左眼患青光眼，已因手术失掉整个眼球，家属说她术后觉得毁了容，患了忧郁症，近因右眼又发痛胀，闻朱先生的青光眼治好的消息后，便来找我，我按开给朱先生的方子改了一下，服药五帖后，也痊愈了。巧的是，2010年在温州中医骨干培训班给学员们上课，我讲治青光眼的经过。恰好有一位学员的母亲住温州一医院做白内障手术，不巧在住院时发青光眼，来电话说，能不能给她抓几帖治青光眼的中药。我也按给朱先生的方子，给她抓了三帖，服后，痊愈了。现在许多患者都喜欢先去看专科，以为只有专科能治，实际是错误的。事实专科医生只是在身体某方面做手术较内行的技工，不会为患者全面考虑。我现将此方载于后，希望读者遇有青光眼患者时，千万劝他别做手术，先服此方试试。

当归12g 白芍12g 生地30g 川芎9g 桃仁9g 红花9g 铁菱角30g 牛膝20g 泽泻30g 茯苓30g 决明子30g 木贼草12g

读者可以想想，什么是生命生病，什么是身体病灶。

躯体，摸得着，看得见，可度量；生命，看不见，摸不着，不能度量。人类的活着与其他生物的活着不一样，是因为作为人，在信息系统这个层面之上，还同时存在着一个高级的意识系统，是决定生命的价值之所在。这个系统就使得人的生命与其他生物的生命，显示出完全的不同。如果说其他生物生命的健康，是由它们的本能信息系统来决定的；那么人却更多的是由他们的意识系统来决定的。因此，人的生命包含着本能和意识两个相辅相成的信息系统。躯体则是包装和显示生命的物质外壳。

人的躯体就像电脑的硬件，而人的本能信息系统就像操作系统，人的意识信息系统则像工作系统，信息系统是软件。也就是说躯体是硬件，是生命的物质依附；生命是软件，是人活着的依据。生命依躯体而存在，躯体亦因生命的活动而不致朽烂。如果躯体失去生命，就会很快腐烂，一段时间后便会消失。因此，活着是生命与躯体相互依存，死亡是生命与躯体相互消失。生命借助躯体而现形，躯体同样借助生命的存在而存在。因此，生命在躯体里存在，不因生病而离开，必然有强大的对付疾病的能力。

电脑只有给硬件装上操作系统和工作系统，才是一个有用的电脑，才能像生命一样运转和工作。硬件、操作系统、工作系统在一起才可以开机工作，才有它的价值。大多数电脑病毒侵犯操作系统，破坏工作文件而不会侵犯电脑硬件。主机开不起来，硬件里找不到征象，就像人生了病，躯体上找不到病灶一样。有的计算机病毒在损害操作系统的同时，导致电脑短路，烧坏某些硬件，使计算机不能运行。这好比人体的某些疾病，虽开始于信息系统而后也会引起躯体损害，但躯体的毛病不是原因而是结果。例如妇女月经信息运行不畅，排瘀功能受阻导致子宫肌瘤产生。而后再由于子宫肌瘤，影响月经的排泄控制能力。由于病毒无法处理，或者病毒本身就具有破坏计算机的硬件的能力，比如某个电容的二极管被烧坏了，电路短路，计算机运行不起来，就必须置换这个硬件，但也必须同时驱除操作系统中的病毒。如果以为置换了硬件就万事大吉，那真是愚不可及。因为病毒仍在，照样会使硬件烧坏。有许多人都以为，只要切除身体上的病灶就能根治疾患，这同样是愚蠢的想法。因为在人的一生中，所碰到的绝大多数疾病不在硬件（躯体）上，而是在信息系统中。人体的信息系统当然远比计算机要复杂和严密，而且具有强大而复杂的自我康复能力。如果缺乏这种能力，任何高明的医生也无能为力。

生命与躯体既是一致的，又是独立的，就好比房子与住客。如果房子破漏，住客居住不舒服，就应该修理房子。修理房子的前提是住客的安全；住客有病，要医治的是住客，与房子无关。如果在房子上找不出发病的原因，医生就不应该将房子东挖西撬，房顶弄破了挡不住风雨，墙窗弄破了挡不住盗贼，住客就无法安全住下去。房子破漏，住客离开，就像生命离开了躯体，死亡必然来临。所以无论做什么外科手术，或者诸如化疗、激光照射等有害身体健康的治疗，包括损害人体精神的检查，例如胃镜、肠镜、一切内窥镜等，都必须慎重考虑。我朋友的妻子，在大前年发现是胆癌，血液检查各种指标都很高，碱性磷酸酶接近 1500 单位，谷酰转肽酶达 1000 单位，上海的医生告诉她儿子："胆癌肝转移，无药可治了。"我告诉她家属，首先要思想放松。如果有症状就用中草药辨证论治，迄今三年了，一直很平稳。前些日子，她儿子要弄清到底是什么病，用了内窥镜，结论是胆癌转移（与第一次诊断一样）。因为内窥检查的折腾，病人精神损耗过多，出院后就经常卧床了，消瘦很快，现亡故了。

精神体现生命，因此一些损害精神的检查，就是对生命的伤害。从临床来看，病人来了，先看精神，不管什么病，只要精神还好，就不会有危险，即使检查出来，说这个病如何严重也不要紧；假如精神不行，医生就得谨慎小心。我的孙子，中痧气头痛发热，挑针放痧后，头痛消除，以后服了一服中药，女儿来电话问："为什么体温升高了？"我问："精神感觉如何？"她说："精神好得多了。"我说："马上要开始退烧了。"半天后，热退。把体温高低视为疾病的轻重，是现在许多人认识上的一大误区。疾病进退的唯一标尺是精神。所以一些有害精神的检查，千万三思而后行。年轻人的精神损耗了，有恢复的能力，老年人就不行了。我看过很多老年人生了病，本来精神还好，做了几次检查后，精神就瘫了下来，本来还有药可治的，却变成了没办法治的病人。

有些检查项目，使人痛苦得难以承受，待检查完毕，精神已无法支撑。精神的磨损就是生命的损耗，这是医学的不幸和失败。前苏联医学家亚努什克维丘斯评述说："首先不使病人受害的原则从来没有遭受到像现在这样的危险，起初是成就，但很快就转为失败。"为什么这样说？是因为现在的许多诊断仪器都带有创伤性，很容易对病人造成伤害。现在的一些医生，只为自己能说出病名，不愿意遵守"首先不使病人受害的原则"，动辄就给病人开一大沓检验单。有些病人待检查完毕，就奄奄一息，无法救治了。尤其是老年病人，许多创伤性的检查，除了给他们带来生理上的伤害之外，还有心理上的伤害，这都会成为他们致死的原因。医学本应该教育医生："没有治不好的病，只有没本领的医生。"可是现代医学却向病人们宣布了许多不治之症。因此，许多人不是死于他所患的病，而是死于来自医生的心理恐怖。

我可以这么告诉患者：西医对治内科疾病，因为他们在医学院里学习，只知躯体的知识，只学微生物的知识，从来没有生命的概念。但所有的内科疾病，都是生命生病，而不是身体生病，因为身体根本就生不了病。因其对生命一无所知，对疾病当然也一无所知。现在他们治病的方法，从 20 世纪初开始，都是建立在假说上的。这些假说，经一个世纪的实践，都落了空。美国的罗斯先生写了一本书叫《现代医疗批判》，把这种假说落空的现象说成是"屡战屡败"，可谓"倒霉透顶"。这才是西方医生罢工，死亡率降低的真正原因。

我还告诉这位女性患者：许多相信西方医学的癌症患者，因为过度治疗都死了；许多不相信西方医学的癌症患者，因为不治疗却活了下来。道理何在？就在于不相信，不相信患癌症会死亡，这是最重要的。你现在年仅 30 岁，是生命力的巅峰时期，没有治不好的病。我花了一个多小时与患者讲这些话，目的就在于使患者树立起正确的对待疾病的态度，使她的意识不受西医错误话语的影响。这一点，在行医临床时是十分重要的，做医生的都必须记住。病人的病，尤其是疑难病，能不能好，并不完全取决于医生的治疗和药物，病人的思想意识、心理因素起着十分重要的作用。如果做医生的认识不到这一点，便不会成为一个好医生。我每次临床，都会见到很多患者，有风湿病、类风湿病、疱疹、各种各样的头痛等，他们这些病对西医内科来说，都是不治之症。正如罗斯说的："头痛、痛风、心脏病、癌症、高血压、关节炎、多发性硬化、骨质疏松、经前综合征、哮喘、感冒、疱疹和艾滋病——这个名单还可以继续开列下去，无论'医学科学'曾做出什么样的声明和承诺，它们至今仍都是不治之症。"据说能表明病名的，已有数万之多，但能治的不到百分之一。不治之症如此之多，这个医学出什么毛病了？我认为，毛病只有一点——对生命缺乏认真的研究。生命不是那简简单单的尸体上的病灶，生病不是简简单单的微生物感染。这两个问题没有弄明白，西医就会永远淹没在不治之症的汪洋大海之中。

内科医生如果不懂解剖学，一点也不要紧，而不懂心理学却是不行的。生命是一个复杂的巨系统。理解生命，头脑里首先要有一个正确的复杂巨系统的概念。系统的意思是指任何一个复杂的问题，其中必然有许多相互制约、相互辅佐的因素，才能形成系统。生命之所以能存在，是因为它形成了一个相互制约、相互辅佐的复杂的信息系统。

形、气、神，即人体和生命。中医认为，由于气与神的寄存，人体才有了生命。《灵枢·天年》："何者为神？岐伯曰：血气已和，营卫已通，五脏已成，神气舍心，魂魄毕具，乃成为人……百岁，五脏皆虚，神气皆去，形骸独居而去矣。"人体形骸如果没有了气、神而"独居"，即没有了生命的躯体而单独存在。所以，气与神是生命的根本。气，即本能信息系统；神，即本文中所说的意识信息系统。躯体与生命的关系，应该说是主体与主导的关系。形是气之基，气是神之基。气主导形，神主导气。用本文的术语来解释：形，指的是躯体；气，指的是本能信息系统；神，指的是意识信息系统。故"得神者昌，失神者亡"，就是指神在生命位置中的主导作用。

三、生命力

"医学，同科学的其他分支一样，对那些类似最近被否定了的错误学说持有特别审慎的态度。医学经过许多年的奋斗才摆脱了活力学说，活力说认为生物体内充满了一种神秘的'生命力'，所以医学一直攻击哪怕并不很清楚的略为相似的东西。"[1]本文所述的"生命力",不同于过去的那种活力学说。因为人与其他生物不同。人的生命力不只在他们的本能信息系统里,更为重要的是在他们的意识信息系统里。

在自然和社会中,有许多存在的东西,都是以结构而存在的。因为只有结构,才能形成一种"力",维持它的存在和发展;只有结构,才可以把一个复杂的概念,以简单的方式加以描述。"生命力"这个概念体现了只要生命存在,就必然存在生命力。生命力是一种自己发展自己的能力,也就是信息运行的动力;也是一种保卫自己的力量,应称为生命的自组织能力,也就是生命力。生命力就是在生命结构中产生的。哲人说:"每一种作用都会引起一种反作用,作用越强,反作用或反应会相对地越大。"生命对付疾病的自组织能力,可以让我们体现生命力。例如,为什么孕妇在产后调养得好,就能够治愈过去存在的慢性顽固性疾病?再如有的人在大病之后,保养得法,就会突然发现自己比过去壮健得多,其中的道理就是因为生命力的反弹。

某医院小儿科收住的婴幼儿细菌性、中毒性痢疾患者死亡率很高,后来一位医师改变了用药方法,将剂量减至原来的1/6,结果发现婴幼儿死亡率降低为原来的1/6。医生们都觉得奇怪,研究结果显示,过去由于用药太重,细菌死亡多了,产生了过多的外毒素,导致婴幼儿神经麻痹而死亡。这种结论是否正确很难说。我认为,离开人的生命本身的研究方法,容易掩盖事物真正的内在规律。可以想得到:用药剂量小了,杀灭的细菌极其有限,它们仍然能很快复制到原来的水平。中医把疾病叫作正邪相搏,正气与邪气打架(不和谐)。任何疾病现象在生命仍然存在的时候,用物理学的原理来说,都是作用力与反作用力的相对平衡。作用力是主动的,反作用力是被动的。所以有许多疾病看起来很凶险,其之所以能一下子就好,是因为作用力越大,其反作用力亦相应增大。犹如两个人扳手,各用50斤力,必然势均力敌,相持

1.〔美〕R.M.尼斯、C.C.威廉斯著,易凡,禹宽平译:《我们为什么生病》,第243页,湖南科学技术出版社,1998年版。

不下。如果因用药或其他方法，给甲方增添 1～2 斤助力，马上就会压倒乙方。上述菌痢，使用常规用量的药虽然只有 1/6，杀灭的细菌很少，但它给予患者生命的帮助，就好比给反作用力添加了一点点外力一样，改变了机体抗病态势，从相持变成了优势，使反作用力大于作用力。于是，疾病就被迅速祛除。这才是婴幼儿死亡率降低的真正原因。生命与疾病的争斗是在动态的平衡之中的，医师的任务是把这种动态平衡改变为生命优势。正如常秉义所说："西医把人体看作机器，而中医则不然，重在强调天人合一，万物一体。即使人体五脏六腑也是一个整体，阴阳五行生克制化系统表现为自组织、自调节的非人为的自洽关系和超稳定系统，这个严密的控制系统确保了人体的动态健康超稳态。当这种超稳态遭到攻击或破坏时，这个五脏系统通过反馈信息迅即组织起新的超稳态。"[1]这即是生命在任何时候都是一个超稳态。当它组织不起这个超稳态的时候，就将面临死亡。"稳态"就是稳定的结构，虽然它是非物质的，但是它同样体现了一种结构力的存在。这种结构力就是生命力。由于西医把人体看为机器，按体重给药，没有把生命的反作用力考虑进去，才会出现上述的高死亡率。这是实践给这种机械式思考的一个教训。"超稳态"的本质，就是作用力与反作用力的对抗实现新的平衡。

生存在微生物的包围圈里，人体生命给自己筑起了一道坚韧的防卫屏障。这道屏障就像一堵有弹性的钢墙。微生物的进犯是作用力，人体所表现的则是生命的反作用力。人体抗病的方式是：有多少作用力就会相应产生多少反作用力，使生命与入侵的微生物处在相对的平衡之中。医生利用药物改变力的平衡，使反作用力稍大于作用力，"战争"的局面就立即改观。最近有研究报道说，小剂量抗生素显然有提高机体非特异性抵抗力的作用，它对于各种损伤、中毒，以及缺氧、放射病都有增强机体抵抗力的效果。这是机体对小剂量抗生素的一种适宜机制，与抗生素的所谓直接杀菌，只有很少的关系。这种作用，在停用抗生素后还能延续较长时间。[2]美国医学博士陈树祯著的《顺

---

1. 常秉义：《周易与中医·前言》，第 3 页，中国友谊出版公司，2002 年版。

2. 见 1964 年国际抗生素学术会议报道。

势疗法》中说到药物经过不断振荡和稀释，然后用来治疗相应的疾病，此法产生了很好的疗效。我想，其原因也可能就是在生命与疾病相持之时，稀释和振荡的目的是使药物分子化，更容易被吸收和利用，同时极大地降低了药物的副作用。药物使疾病的作用力减少，等于加强了生命抗病的反作用力，打破了力的平衡，于是疾病"顺势"痊愈了。中医方剂中的每味药只有几克，溶解度极少，然而却能治愈大病、重病，其原因皆在于此。所以中医用药之中，早就包含了"顺势疗法"的本义。

根据现代科学研究，微生物进犯，异体蛋白会放出毒素危害人体生命安全。而人体生命为了保卫自己，就根据防御的需要，产生各种各样的症状（证状）。这些症状（证状）都是为了维护自己而给入侵者制造的麻烦，如发热、咽喉红肿、咳嗽、呕吐等。入侵者会因为这些麻烦而减少或停止繁殖，生命会因为这些症状（证状）而更加安全。人体一面在抵抗进犯，一面又通过对抗而加深对这种异体蛋白的认识，而后就能生产出相应的抗毒血清，有效地歼灭入侵的微生物。"非典"时期的冠状病毒变体突然袭击，世界上还没有发明出对抗这种病毒的药物，可是根据最后的统计，被感染的患者死亡率只有 6%，94% 的人都痊愈了，这就是上面所说的原因。若要问为什么仍然有 6% 的人死了呢？答案是这样的：有的人身体已经十分衰弱抗不住病，另一些则是医误、药误。

1964 年，我曾在浙江省云和县农村里治疗一个脑膜炎病人。病人开始是发热头痛，后枕强直，恶心呕吐，无汗恶风。这是明显的脑膜炎症状。我给他静脉注射地阿净（SD），肌肉注射青霉素，服用 APC 片。第二天，体温更高，头更痛，大汗出，口渴，不恶风。我认为这是白虎汤证了，就给他开了白虎汤。那时候我还年轻，看病的胆子小，知道此病变化快，害怕出事故害了这个孩子，因此守着不敢离开。中午看他喝药后，每个钟头都给他量体温。见他微微出汗，热随汗渐退，到晚上就退干净了。我觉得很奇怪。脑膜炎用地阿净，是因它能渗透脑膜起消炎作用。炎症减退，需要一段时间。如今使用白虎汤，为什么一天就退热？后来才悟到以上所说的道理。中医中药只要看得准，见效快，就是改变了力的平衡，能使症状（证状）迅速改善。后来我在临床实践中不断发现，许多被认为无法治疗的疾病，使用中药，有的人竟会发生意想不到的效果，都是这个道理。

西医用药与研究问题，如上所说的小儿痢疾，所讲的是细菌的外毒素，没有一点讲到生命自身的作用。而许多疾病之所以能痊愈，主要是靠生命自身的能力。如果人体失去这个能力——生命力，那么最好的药物也无济于事。黑格尔说："对生命体发生影响的东西，都是由生命体独立地决定、改变与改造着的东西。"所以一切离开生命体本身，对疾病做出的研究数据，都可以说尽管是准确的（就躯体而言），但不是正确的（就生命而言）。

西医讲症状，症状即病的表现，这就会忽视生命的主导能动性；中医讲证状，证状是指抗病的表现。中医认为一切证状都是人体自身抵抗疾病的表现。中医治病是依据证状的辨证确定不平衡的原因，体现正气与邪气（疾病）相搏（斗争）时力的状态。这就给我们指明了如何支持和帮助正气，用药或其他治疗手段来打破这种不平衡，使正气获得相对的优势，以压倒邪气，恢复健康。中医只讲"扶正祛邪"。"扶正"就是帮助正气；"祛邪"就是赶走邪气，而不是消灭邪气。因为邪气是消灭不了的。它在窥视着，如果正气衰弱了，它就犯上作乱；正气很旺盛，它就乖乖听话了。所以《黄帝内经》说："正气存内，邪不可干。"

西医把生命自组织的康复能力称为免疫功能，有很大的局限性。免疫系统学说所解释的，只是如何对付外来的入侵者，或者是对躯体内部可见的一些细胞异变的控制，停留在可以看得见的躯体微观物质层次。而面对生命生病的许多现象，我们根本不可能这么简单地解读。以躯体微观物质层次作为认识疾病的基础，是西医自己制造的一个视觉屏障，限制了对生命信息认识的拓展。生命的自我康复能力，看起来似乎是针对外来的微生物，其实更主要的是针对自己内部的机能的不协调而产生的不平衡病态。例如女性的月经来潮，本是信息系统的安排，是很正常的。但有些女性来月经时会发生腹胀痛、呕吐、头痛等症状，行经完毕，所有的症状顿时消失，一切恢复正常。这些女性起病，大多数是因为情志上（即意识系统上）的抑郁或发泄不够，导致月经信息运行不畅。如果她们到妇科检查，很难查出某些妇科方面的毛病，如盆腔炎、附件炎、子宫内膜炎、子宫肌瘤等等。即使有，我们也不需要去纠缠这些炎症，只要针对这些症状，引导它们实现信息平衡就可治愈。单以躯体判断的病名进行治疗，不仅局限极大，还有一定的害处。做医生的，或者作为病人，如果能认识到这个问题，出错的可能性就会明显减少。

四、任何疾病都是可逆的

任何疾病都是可逆的，也就是说，没有必死的病，包括艾滋病和癌症。笔者在这里强调这一点，就是希望患者在面对这些被西医认为的不治之症时，绝不要灰心丧气，应该相信自己一定能痊愈，建立起愈病的坚强信心。只有这样，生命才能战胜疾病。所以不懂解剖学不要紧，但不懂心理学的医生就不能治内科病。现代医学的无能，只得以谎言来掩盖。这就是现代医学有那么多的不治之症的原因。

陈树祯先生说："就现今的科学技术和测量仪器，并没有任何一种可以确定人的死期的方法。所以任意告诉病人的死期是一种毫无科学根据、危言耸听的谎言。"也许做医生的没有告诉病人死期，但他所学习的医学告诉他"晚期癌症必死"，也是医学的错误。被医生诊断为晚期癌症的病人，为什么不仅活着，还活得舒舒服服的，这是什么道理？这是医学的错误。医学被借医学谋利的跨国集团所掌控，才会出现如此世界性的荒唐错误。这些癌症晚期病人有不治而愈的，也有用中医中药治愈的（当然也有其他疗法治愈的）。我把自己治疗癌症的诀窍做了总结，其中最重要的一条是必须让病人明白：癌症是不会死的，说癌症会死是西医医学的病理错误。"癌症必死"是西方制药财团为推销化疗药品、吓唬病人和推卸治死责任的诡计。病人只有放下心理负担，才容易治愈。

劳伦斯·E. 巴德利博士说："观察发现，若医生告诉病人患上了绝症，他们就是在'安排'病人去死。因此有人指控这些医生犯了渎职罪。"事实上，只要生命还有一口气，生存的希望还在，医生就不应该告诉病人得了绝症。

医学家和医生都应该知道，没有治不好的病，只有没本领的医生。只要生命仍在，就没有治不好的病。问题在于医生有没有学会正确帮助生命恢复的方法。现代医学中宣布的很多绝症，在事实面前都被粉碎了：很多癌症、艾滋病病人不治而愈或被中草药治愈，或因气功、自然疗法痊愈；而且不是一个两个，而是一大批。因此，制造这种说法的医学，是心术不正另有所图。

在西医认为不能治愈的疾病中，有一种说法，就是免疫功能减退。凡是碰到这种病，医生就给患者用强的松之类的激素类药物。激素类药物，初用时会觉得似乎产生了一定的效果。但因为人体里各种各样的激素很多，现在还没有办法弄清楚，也许会永远弄不清楚，这就是生命的秘密。这些激素，必须处在一定的平衡状态，人才算健康。然而这是生命力的自然平衡，非外力所能及。以外力增加某种激素，虽然能暂时改善某些症状，但实际上会破坏它们的内在平衡。因而许多患者表面上症状减轻，不死于眼前的这种病了，却会死于另一种病。"非典"的治疗，可以证明这个教训。"SARS 期间，全球病死率为 11%，中国内地为 7%，中国台湾为 27%，中国香港和新加坡均为17%；因中医的介入，中国内地病死率大大低于其他国家和地区。广州由于中医介入最早最深，广州 SARS 死亡率仅为 3.4%。广州中医药大学附属第一医院治疗 48 例 SARS 病人，采用中医疗法治愈，始终未用呼吸机，创造了三个零的奇迹：零死亡、零转院、医护人员零感染。由于大量使用激素等药物，西医治疗的病人患肺部纤维化和骨坏死病的人至少占 1/3 以上，以中医为主治疗的病人至今尚未发现特别的后遗症。"[1]更值得我们探讨的是，为什么中医治疗防护并不严密，医护人员却是零感染？而西医治疗防护很严密，医护人员却感染多、死亡多？原来中医的平衡疗法在病人得病早期就进行治疗，病人能痊愈，因为病轻毒轻，不容易感染；西医要等到病势重到病毒发现，才能进行治疗，而且治法也不科学，病重毒重，感染才会多。

1.《遵循自身发展规律，发挥中医药优势特色的政策研究》，中国科学技术信息研究所，北京谦益和中医药研究院，2008 年 2 月。

　　癌症被宣布为绝症，可是美国的哈克博士的调查报告认为，"那些不治疗者，比治疗者生存的希望更大"。这就是宣布，癌症不治是个彻头彻尾的谎言，同时也说明现代医学对癌症的治疗失败了，许多癌症患者不是死于癌症，而是死于错误的治疗。

第六章

生命信息系统的自组织性

本章的目的是解决一个重大的问题，也就是西医所说的"病理"，例如发热、疼痛、发炎、头痛、呕吐、腹泻等等。这些异于正常生理的现象，西医称为病理现象。这里我要问："这些是病理现象吗？这些病理现象必须加以对抗，予以压制吗？"西医临床治疗的错误就是从这里开始的。不研究生命我们不知道，研究了生命后我们才知道这种说法是完全错误的。错就错在所谓的"病理现象"实即生理现象。也就是说，所谓的"病理现象"，实际上是生理现象——生命抗病的生理现象。现代医学的错误就是主张对抗、压制或消除这些现象。他们认为，消除这些现象就是除去疾病。这才有消炎、退热、止痛、止咳、止泻、镇呕等方法与药物的产生。对抗、压制乃至消除生命抗病的生理现象，其后果就是生命的活动受到压制和摧残。面对这个严重后患，西医们也不得不承认其医源性、药源性疾病的存在，但却一律轻飘飘地叫作"副作用"。

贝塔朗菲说："生命体的本质是：物质过程的自组织性与自我调节。"此话的问题在于：贝塔朗菲先生将生命和身体混淆了。"生命体"实质包含两个概念——生命和身体。因为这个混淆，研究便展不开了，因而解释只能按此照办了。贝氏的错误在于将"生命"和"体"合在一起称为"生命体"。如果生命是一种物质，那么死亡是生命的消失，是不是这种物质亦随着消失？自古至今，几万、几十万代的人的生命死亡，它到哪里去了？谁能追踪得到？《现代汉语词典》关于物质的释义："独立存在于人的意识之外的客观实在。"根据这个定义，那么时间、空间、神仙、上帝就都是物质了。如果说上帝、神仙是因人的意识而产生、存在的，那么语言能否算作物质？如果说语言也是人的意识产生的，那么用语言负载的信息算不算物质？信息算物质已被认可，语言不算物质岂能说得过去？所以，可以这样认为，科学界关于物质的定义大而无当。我认为，信息时代的到来说明，除了物质世界外还存在另一个世界——信息世界。如果说，物质世界是"有"的世界，那么信息世界便是"无"的世界。有无相互依存，才有了人的世界。人的世界是物质与信息并存而且以信息为主导的世界。信息世界中才有自组织性与自我调节，物质世界是找不到它们的。

当精子与卵子结合后，一个新的生命就形成了。这个小生命带着他的信息系统就开始无意识地、自组织地自我运行，自我组织吸收营养，慢慢长大，足月后自然离开母体。而后从幼儿长大成人、衰老以至死亡。这就是一个生命的信息系统自我组织、自我运行的过程。这个过程的始与终，也就是显示一个生命的开始与结束。

生命的形成、出生、成长、衰老，以至死亡，是一种谁也不能阻止的、自组织的自然现象。生命是信息运行的一个过程。例如某人从其生命附着于子宫开始，就带有90年的寿命信息，为维持这90年生命信息的自然运转，它早就设计好各种程序：如碰到微生物的侵犯，就组织发热；如碰到骨折，就必须立即长出新的骨细胞；当食物入胃之后，被消化、吸收，变成营养和粪便，营养随着血液去滋养每一个细胞，粪便会从肠道到肛门排出体外；当生命的信息运行碰到障碍时，就发出疼痛的信号；碰到自己的细胞不成熟或异变，就立即消灭之；如果消灭不了，还会千方百计与之"协商和周旋"……总之，这种在90年生命过程中可能遇到的麻烦，以及解决的方法，这一整套程序密码都已经存储在信息里了。这就是生命强大的自组织的自我康复功能。再如皮肤被利器损伤，出血了，很快就会自然止血。表皮细胞被很快地修复，基本上恢复原来的模样。这种自我康复是生命本能信息系统无意识的、自组织的结果。有了疾病，就必然影响生命的运作，生命就会进行自我调整或自我修复。人每天都要进食，都要吸进大量空气，而这些食物、空气中，必定会夹带很多的有毒物质，生命必然需要对这些东西进行加工改造，或者集中清除，让它们从大便、小便、汗液、唾液中一起排出去。如果清除不了（即动力不足），生命还可以把它们组织成外科病，选择一个最有利的穴位，以穴位腐烂产生的疼痛，激发人体的排毒能力来清除毒素。

读者应该充分理解生命自组织能力的重要意义。生命既然是一个信息运行的过程，那么在这个从小到大、从出生到死亡的过程中，就必然存在一种自组织的活动。这种活动是有序的。而疾病或治疗却都是外来的干预，会破坏这种有序性。如果人体生命的这种有序性受到破坏而不能修复，那么不是成为长期病人，就是死亡的来临。但是受到干预、受到破坏的生命的自组织能力，必然会调动它预先设定的程序进行再调整。这种调整的能力，就是自我康复能力。所以，病人求医、医生用药或治疗方法只有两种可能：一是帮助自我康复能力治好了病；二是损害了自我康复能力把这个病治坏了。

　　一个人生了病，如果这个人已经失去了自组织的抗病能力（即西医所说的免疫能力缺陷，当然这个概念有很大的局限性。它的局限就在于认为没有恢复的希望。这种悲观情绪，影响了他们对治疗研究的努力。而实践恰恰相反，许多被认为免疫缺陷的患者，在一句话、一件事、一种治疗、一种药物或处方发生和使用之后，所有的免疫缺陷指标竟逐渐或突然恢复。这种生命力的反弹之速，使医生瞠目结舌），最有本事的医生、最好的医疗技术、最好的治病药物，都不能救治。这就是说，医师能治好的病，主要是因为病人的生命（即信息系统）具有自组织的抗病能力。医生所做的，只是利用其专业知识、运用医疗手段，帮助病人恢复这种能力。生命的自组织性与自我调节能力不是躯体本身，而是看不见摸不着的信息活动，即信息系统的自组织活动。躯体只是它使用的"工具"。信息系统不停地运行，必然会发生或遭遇许多障碍。为了克服这些障碍，它早就设置好了各种"程序"和应对方法，碰到什么问题，就用什么方法解决。这些现象中绝大多数是我们所未知的，如果我们以为现代医学无所不知，以为现代医疗方法无所不能，以为现代药物无病不治，那就大错特错了，实践结果必然是对生命自组织能力的伤害和摧残。

　　许多外来感染都能不治自愈，说明人体里有着一个组织非常严密的、抵御外来"侵略"的自我保护系统，西医叫它为免疫系统；另一套则可以叫作自我调节系统，即存在于体表、联系着脏腑的经络系统。几乎很多疾病都可以由体表的经络系统来解决。古人发现了这个系统后，总结成《灵枢》一书，使用针、灸、按摩、推拿等方法治疗我们所见到的许许多多的疾病。

　　人们在得病之始，内部的机能就会马上进行自我调整。经络、穴位则是这个调整系统中的一个重要的子系统。有很多疾病都可以利用穴位刺激，通过经络系统调整体内平衡，使疾病得到痊愈。穴位、经络如何起到这种调整的作用？我认为是它存在着一种放大功能。人体不管什么地方出了毛病，即某些系统的运行碰到障碍，机体都会立即做出调整的反应。古代人类之所以能繁衍至今，不因疾病而灭绝，就是因为他们有着强大的体表防卫系统，古人称为卫气，可以用来抵御或治疗各种外来的或内在的疾病。

利用体表强大的自我防卫能力治疗疾病，是中医针灸、外科和各种外治法产生的根据。所以，做中医的临床，必须掌握较多的外治法以适应临床的需要。中医经典《伤寒论》给我们彰显了很多的外治法。明代陈实功的《外科正宗》把疔、疮、痈、疽、疖等体表产生肿块的疾病及其治疗方法说得十分明白，对照它与现代西医治疗体表肿块的理论和方法，我们会发现这里面的差距。这种差距不是先进与落后的比较，而是正确与错误的比较。本节对如何比较的解释省略，因为本节只是论述生命的自组织现象。

自然、社会、生命，是一本我们永远不能完全读懂的书。人生了病会出现证状，而我们曾经非常害怕它们的出现，现在我们才知道，这些现象都是生命的抗病现象，都是我们的朋友而不是我们的敌人。

一、发热

有人一见发热就慌慌张张，赶忙吃退热片，其实这样做是错误的，因为发热是人体生命的一种自我防卫现象。

"炎症高烧是免疫系统的又一种反应。它们可能出现于感染部位，或者全身体温升高。身体的所有重要功能都是由酶的活动带来的，归酶的活动又随着体温升高而大量增多。因此伴随着感染而来的高烧，也是预示着良好的免疫反应。伴随着感染而来的，经常是最靠近感染部位的淋巴结发炎，这表明免疫系统正在试图控制感染部位。"[1] "发烧是人体免疫力清除有害物质的信号,是人体自我改善的表现,是人体免疫系统向侵入人体内的病毒细菌或滞留在人体的毒素发起战争的信号。在高温环境,外源侵入的细菌病毒无法正常复制,从而丧失大量繁殖的能力,这时是人体杀灭这些病毒细菌的最好时机。另外,发烧可以清除滞留在骨骼中的毒素。发烧可以促使人体加快代谢速度,可以将滞留在人体的毒素转变成能量,骨质疏松的病人甚至可以利用发烧的时机,大量补充钙等相关的营养素,可以增加骨质密度,改善骨质疏松的状况。"[2](笔者按:这些话不无错误之处是运用了大量的现代医学的概念来说明发热的原理,但有一点,它所说的原理是与现代医学唱反调的,是打中了现代医学的要害的。)

人这个生物体,在大自然中逐步进化、形成,依大自然而生活、生存,必然要让自己的身体与大自然完全适应。既然大自然充满各种各样的微生物,那么,作为一个高级生物体,人体必须依靠不断的循环代谢,才能完成人生这么一个过程。在这个过程中,人的生命既要与无数的微生物"和平共处",又要不断地排除体内产生的污物对全身循环的阻碍,因此就必须事先设定一些机制,以便遇到问题后能正确处理。发热就是这样一种机制或者可以说是一种方法。这些机制或方法,可以说是人类在发生发展的几亿年的过程中一代一代完善起来的。人与这些微生物理所当然地是非常融洽地在大自然中"和平共处"的。我们的祖先已经将这种"和平共处"的能力遗传给我们了,否则人类怎么能够在这个动辄有无数微生物的空间里繁衍呢?然而现代医学为了替制药公司谋取最大的利润,竟然制造了微生物致病的恐慌,制造发热危险论掩盖其谋利真相。

从病因的角度来看,发热是人体生命对某种微生物的冒犯所采取的防卫性反应。冒犯人体的微生物对人体而言是一种异性蛋白,人体生命是不能容忍它存在的。因此被入侵的身体,马上会自动组织抵抗,发热就是一种最佳

1.《现代医疗批判》,第20页,上海三联书店,2005年版。

2.曾志锋:《医生向左病人向右》,第7页,花城出版社,2007年版。

的选择。因为人体不怕发热，而入侵的微生物却害怕发热。人体高度进化的体温调节中枢，将自己的皮肤散热孔关闭，体温不外泄而引起发热。这种环境，极不利于入侵微生物的繁殖和生存，它们就不得不约束自己，减少或停止繁殖。人体因发热而增加代谢率，把微生物所产生的毒物排出体外。发热又像动员令，让白细胞、巨噬细胞的活动能力增强，跑出去跟"敌人"战斗。医生或病人应该想的是如何维护这种抵抗和消除疾病的能力，而不是乱用药或其他治疗手段来摧毁自己的"长城"。有很多时候，发热不去医治，顺其自然，比勉强退热要好得多。绝大多数发热能自然痊愈，自然痊愈的孩子，你会发现他体能增强，机能旺盛；而吃退热药的孩子，很多人入睡时出汗，脸色苍白，体质减弱。

对于病毒性的感冒发热，西方医生做过实验，服用退热药的与不服退热药的进行比较，结论是服用退热药的比不服用的迟1～2天痊愈，所以乱用退热药并无好处。

研究证明：当蜥蜴被感染时，会选择一个温暖的地方使体温升高2℃左右。如果找不到一个能使体温升高2℃的温暖的地方，则蜥蜴多半会死去。

仔兔不能自己发热，因此一旦患病，它也会找一个暖和的地方去升高它的体温；成年兔能发热，一旦被退热药阻断，也多半会死去。

把因感染而体温上升2℃的大鼠放进一个很热的小室，它会启动降温机制保持那高于正常的2℃；放进凉爽的小室，它便启动保温机制来维持2℃的发热。这个实验说明，为了对抗感染，大鼠把它的体温调高了2℃。

"在本世纪（20世纪）初，居利士·瓦格纳·焦内格的工作，取得了人类发热价值最先驱的证据。他注意到有些梅毒患者在患疟疾之后病情有所好转，根据梅毒在疟疾高发地区比较少见的事实，作为一种治疗手段，便有意使上千名梅毒患者感染疟疾。在那个年代里，梅毒的自然缓解率不到1%，他的这种发热治疗达到了30%的缓解率。这一重大成果，使他获得了1927年的生理医学诺贝尔奖。那个时候，认识发热价值的人要比现在多。"

"有一个研究，报告水痘患儿用扑热息痛之后比用安慰剂的，平均要迟一天才能恢复。另一个研究，56名志愿者为试验退热剂而吸入感冒病毒，一部分人用阿司匹林或扑热息痛，另一部分人用安慰剂。安慰剂组的抗体水平显著地更高些，也较少鼻塞，播散传染性病毒的日程也要短些。"

"华盛顿大学的医学教授丹尼斯·斯蒂文森医师说：'某些情况下对发热病人进行退热治疗，有可能发展为败血症休克。'很可能这是因为阻止发热干扰了机体对感染做出反应的正常机理，其结果可能是严重的甚至是致命的。"

动物和人的发热，都是自我防御机制所产生的抗病反应。当然，如果人体维持 40℃ 体温没有什么不好的话，那么就一直保持 40℃ 好了，何必等到感染之后再发热呢？然而 40℃ 的体温有着不菲的代价，能量消耗增加 20%。更高的发热，有可能引起谵妄，发热会使水分大量消耗，血液浓度增加，流动能力减弱，毒素不容易排出；高温还会造成神经损害和暂时性不育；或许还有惊厥甚至永久性的组织，特别是中枢神经系统的损害等等。所以，只有高热才需要退热。只有少数病人的发热，不属于机体抗病现象这一类型，而是一种消耗性发热，虽然碰到这种发热是不能任其自然的，但很难治疗。还有一种是药物性发热，所幸的是这类发热极少，本章就不涉及了。[1]

发热既然是生命与病原的对抗而产生的，就像敌人来侵犯，我们必须组织防卫或战争一样，要动员人民、组织兵员、准备后勤供应等一系列活动。这些活动既需要物质消耗，还需要停止很多生活用品的生产，以备支持战争的需要，这就会影响人民的某些正常生活。人民就要进行思想动员，发热就是这种动员的行动。任何国家准备战争，都要从自己的实际出发；任何个体生命中的每一个组织或成员，亦只能根据自己的实际情况，想方设法对付来侵犯的微生物。因此，它就会表现出不同的发热症状。中医治发热，基本上不考虑病原的作用，而是考虑生命在抗击疾病时的需要；根据所表现出来的不同的证态病势来考虑和选择治疗的方法，亦即辨证论治。

发热既然是生命的一种自我防卫，从另一个角度来分析，就会有三种可能：一是正当防卫；二是防卫过当；三是防卫能力不足。例如发热恶寒的，

1.《我们为什么生病》，第 28～29 页，湖南科学技术出版社，1998 年版。

属于正当防卫；发热不恶寒的，属于防卫过当；寒热往来的，属于防卫能力不足。总之，不管什么微生物的侵犯，人体如果以发热作为对抗手段的，就会有这三种可能。中医就根据这三种防卫方法，用不同的药方来治疗这些发热，而不是千篇一律地用消炎输液加以对抗和压制。因为千篇一律地对抗和压制不同的发热，身心壮实者可能在损害正气的同时也抑制了病原，其人有损其病向愈，体质虚弱者经不起折腾就不见好，还会使病情加重，有的甚至致命。

二、发炎

别以为发炎是一件坏事，发炎圈住了微生物的扩散，体内炎症病灶也是同样的道理。

体表有了破损，很容易引起发炎，患处红肿，我们叫作感染发炎，即感受和染上了致病的微生物，使之发生炎症。中医对破损发炎赞同西医的治疗方法，即施用西药杀菌消炎，也就是用药物杀死这些附着的微生物，使伤口早日痊愈。在体内也会发现有些地方发生红肿，当然不是因为创伤，而是内部的一种排毒，西医也叫它为炎症，采用药物内服或注射杀菌消炎。这种做法与外用的结果完全不同。因为外用的药物直接对准创口，药物与感染的微生物面对面接触，用量极少，而作用很大。体内的却完全不同。药物通过口服或注射进入体内，是被血液吸收，血液是全身循环的。因此，消炎药物的用量就要增多，即使这发炎地方的细菌被杀死，全身每个好细胞也都会受到污染。而我们全身所含有的好的微生物，比身体里的细胞还多，人的生命的存在，有它们的一份功劳。现在口服或注射消炎药物，它们也会受到杀灭或威胁，导致新的疾病发生，甚至比原来的更严重。这就是现在在社会上所说的抗生素污染。

大部分病人和医生对炎症都没有什么好感，将炎症视为病情恶化的表现。所以一遇到炎症，便消炎药、消炎针双双出击，恨不得立刻消炎退烧，把不舒服的症状去掉。但是，我希望从现在起，我们可以换个角度来看待炎症。

它是人体免疫系统工作的表现，是一种正当的生理反应，是人体的一种防御手段。在外源物质（病毒、细菌、大分子蛋白等）进入人体时，人体免疫系统的各种细胞如 T 细胞、B 细胞、淋巴细胞等便会发动战争，消灭这些入侵者。当然战争的代价之一便是留下一片狼藉的战场，打扫战场时便出现大量的炎症细胞，以帮助清除和吞噬细菌、病毒或受损细胞的残骸，并通过呼吸道、消化道、尿道等黏膜将这些垃圾清除到体外。……人体的炎症过程被中断的话，就等于不让身体倒垃圾，人体必将预留一定的空间来放置这些垃圾，这便是息肉、囊肿、肿瘤的来源之一。[1]

感染是人体致病过程最常见的条件之一。从感冒、肺炎直到霍乱和天花，大多数急性发作的症状都是炎症。……发炎的过程实际上正是发生在"身体内的战争"：身体的防御系统正在攻击和消灭敌对的病原体的危险势力（细菌、病毒、毒素）。[2]

皮肤是保护我们生命不受微生物侵犯的一道十分严密的屏障，所以尽管皮肤外面有着无数的致病微生物，尤其是最容易导致化脓的葡萄球菌，但是人体不会因它们的附着而发炎。然而在皮肤破损的地方，它们就可能附着而造成发炎。它们黏附上去，并准备开始大量繁殖，从而使人体产生了炎症。发炎的地方可见到微血管充血形成红肿，同时分泌出大量的黏液。这些黏液含有很多的淋巴细胞，能够杀灭附着的微生物。红肿也促使血液的循环加速。为了歼灭附着的微生物，血液带来很多白细胞；淋巴细胞和粒性白细胞在入侵的微生物周围组成一道严密的粒细胞围墙，使附着的微生物不能随意进入人体内部。身体上任何地方，不管是在外的或在里的发炎，都是生命抵抗微生物入侵的战场，都是限制和消灭入侵微生物和阻止它们繁殖的一种手段。这说明发炎也是人体本身固有的一个十分有效的内部抗病资源。所以，治病之要，就是把保护自身的抗病资源摆在首位。我们往往会因错误的治疗适得其反——损害了这个资源。

---

1. 曾志锋：《医生向左病人向右》，第 34 页，花城出版社，2007 年版。
2.《疾病的希望》，第 103～104 页，春风文艺出版社，1999 年版。

"身体在病原体（=抗原）的基础上制造了特定的抗体（在血液和骨髓中制造），淋巴细胞和粒性白细胞在病原体四周筑成了一道围墙，即所谓的粒细胞墙。巨噬细胞开始吞食病原体，于是身体层面上的战争如火如荼：敌人受到包围和打击。如果冲突不能在局部解决（有限战争），那么就会发生总动员。全体人民都会参战，并全心全意为战争服务。"[1] 此书所运用的是达尔文的生物学观点。达尔文不会认为人是上帝创造的，而是认为人是由最微小的活体蛋白逐步演变、进化而来的。从这些微小生命一直演变、发展成为人体以后，人体就与这些微小生命在大自然中"和平共处"了。因此，可以相信人体有足够的能力应付这些微生物，与它们周旋。同样也应该相信，不管何种厉害的药品，都不可能完全彻底消灭西医们所认为需要消灭的微生物。如果真的完全彻底消灭了微生物，那就意味着同时消灭了全人类，因为如上所述，亿万斯年以来，人类与一切生物，包括微生物，在地球上一直共存共荣，但现代工业化对环境的污染及生态的破坏，已经危及人类的生存和生命，如果再对微生物发动战争，人类将自取灭亡。

笔者以上引文，均来自现代西方的持不同"医见"者。他们同样利用现代的微观分析，说明其中的道理。这些道理是反现代医学的，也就是以子之矛，攻子之盾。曾被现代医学宣扬得如此可怕的炎症，原来不是敌人，而是朋友。现代医学拿它作为敌人来打，除了历史的原因，也就是被过去的传统观念所局限，还有一个问题就是利益的关系。医学界靠这些歪理邪说形成一个利益集团，现在要改换另一种说法，巨大的利益无论如何也撂不下。笔者引用这些论点，也不是完全赞同，尤其是其中仍然将生命与身体混同，希望读者理解。本引文使大家明白，西方医学最为严重的问题是，他们绝不想让患者知道生命在疾病中起的作用。因此，患者们应该自己独立思考：既然机体的一处有微生物附着，那么它们为什么繁衍不起来、不进行扩散？仔细观察这些附着的微生物，我们可以发现它们的生存状态很困难。因为人体生命为了自卫，不会让它乱吃、乱喝、乱繁殖和随随便便扩散的。所以，打压炎症肿块，

---

1. 同上书，第 108 ～ 109 页。

而不讲究方法，对生病的机体只会起助纣为虐的副作用。

自从我们发现了微生物后，就认识到许多微生物能致病。这当然是一次巨大的进步。这次进步使外科手术不因微生物的干扰而失手，成功率无数倍地提高。但另一方面，这一成功却诱导我们进入一个以为只要消灭这些致病微生物，就能保持健康的误区。当然，灭菌、消毒，清洁环境的设想和做法，给我们的健康增益不少。可是人们又发现，人类不能在无菌室里生活，否则一出来便可能因感染而死亡。为什么？因为不让人接触微生物，就不能获得与微生物相适应的能力。继而我们又发现，人体里就有许多无害的、有害的微生物共同生活，只要它们保持一定程度的平衡，我们就不会生病。这说明如果我们把微生物导致发炎绝对化的话，专门打算从消灭发炎的微生物着手，很容易走火入魔走进一个大大的误区。

其实人类作为一个物种，在大自然中生息繁衍，也是要遵循适者生存这个规律的。《内经》一开始就阐明自然与人的生命的关系。但这个道理却遭到一些只学了现代科学一点皮毛的学者的嘲笑。问题是随着科学研究进一步地深入，新的发现却嘲笑了他们。原来无数种类的微生物在人体里起居作息，分布在一定的区域，同时要保持菌落的平衡，不仅保证它们自己的生存，也维护了人体生命的生存。现代分子生物学家们研究发现，人体里的每一个细胞里，还有许多叫作线粒体的微生物存在，它们在远古时代，就与我们的细胞结合在一起共同生活。但是它们的 DNA 却与我们不同，而是与一些细菌类似，能自己独立复制。如果说它们出了毛病，我们的活动就会受到影响。人体里没有这些微生物，或者它们的分布区域或数量受到影响，就会生病；搞得不好，同样会危害生命。

使用抗生素治疗发炎固然会消灭入侵的微生物，但是它却会破坏人体菌落平衡，导致许多不可知疾病的产生。"抗生素"这个词是由两个希腊单词组成的，即 anti（反抗）和 bios（生命）。所以，每一次使用抗生素，也就是对自身生命发动一次攻击。因为我们的身体里实际上充满了微生物，而且靠着它们的活动，生命才得以存在。因此，"抗生素对生命的敌意在两个层面上是对的。如果我们回想一下，冲突是发展的真正动力，也就是说是生命的真正动力，那么每一次对冲突的压制同时也是对生命力本身的攻击。即使从狭窄的医学角度来看，抗生素也是与生命敌对的。炎症是一种急性的，但同时也是快速而现实地排除问题的过程，在这个过程里，首先是毒素可以通过出脓而排出体外。这样的清洁过程如果因抗生素而受到经常的、长期的阻止，进入身体的毒素就会沉积起来（大多数在结缔组织里），当毒素超过容量时就会产生癌变。这里有一种垃圾桶效应：人们可以经常倒空垃圾桶（感染），也可以长期积聚垃圾，最后垃圾中产生特殊生命就会威胁整所房子（癌）。抗生素是病人不通过自己的努力而得到的异物，它剥夺了病人本身可以通过生病获得的果实，即通过分析症状可取得的学识"[1]。这就是说，人体本来就能够通过对炎症的反应，产生自身免疫的能力。这种能力却给抗生素剥夺了。如上所述，有一些癌症，是因为抗生素对自身能力的剥夺而产生的。所以，笔者奉劝大家，有炎症也要尽量少用抗生素。

青霉素发明后，固然救了很多人的性命，但它的发明人弗莱明却提醒医学界，滥用抗生素会导致严重的不良后果。20世纪70年代，诺贝尔奖获得者美国哈佛大学的吉尔伯特教授指出："终有一天，80% ～ 90% 的传染病会对抗生素产生对抗性。"人们误以为生病都是微生物导致的炎症，只要使用某种抗生素就可以了。人们忽略的是，无论什么微生物，人体自身都有对付它们的方法。过分地依赖或使用抗生素，会破坏人体中微生物的平衡，导致许多疑难疾病的发生。伊利诺伊州大学（University of Illinois）公共卫生与药物学教授马克·拉沛（Marc Lappa）指出："由于每一种新的抗生素都会引致百万种具有对抗性的细菌产生，因此，我们（指传统西医）所导致（指药物引起的后果）的细菌，数量会远远超过我们所有可对抗它们的药物。"[2]

上述还仅仅指抗生素治疗急性炎症所带来的负面作用。现在到医院治病，医生几乎对很多症状都一而统之称为炎症，治疗也几乎一而统之使用抗生素。发热是炎症，疼痛也是炎症，腹泻为肠炎，呕吐则为胃炎……治疗能起作用

---

1. 同上书，第 114 ～ 115 页。

2.《顺势疗法》，第 49 页，中国环境科学出版社，1999 年版。

的，则称为急性炎症；治疗无效的，则称为慢性炎症。例如慢性鼻炎、咽喉炎、扁桃体炎、胃炎、阑尾炎、肠炎等等。然而患者上门，医生明知使用抗生素无效，却仍然照用不误。这种医疗方法，使许多人感到"西方的医药'进步'，人民的健康退步"。药物，尤其是抗生素，发明很快、很多，但因滥加使用，破坏了人体内的菌落平衡，才导致"健康退步"。

推而广之，一切身体里面的急性发炎，亦与体表的发炎类似。如鼻炎、咽喉炎、扁桃体炎、食道炎、胃炎、肠炎、阑尾炎、肾盂肾炎、膀胱炎等，都同样是发炎部位红肿充血。我们反过来想：为什么气管炎不会延伸为肺炎？阑尾炎为什么不会延伸为大小肠的炎症？这一切唯一可以解释的是：红肿是我们的机体阻碍发炎部位微生物进一步扩散的有力举措。笔者治愈的多例急性阑尾炎患者，都能迅速见效。这样既避免了开膛破肚的痛苦，维护了身体的完整，又节省了无数费用。然而，治愈后患者的一些亲友竟然认为最好还是去做手术，说这样能除根，避免复发。这说明一种错误的见解成为常识之后，就形成迷信；改正观点，破除迷信，尤其破除现代医学迷信是极其困难的。

现代医学一般的治疗方法，都是对这种发炎的部位用消炎药物外敷，内服或注射抗生素，杀死这些附着的微生物，让红肿消退。人体内的炎症，也会有与体表相像的病灶。知道这些病灶的所在，就能判断病名。例如阑尾炎、肠炎、子宫内膜炎、阴道炎、盆腔炎等等，再如肺痈、肝痈、胃痈等等，都是依所在的地方命名的。然而尽管能准确无误地判断出炎症病灶，而在很多时候，使用消炎药并无效果。例如用胃镜看到了发炎的部位，判断为浅表性胃炎，但用药就是无效。不管我们判断什么地方发炎，医生都是寄希望于消炎药物，主要是抗生素。但真的用起来，效果并不大。

许多急性炎症消失后，却留下"慢性炎症"的后果。我在临床时常有人问："我孩子的慢性鼻炎能治好吗？"我看到许多人都把治疗慢性炎症的希望放在消炎药上，长年累月服用抗生素或其他消炎药品，结果是炎症没治好，反而吃坏了身体。可以认为，抗生素对一切慢性炎症几乎都没有什么效果，久服的结果不仅破坏了身体里有益菌落的平衡，而且会使肝肾的排毒能力受到损害。其实如上所说，经"充血处理"后的炎症部位，入侵微生物被消灭了，但是这些地方的微血管里，残留下来一些红细胞的尸体。清除它们，要看身体的循环机制能力是否强大。循环能力强的，能够短期内清除它们；循环能力不足的，就不是很容易清除了。可见慢性炎症这个概念，似乎是有问题的。它的目的，似乎仍在为抗生素服务。

不管消炎药物的使用有无效果，观念的惯性都会使人一时转不过弯来。急性炎症乃入侵的微生物的附着，而且气势汹汹；慢性炎症乃入侵的微生物已打了败仗，只有残留或已不见踪影，余下的只是被破坏过的地方了。这时候我们余下的任务是如何清除"残垣断壁"，而不是继续消灭导致发炎的微生物了。因此，继续老一套则毫无意义，只会使患者耗钱耗药还损害身体。现在有的西医把慢性炎症病灶称为无菌性炎症，使它与有菌的急性炎症加以区别。但既然已经以炎症命名了，治疗中就难免有人误解。所以，慢性炎症这个概念需要重新加以考订。慢性炎症的称呼，最有利于那些诓人钱财的伪医生。他们使用昂贵的抗生素，例如亚胺培南、万古霉素、头孢曲松、阿奇霉素等。治疗时间就得几个疗程，一个疗程从一星期至一个月不等，让患者花一大笔钱和治疗时间，最后还是没有疗效，甚至更为严重。

我认为凡是慢性炎症，治疗方法不能千篇一律，要根据不同的体质，不同的部位，充分发挥生命的自身能力。因为"敌人"已被打败，建设要靠自己。例如慢性鼻炎，应该注意早起，呼吸新鲜空气，多做扩胸活动，有空就按摩自己的风池穴和迎香穴，夜晚睡觉头不能钻进被窝里，避开有毒气体和灰尘多的地方；再如慢性咽喉炎，每日早起吞咽自己的口水十口，即利用自己的津液活动。这样活动，不仅能治咽喉炎，还能治慢性胃炎、慢性食道炎等。笔者用白芷睡时塞鼻，已经治愈多例患此病的孩子，读者不妨一试。

即使医疗不腐败，人们去求医也已经有一定的危险性。这个危险就在于药和医是把双刃剑，作为主持的医生，受到医学知识的局限，弄得好使人得益，弄得不好就使人受害。人类因个体的不同，对药物和医疗手段承受的能力也不同，如果采取统一模式的治疗手段与药物投放，总会有一些人受到不同程度的损害。有的药物或器械，甚至未研究完善就投放市场，通过媒体炒作，或作为科普宣传，危害面迅速增大以至泛滥成灾。这种人为灾难远比自然灾害厉害得多。因为人们对现代科学和现代医学的普遍迷信，已经使人们失去了独立思考的质疑能力和鉴别能力。

三、疼痛

1. 疼痛是生命预设的自卫报警装置

我们拿手指去接触火，就会感到痛而缩回来；如果没有疼痛，它烧烂了我们也不知道。这说明疼痛的两面性：①它是某个地方发生毛病的表现，使我们感到痛苦；②疼痛是人体生命对出毛病的地方的不满，告诉我们的大脑要克服这个毛病。于是生命信息开始了活动，体内的疼痛迅速消失了。意思是通了，不痛了。这个地方的阻滞被克服了。

人体的生命，是一个信息运行的过程。这个信息运行活动的系统，随着人从小到大，从生到死，往返运行不息，不能有一刻停歇。由于系统过于复杂，它也会经常出毛病，碰到障碍或其他异常，就会发生疼痛。但它早就建设好了防备的措施，它的自卫机能，早已准备等待出动，就像消防队员在等待出发的命令一样。疼痛，类似命令的信息。如果我们一碰到疼痛就服止痛药，就等于外面着了火，你把消防队的电话线拉断，使他们接不到命令了。

身体上有许多疾病都会产生疼痛。本文并不是要读者有疼痛就熬着，而是应该认识到疼痛不能乱用止痛药。乱用止痛药会掩盖病情、病位，导致病情增重，对疾病判断失误，甚至会有生命危险。疼痛是一种疾病的信号，能帮助我们弄清病位，就是它有好的方面的作用。比如腹痛，是肠炎、胆囊炎、阑尾炎或胰腺炎，如果用止痛药止住了，是什么病？它在哪里？就不知道了，那医生该如何治疗？由于它们都会发剧烈的疼痛，医生就会知道生了什么病，生在什么地方，该用什么办法对付。所以，疼痛的感觉是我们的生命系统里，为了自卫而形成的一个非常重要的组成部分。

世界上有很多奇迹，例如英国的巨石阵、哥伦比亚草原上的大图案……这些奇迹都是物质性的。中医的针灸治疗，现在已逐步风行世界医疗领域。

早在两千年前，我们的祖先就把人体身上的经络、穴位，基本上摸清楚了。然而在现代，我们可以用一切微观方法来描述分子和原子，却无法描述经络和穴位。经络是个什么东西，穴位是个什么东西，看不见、摸不着，却并不是不存在。它们有着固定的部位。针灸医生能用它们来治疗很多的疾病，尤其是疼痛。神奇的经络和穴位，究竟是如何产生、如何存在的呢？

我认为，人既然是由许许多多生命的最小单位——细胞构成的，细胞与细胞之间就必然要形成一条信息的通道。这些通道组合为信息网络。由于信息网络的活动，我们的血液、氧气、营养，才能够通往各个细胞，使它们不断地进行新陈代谢，以维持人体整个生命的正常存在。这些人体结构为维持生命存在而产生的信息通道，只能因生命的存在而产生，因生命的死亡而消失。然而，由于通道众多而微细，也会因许多内在或外在原因的影响而经常产生阻滞。因此，生命又预先设置了一套克服阻滞的报警信号系统——疼痛的感觉。

是人，就免不了要生病、碰伤、撞伤，为了自救，因而产生能觉知疼痛的系统。很多情况下不能随便使用止痛药。如果疼痛非常强烈，不用止痛药的话，意识、信息会陷入混乱，那就必须先止痛。即使这样，也必须选好止痛药物。例如妇女经期行经腹痛、乳房胀痛、血虚头痛，最好不用西药，要选中药。因为中药是对证态的，调整证态平衡阴阳而使疼痛自然消失，病去痛自止，当然没副作用。如果说是骨折、外伤、外科术后，可以适量选用西药，因为中药没有西药那种迅速麻痹神经的止痛效果。如果是疔、疮、痈、疽等外科病，就应该选用草药。草药能直达病灶，不仅解除病患，而且止痛迅速。

2. 西药止痛的历史经验

20 世纪，在西方用氨基比林止痛，已经有数十年的历史了。1922 年，德国报告了很多病例：病人口腔发炎、溃烂，咽喉疼痛，检验末梢血中白细胞严重减少，称为粒性白细胞缺乏症。很多病人因此而死亡。解剖尸体，发现他们的骨髓严重中毒。这些人大多数是家庭经济富裕的中年白人妇女，有医生、护士、技术员。后来经过研究，原来他们都有长期使用止痛药氨基比林的历史。

氨基比林曾被作为多种药物的成分，例如凡拉蒙、头痛粉、撒烈痛等，用来治疗头痛、肌肉痛、风湿病和感冒等。1938年，美国把该药从合法药物目录中删去，1941年后，美国就很少发生粒性白细胞减少症了。我们这里还在使用氨基比林，有多少人会因它而产生粒细胞减少症我们没有统计研究，所以人们也就不大重视。最近《南方周末》有一篇文章叫作《止痛药风暴刮到了中国》，说芬必得一类的药物会导致心血管病，需要引起注意。为什么西医对于风湿病毫无办法，治疗就是止痛，给你芬必得、辛可芬一类的止痛药物。结果是只暂时止住了疼痛，风湿病却没治好，反而增加了更厉害的疾病——心血管病。不懂道理的人会以为这个医生治病真灵，疼痛一下子给治住了，却不知道这样治疗有极大的迷惑性。所以，发生疼痛的患者，尽可能地避免吃止痛药是上策。

伊沙多尔·罗生福博士说："如果有位好心的精灵愿意施法让你从今以后都免受疼痛之苦，你会怎么做呢？不论你病成什么样子，或是在一场意外中伤得多么严重，你都不会感到丝毫的疼痛，再也不会！……如果你真的接受了这个恩典，那你就犯了这辈子最大的错误了！因为疼痛虽然令人难受，却是上天所赐最有用的危难警讯。当你的大脑感觉到身体里有任何一个部位出了问题时，它就会发出这种疼痛警报并且不断地送出这种警讯，直到问题解决了为止。想想，如果有天你摔倒了，却搞不清楚自己是跌断了腿、肩膀脱臼了，还是撞碎了骨头……将是多么不幸的事啊！"所以，疼痛是生命的求救信号。中医对疼痛的认识有三：不通则痛、寒胜则痛、热胜则痛。热胜、寒胜、不通都是不平衡的表现，都会使生命产生疼痛的感觉。所谓生病，亦即生命信息运行过程中产生的不平衡。作为中医师临床辨证，就得在这三个致痛原因中考虑和选择，并决定治疗方法。疼痛不是疾病，而是不平衡，同时是一种要求放大信息量的信号。谨慎的西医对待疼痛，都不大愿意使用止痛药物，就是害怕掩盖对疾病的诊断。

3. 中医治痛的原理与实践

大家都知道针灸治痛特别迅速，这是因为针灸用的方法是调动生命本身为保卫自己的反应能力。这种能力是通过针灸的穴位刺激、放大而产生的。所以，我希望凡是碰到疼痛的人，最好的方法是选用针灸。再如牙龈肿胀疼痛，最好的方法是用 16 号针头刺破，挤出脓血，就会很快止痛。这就是"见破眼前宽"。痈肿疮疖，如果肿痛厉害，只要见已经发脓，刺破出脓，就可见"眼前宽"。未发脓的痈肿疼痛厉害，可以用艾绒直接灸痈肿。但牙龈肿胀，并不需要见到发脓，就可以刺破，压出恶血就可以了。还有一种牙龈冷痛，喜温恶寒，日轻夜重，可用少许金银花裹灸川乌一两片，塞在牙龈旁，让唾沫将药汁浸出，就能够治痛。这是因为川乌的温热化解了齿龈下的寒气，属于治本之法，不会有副作用。我的一个朋友治疗扁桃体红肿疼痛，最拿手的方法是用较粗的消毒针头刺扁桃体出血，即见炎消热退。

我曾诊治一妇女，见她性情急躁，过去因为家庭琐事与丈夫争吵后，突发偏左头痛，时发时止，已多年。后来则时常发作，越发越频。平时她都服止痛片解决。这次怀孕后，突发剧烈疼痛，不敢再服止痛片，怕副作用影响胎儿。我给她列缺穴刺了一针，得气后捻转，立即不痛了。患者问："为什么这么快？"我说："这是信息不通。不通则痛，通则不痛。列缺穴将经络信息流通渠道放大，信息通，就不痛了。"又有一男人落枕，歪着脖子来求治，我给他刺下肢的悬钟穴（外踝上三寸），下针即得气，叫他转动脖子，正了。这些下针得气即能止痛的道理，都是信息通路障碍后被放大的缘故。

对中医来说，疼痛是一种"证"，要辨证论治。中医认为"寒胜则痛"、"热胜则痛"、"不通则痛"三类，是寒胜、热胜或不通，经过"辨证"，寒胜的病用温热药，热胜的病用寒凉药，不通的病用疏通药。这就叫"论治"。人们说西医治标，中医治根，就是这个道理。然而中医治疗没有人为规定的划一标准，只能够根据医患的信息沟通，凭经验进行辨证论治。于是某些人就说，中医治疗没有科学标准，没有细分定量，是不科学的。持这种科学观的人，其实他自己的科学观就"不科学"。因为科学不科学不能光以有没有标准、能不能细分定量来衡量。也许对于非性命的物质实体，我们可以撇开信息，光以物理化学的眼光给予细分定量和理化标准来观察研究；然而人的生命不仅不能细分，也无法搞成一个划一的标准。疾病所表现出来的证是动态的，每一个生命都不一样。治病的科学不在于标准、细分或定量，而在于能不能把握其发展转归的性态，把病治好。治病又好比弈棋，棋手只能根据当时的实际情况，谋定而后出棋，不能根据规定的划一标准出棋，否则非输不可。棋输了，子还在；生命输了，就没法挽回了。

1964 年，我在永嘉县黄田岭下大队行医，一老太太臀部突然发生剧烈疼痛，卧床呻吟不已。他儿子是大队长，与我很要好，要我去给她治疗。老人四肢厥冷，脉微细。有人说可能是椎间盘突出，有人说可能是伤了骨头，有人说是风痛。老人素体虚寒，我给她开了四逆汤，再加桂枝、黄芪、当归。黄芪、当归养血，四逆温经，桂枝通阳。一剂痛即减轻，第二剂她就痊愈了。大队长问我是什么病。我说这是寒痛，不痛则已，痛则如锥心肺。

工友李某的妻子，牙痛半个月，牙周不红不肿，每天晚上十二点钟开始发痛，一痛就是几个小时，白天一切如常。自己买了牙炎宁、牙周康服用，吃了好几盒，都没有效果。牙科拍片检查说牙齿没有毛病，不知为什么痛，束手无策。在发痛部位寻找发病的原因，是符合人们的思维习惯的。但是人们不知道这样做，忽略了生命的整体性，就会找不到病因，治不好病。西医头痛医头，脚痛医脚，也是同样一个毛病。某天李某到我家串门，说起妻子的怪病。我认为这种牙痛，发于半夜，白天不痛，说明是寒痛。就拿炙川乌一片，用少许金银花裹好，嘱咐她睡时塞于发痛的牙龈旁，当夜即不再发痛。连用三天，就没有再发了。后来我将这个经验说给朋友听，他认为川乌能止痛，只不过与西药止痛片一样的效用，不算什么辨证治疗。我说用唯物的思想来看问题，只能看到"物"的作用，不知道"非物"的作用，这就是现代医学致命的缺陷。中药止痛，界限极严，如果碰到热证牙痛，用川乌，非把他痛得死去活来不可。

中医治疗疼痛，在《内经》里有三种讲法："寒胜则痛"、"热胜则痛"、"不通则痛"。寒胜就是寒冷。寒冷冻伤肢体、肌肉，会觉得僵痛；热灼肢体，有痛自然不用说的；不通是指气血运行有了障碍，生命为了自我保护，就会发出这种指示性的信号。现代医学则会认为这是神经反射性疼痛。对于疼痛，使用西药止痛效果很好，但副作用特多。有人认为，西药止痛效速，中药太慢。

这种认识是错误的。邻居潘某，某夜十点钟左右突发胆囊炎，剧痛，叫我出诊。当时天冷，我早已经躺在被窝里了。因相邻知道他的禀赋热性，就问："大便是否秘结？"答："是，便如羊粪。"我就吩咐他去附近药店购金铃子 15 克，玄胡索 15 克，元明粉 15 克，用老酒一斤煎服。第二天清早，就见潘某笑嘻嘻地去上班了。家属说，服药后半小时痛就没有了。另有潘某的亲戚陈某，患胆囊炎心下痛，在床上翻滚不已，在家里输液，痛势未有好转。潘恰巧到他家探望，就告诉他我治胆囊炎的情况，陈于是来邀我出诊。我见她四肢厥冷，脉象微细，苔白舌淡，问后知其平日喜温热食物，从未吃过冷食，大便溏，日数行。我给她开了甘草 10 克，干姜 10 克，香附 10 克，玄胡索 10 克。一剂痛减，二剂痊愈。

疼痛会给我们带来难熬的痛苦。因此，有了疼痛就想马上摆脱，这当然毫不奇怪。利用针灸治疗疼痛，有益而无害。若想学到扁鹊、华佗那样当然有困难。如果说要做一般的针灸医生，当然不难。过去有过三个月培训的赤脚医生，回家后就背药箱，做起医生来了。现在这些医生仍在行医，而且有的还由于从临床中不断学习，不断提高，都已经有一定的名气了。

例如急性胆囊炎疼痛，如喜温热者给处干姜甘草汤，便可迅速见效；喜寒凉者给处金铃子散，亦可迅速止痛，但辨证错误，则越治越重。中医治痛，未掌握辨证规律，仅凭经验是不行的。现代医学见疼痛就找病因、病位。找不到病因、病位的，就只能用止痛药。治病找病因当然没错，但是病人有疼痛，很希望马上止住，找不找实体病原，似乎关系不大。我认为治痛的方法，针灸是最佳的，可是针灸是不需追究西医所考究的病原病因的。我最近思考，终于悟得绝大多数疼痛，实际是生命信息的运行通路受阻，不通则痛故也。针灸之所以起作用，是因为它通过穴位和经络将信息放大，就好像我们听不着的时候，使用麦克风放大音量；看不见的时候，使用老花镜放大影像。我们的生命就利用经络和穴位实施这种放大的方法，打通有障碍的通道，就能解除疼痛。

施用一般的手法治疗某些疼痛，例如牙痛刺合谷、下关，胃痛刺足三里，偏头痛刺列缺，巅痛刺涌泉，脊痛刺百会……都有立竿见影的效果。治疗落枕，我最拿手的是刺悬钟，立马见效。所以，我希望不管西医、中医，只要做临床的，首先就应该学一学针灸。在临床是最为痛快的，是使病人立即消除疼痛，立即获得愉快的。针灸不仅在临床时对医生与病人都有吸引力，还开启了医生认识生命的智慧。

现在的针灸医师，会烧山火、透天凉手法的很少了，所以用针灸治寒痛、热痛的医生就很难找到。不过，初学者不需要这么深，先学一般手法就能够临床应付，也是很惬意的。

医生临床治病症状错综复杂，但疼痛都是主要矛盾。有了疼痛人就会分心，精神提不起来。没有了精神，想病好就难了。所以治病之要，首在治痛。然而如何能快速治住疼痛，也应该有讲究。因为选西药止痛，易有副作用之后患。在止痛方法中最为简便的就是挑针放血了。

我的外孙得感冒，发热头痛、咳嗽咽痛，自觉鼻咽出气热烫。女儿起早到我家拿了两服中药回去。九点钟打电话来说，热未退，头痛反而更厉害了，要我去看一看。孩子身体素质本就很好，会武术，经常锻炼。我觉得给开的是麻杏石甘汤加味，药方没有错。其实这是孩子热势刚起，郁热作痛。我就按平时治热性头痛的方法——挑针。但是孩子一听用针，就哭着说痛，不愿意。我说："先来一针，如果觉得痛，就可以不用挑。"孩子表示同意。于是我给他挑了一针，问："痛不痛？"答："不痛。"我给他挑了6针，又问："好一些了吗？"答："不痛了。"还埋怨我为什么不早一点说清楚。这当然是孩子的话。《伤寒论》里有太阳病用药后热势更盛，刺风池、风府的条文，即只要用药对证，即使热势更加厉害，这不是药的错，而是有郁热未发。针刺后郁热随刺泄出，药效就会显出。发热头痛，挑针放血，也是开门泄热。头不痛了，女儿下午来电话说，体温反而增加了一度，问："怎么办？"我说："精神如何？"答："精神比上午要好，因为头不痛了。"我说："马上就会退烧了。"果然，晚间即退烧。

针挑头上六穴，对风火头痛极为有效。这六个穴位是：

两攒竹穴——眉内端处；

两太阳穴——头两侧凹陷处；

两天柱穴——项后发际，距正中督脉 1.5 寸处。

凡是疼痛，越是厉害，挑针治疗，效果越好。热天痧气种类很多，绞肠痧则是最疼痛的，痛得特别厉害，真是死去活来，汗如雨下的有之，呕吐不断者有之。此时施用挑针，刺腹部灵枢、下脘、水分，放出血，最为有效。

广西壮族的挑针疗法，已经形成一个系统。内科可用来治疗感冒、疟疾、痢疾、痫症、痧症等及各种疼痛、发热；外科可用来治疗瘰疬、淋巴结核、疔疮、脑后疽、肿瘤、痤疮、疣赘、丹毒、乳痈等；妇科可用来治疗痛经、血崩、产后诸病；儿科可用来治疗走马牙疳、脐风（破伤风）、吮乳困难、疫痢及五官科病症……可以认为，挑针疗法有很广的、系统的治疗面和治疗效果，这是一门很深的学问了。有兴趣的人，请读黄贤忠编著的《壮医针挑疗法》。

如果辨证准确，施用中药也不错，比止痛剂更有效且无"后顾之忧"。施用中药治痛，愈后对身体也会有好处。因为如果是寒痛，用温热的方剂，是热痛用寒凉的方剂，调整身体里面的信息平衡，于今后的健康是很有利的。

4．疼痛治疗小结

中医与西医在临床上治病的不同，是由于两者针对的是生命结构中的不同部分。西医针对的是躯体系统，中医针对的是信息系统。中医治疗的长处在于信息系统的调整，西医的长处在于躯体病灶的去除。西医有许多症状不能治疗，那是因为这些症状显示信息系统运行遭遇障碍，不会见到躯体上的改变。这是它对生命的认识欠缺造成的。

生命信息靠着多层次的系统循环，沟通无数细胞的共同活动，其速度必然很难以数字来表达。针灸医师在临床治疗时，利用"远针"、"缪刺"等方法，疗效极快，都在证实在生命活动中信息受阻的反应之速，以及准确治疗后立马见效的痊愈之妙。医生通过治疗，立即会悟得穴位的作用是放大信息的流通效率，以及其中不能言传的奥秘。

如果是因为信息障碍导致躯体病灶的发生，当然有时也需要辅以西医手术切除。这就好比软件病毒导致硬件的损坏，在去除病毒修复软件后也必须同时更换被损硬件。生命，当然比形体的完整更为重要。但是，计算机调换硬件没有后果，人体却不一样。现在有一些人热衷于切除病灶或置换器官，不知道这些做法的危害。应该知道，切除病灶不等于根治疾病。因为形成病灶的原因还没有消失，好比癌症，不会因切除而消失，反而潜伏着更大的危险；器官虽然可以移植，但这器官已不再是自己的器官，而是别人的，很容易发生排异反应，十分危险。当然，我在这里并不绝对否定器官移植的作用，假使生命受到威胁的器官损伤，或者不置换马上会使生命消失的器官病变，应该移植的还是要予以移植。但是，我们应该知道任何事物都存在着正反两个方面。生命的完整性要求我们必须慎之又慎地对待躯体和器官的切除和移植。

四、阿是穴

阿是穴是没有固定位置的压痛穴位。生了病，哪里有压痛，哪里就是阿是穴，就可以在哪里进行针灸治疗，而且有很好的疗效。阿是穴为唐代医学大家孙思邈所发现。当时孙氏为治疗一发剧烈疼痛的病人，用遍所有的止痛穴位而不得解，后来按到一压痛处，下针后其痛立即消失，孙思邈就将这个压痛点命名为阿是穴。后来的针灸医生，利用阿是穴治疗许多内科疾病，均得到很好的疗效。

阿是穴的出现，是体内自我信息调整，寻求体表支援的一种机制和机理。阿是穴之所以被称为天应穴，即上天安排用于治疗疾病的最佳穴，是因为它的产生不含有任何意识因素，完全体现信息系统"独立"的自我安排与选择。阿是穴是生命自动设置好的自我解救的穴位。

人患了某些疾病，人体上会出现阿是穴。通过对阿是穴的针灸治疗，很多疾病能应手霍然而愈。这不仅说明穴位对信息运行障碍具有放大的作用（即输入能量，因为"放大"需要能量），也同时说明人体信息系统具有神秘的、强大的自组织能力。

人体生命信息的运行，不仅会有外来原因影响，也会受许多内在原因影响，从而导致活动阻滞。为了疏通阻滞，保证健康，生命自动组织了阿是穴。

人们对阿是穴加以适当的刺激，就能调整自身功能，疏通阻滞，使疾病痊愈。很多的阿是穴在病灶附近，但有的却离病灶很远。

生命依仗信息的正常运转，而疾病使生命信息运转发生障碍，迫使信息系统进行自我调整。当这种自我调整能力不够的时候，信息系统就安排一个体表的阿是穴，用以求助外力的支援，使调整能力放大。这说明为了维护生命信息系统完成它的运行过程，有一个强大的信息调整系统存在于人的体表。当体内信息需要激活和放大的时候，体表就出现了阿是穴。针灸医生运用阿是穴治疗人体内部的很多疾病，诸如头痛、胆囊炎疼痛、急性肠绞痛等。阿是穴是生命信息系统自组织能力的最好证明。

经气活动就是信息活动。用物理学的观点来看，信息就像暗物质；从计算机工作原理来看，信息就像软件的活动。经络是信息活动的通道。阿是穴的产生，是人体自我康复机制通过经络无意识的、自组织的结果，所以它是最佳治疗穴位。阿是穴现象证明，人体自我康复能力十分强大，有许多现象目前还不可知。我们切不要以为不可知的就是不科学的。医学科学的目的，就是对这种不可知性的探索，以期发现它和掌握它。对不可知的医学现象，不能以伪科学的名义来扼杀它。经络系统归属信息系统，信息系统比经络系统这个概念包含的内容更宽泛，经络则仅仅是指经气在体表运行的通道。可以设想，任何活动都需要消耗能量，经气也一样需要不断地进行能量补给，经穴就是这些补给的枢纽。就好比自来水从水库里流向单位或家庭，如果路程长了，流动的动力就会相对减弱，中间必须加用增压水泵，增加水压。中医学中称穴位为"俞"（读输），实际就是输入能量的意思。

笔者发现治疗网球炎的特效方法：一些影响肘、腕、肩关节活动的疼痛，如果生在很浅表的骨膜上，只要使用米粒大的艾绒灸一两炷，就能够使这些地方的疼痛立即减轻或消失；如果压痛在肌肉厚实的地方，可用针刺压痛点后，以火罐拔出瘀血，见皮肤青紫，5～7天后青紫消失，疼痛减轻或消失。

笔者发现治类风湿的特效方法：被西医认为无法治疗的类风湿指关节炎，可以在发作期灸治压痛点而不再复发，就可以避免发生关节变形的危险。

笔者发现被西医认为不治的痛风，发病突然，疼痛不堪忍受，灸其痛点能迅速缓解或减轻，视症状寒热处桂枝、芍药、知母汤加减可立即见效。

笔者发现，全身疼痛紧张如夹有恶寒喜温症状者，按其胸腰椎有压痛点者是强直性脊椎炎的初期，灸脊椎压痛点加用阳和汤立即见效。

以上所说的经验是 2009 年我在温州市鹿城区科技局的《阿是穴治疗疑难病》的课题立项所获得的成果，所有治验资料都有真名实姓的患者作为证据。这些一直被西医认为的不治之症、世界难题，在中医面前却成为举手之劳。故笔者认为：没有治不好的病，只有没本领的医生。现代医学为治不了病遮羞蒙人，打出许多"不治之症"的垄断性结论。古人说："非不治也，不得其法也。"两千五百年前，我们的祖先就预见现在的人类会打这个口号了。

五、内病外发托毒外出的外科病

病原体侵入体内，可能是细菌、病毒或毒素。这种侵入并不像许多外行所认为的那样——完全是由于有病原体的存在，而是因为人的身体自己愿意放它进来。医学把这称为免疫状况不佳。也不像那些杀菌热衷者所相信的那样——传染是因为有病原体的存在，而是因为与传染共同生活的能力。这种说法几乎可以一字不差地运用到意识层面上，因为重要的问题不是人是否生活在一个无菌的——即无问题和冲突的世界里，而是人是否有与冲突共处的能力。免疫也是受心理控制的，这一点在此大可不必再加引证，因为这一道理甚至在科学领域里也已研究得越来越清楚了（例如对紧张状态的研究）。[1]

《内经》说："成之于内，形之于外。"

"文革"期间，我厂里一位年轻工友，身体看起来很壮实，量体温每日低热，我用尽各种消炎药都无法治愈，他每天仍然上班，不把这当一回事。后来患者颈后出现了多发性疔肿，土名叫"九子十三孙"，什么抗生素都用过，治了又发，发了又治。开始是先起一个小红点，尖上出一点白色的脓样物，

1.《疾病的希望》，第 106 页，春风文艺出版社，1999 年版。

后来慢慢肿大，大的直径有三厘米，痛得很厉害。每次都要痛好几天，最后出了脓血，才慢慢收口痊愈。后来我把它当痈来治，趁它刚发出只有米粒大时，就用米粒大的艾灸治，即发即灸，它就不再肿大。就这样连续灸了十多次，没有再发，低热也不见了。农民因挑担，肩部常患扁担疖，也是此起彼伏多发性的，只要在初起时即灸之，数次之后，就不会再发。

思虑、劳累过度，瘀血不能及时排除，积累多了，就会影响生命信息的运行，为了自救，发为痈疽。痈疽刚起时，如米粒大，触动，会觉得有牵扯痛，顶上有白色脓液，很快长大。"痈者壅也"，意思是气血壅塞的结果。痈的疮面范围大，生得深，西医说是深层脓疡。治痈与治疖一样，最好在初起时用米粒大的艾灸之，即不再长大。我曾治愈许多痈症患者，发现他们愈后身体都比未发病时要好得多。为什么在痈、疖刚开始发出时，用艾灸就能使之不再发呢？这些外科病如果是内毒外发，就应该让它发完才是。这说明人身体里的毒素，本来是可以由排泄系统排出去的，但由于某种原因无法排泄，人体就启动经络调整系统，使体表出现痈、疖等，经灸治后，不仅不再肿大，而且使瘀滞的经络得到疏通，体力重新恢复。这与针灸治病的原理完全一致。

对于疔（包括指疔——温州土名"蛇儿"）、疮（疖）、痈、疽、带状疱疹（腰带蛇、盘颈蛇）、乳痈（乳腺炎）等，中医治疗为什么都比西医好？因为这些病都是内毒，通过自组织的力量外托，利用草药解毒拔毒，或针灸，就很容易治愈。如果生命没有这种外托的能力，就容易变生体内的病灶，如肠痈（阑尾炎）、肝痈（肝脓疡）、肺痈（肺脓疡）等。笔者治一胡姓老人，发潮热，每日晨五点开始发热，热势渐高，至下午三点达39℃多，就会发谵语。至夜，热又退净。住某医院输液，治疗九天无效，请我出诊。我发现其腹脐上一寸处有一黑疤，回说曾生过一疮，但没出脓，无故平复。我认为这是痈毒内伏，给处犀角地黄汤合安宫牛黄丸，两剂热退。内兄李玉兴膝部患痈，内伏，觉胃中不适，二十多天吃不下饭。某天突然觉腹中剧痛，其子送来我家，B超见胃底有一块阴影，我认为是胃痈，服中药托毒排脓，下脓血三天，一切症状俱消失，身体健康如往昔。人体在循环中产生的某些废物必须排出体外，但由于某些障碍而导致排出困难，毒素积聚，就必然会启动某种后备功能排毒外出，才产生了疔、痈、疖、疱疹等外科病。如果机体无力外排，就容易发生内痈。

体表系统愈病是人类千百万年进化的自然选择，种族生命因而得以延续，不因疾病而灭绝。越是高级的机体，自我保护的能力就越强大。体表系统中的经络系统，不仅可以用来治疗外来的感染，也可以用来调整和治疗内部各种系统的不平衡。

人体生命只要存在，身上的各种信息运行活动就永不止歇。某些疾病就是某种信息运行出现障碍的表现。与此同时，机体也会立即产生克服这种障碍的内在功能。阿是穴压痛就是这种功能的具体体现。由于体表疼痛，人们会很自然地对它加以按压或其他刺激。体表的刺激激发了内在调整能力，使疾病得到痊愈。

第七章

生命信息系统的可自控性

本章的目的是使读者明白，意识系统对人的生命健康的决定性作用，尤其是在面对医疗选择时的关键性作用。

中医学的一个特点是重养生而不重治病，《内经》首篇《上古天真论》就专门讲如何顺从自然规律活到天年的道理。中医认为先要能保持健康就不会生病。待生了病而寻求治疗，那就晚了。这里就彰显了中医的医疗道德。所以，"但愿世上皆无病，何愁架上药生尘"就成为每一个中医的座右铭。养生就是有意识地在生活中进行调整，使疾病不发生，或者使疾病通过调整自然痊愈。人的生命的意识系统就是这样被运用为延年益寿和防治疾病的。

《内经》说："凡治之法，必先本于神。"这句话我的理解是：神是什么？就是指精神，即意识系统。精神是可以自我控制的。这就叫作可自控性。治病的方法，根本是先让病人的精神健康。得了癌症的病人大多数是被吓死的，这就说明精神不健康的后果都不好。生了病为什么要怕呢？死亡真要来的话，并不因人的害怕而不来，却可以由于惊吓而加速来临。心理平衡失去，医生就无药可治。"因为精神状态的正常与否直接关系到人的健康、寿夭，所以，《内经》把积精全神列在卷首，这绝不是随意的。其中谈到'恬淡虚无，真气从之，精神内守，病安从来'，'是以志闲而少欲，心安而不惧，形劳而不倦……是以嗜欲不能劳其目，淫邪不能惑其心'……由此可知，精神状态对人们的健康影响的重要性。任何人都可以通过加强自己的修养，达到'仁者静，静者寿'，达到身心合一的境界。"[1]

预测死亡日期被某些人作为恐吓的工具，以便从病人身上获取利益已成

---

1. 余谨、陈小奇主编：《中医养生实践经验集》，第 5 页，广州出版社，2008 年版。

为众所周知的医疗常规。所以，笔者已在《医学理念》中提醒患者"最坏的医生是用言语恐吓患者的医生"。看病的时候，对这样的医生提高警惕是很重要的。我的一亲戚说自己的父亲得了癌症，医生告诉他必须手术治疗，尚有五年可活；如果不做手术，只能活一年了。所以他选择了手术。但手术后不到一个月就死了。医生不是神仙，怎么知道病人的活期一年或五年？很多被诊断为晚期癌症的病人，为什么几十年仍活得好好的？医学应该有深刻的反省！迄今为止，医学根本没有能力判断病人的生死，医生作为医学的执行者能够做出如此荒唐的判语，病人还十分相信医生的谎言，正说明现代医学已走上邪路，被神化了，控制了民众的意识系统，形成了现代迷信。其所以被神化的原因就是被市场利用，成为制药公司的牟利工具了。这对病人来说是十分危险的，所以门德尔松先生说："没有比走进医生的办公室、诊所、医院，更为危险的事情了。"

一、意识系统的内涵

人与动物的不同是人能掌控和运用意识。意识就是感情与思想。这种能力当然来自先天的密码，但它的成长却来自后天，来自小的环境和教育训练。

中医讲究意识、情绪的重要性，这又是西医论者的大忌。他们以为讲科学就不能讲意识，不能讲精神，因为意识和精神都不可度量，无法制定标准；无法制定标准的东西便无法管理，因此不能予以承认。这是医学的鸵鸟政策。中医虽然能治好病，但中医为不同的人开不同的方，不同的时间用不同的药，也无法度量，所以就叫作不科学。许多人接受了这种非生命的物质观念，这就是所谓"中医伪科学"的群众基础。

现在科学证明意识和精神不是物质，而是物质文明的大脑活动的表现，没有什么可大惊小怪的，意识和精神可以反作用于人体，使之发生变化。人之所以与其他生物不同，就是因为人有一个高度发达的意识系统。人的寿命增长是因为人的意识系统越来越发达。当然，除此之外，与环境卫生、工作、营养等生活条件的改善不无关系，不能完全归功于意识系统的发达。但就生命研究来说，意识系统相当于生命的指挥部。为什么有人说，80％的癌症病人是吓死的？为什么"吓"会致死？因为"吓"导致了意识系统的混乱。生病从另一角度来看，是生命与疾病在作战。意识（指挥部）的镇定有序，是胜利的关键；意识的混乱，就是指挥部混乱，战争就必败无疑。中医的临床疗效远胜西医的原因，注重意识是其一大特点。

美国旧金山的劳伦斯·E. 巴德利博士在其著作《生存选择》和《艾滋病自然康复疗法》中，举例说明了心理创伤是如何损害免疫系统的：T4 白细胞的数量与心理注意中心密切相关。我的一个病人，没有任何病症，他去另一位医生那里做艾滋病检测，结果呈阳性，但 T4 白细胞指数是 494，属于正常水平；得知自己的抗体检测呈阳性后，他便陷入了抑郁和恐惧的困境中。一周后，因焦虑不安，他又回到同一位医生那里，检查了 T4 白细胞指数。在没有任何其他病症影响的情况下，一周的抑郁就使他的 T4 白细胞指数减少了 50％ 以上，他的白细胞指数只剩下了 234。

心理和身体的密切关系，促使我们去探讨艾滋流行病的实质。艾滋病检测呈阳性的病人，免疫系统功能降低的主要原因，可能是医生说他们会患上艾滋病而死去，这并非牵强附会。大脑是一个巨大的免疫系统腺，它产生希望、喜悦和乐观主义，以便应付恐惧和抑郁的心理态度。

问题是，因为被医生"安排"去死，所以不知有多少病人要失去自己宝贵的生命。观察发现：若医生告诉病人患上了绝症，他们就是在"安排"病人去死。因此有人指控这些医生犯了渎职罪。[1]

如上所述，没有一位西医医生可以逃脱渎职罪的指控。因此，这与医生们无关。我认为，这是医学的"渎职"！这种医学因其研究不到位，为了掩盖它的无知，所以就到处宣传它如何如何科学，如何如何无所不知，但它面对不了临床检测，只能以不治或必死来恐吓病人。

随着社会文明的飞速发展、科学技术的发达，现在人类的平均寿命越来

1.《现代医疗批判》，第 21 ～ 22 页，上海三联书店，2005 年版。

越长。这说明人的意识系统的发展，与人的寿命具有极其密切的关系。狼孩、猴孩、狮孩等自婴儿期开始在野兽窝里长大的孩子，幼年期没有受到人类的教育，其意识系统得不到相应的发展，寿命都很短，还没有超过 30 岁的。但对人类来说，30 岁还只能是自立时期。可见幼儿时期的意识培养和成长，与寿命有很大的关系。

意识系统具有可自控性，因此气功才能祛除疾病，益寿延年。我还要说明一点，尽管意识系统具有可自控性，但运用时也应该是有限度的，适可而止的。事物太过与不及都会事与愿违，走向反面。

认识和理解信息系统——本能系统和意识系统，才是认识和理解生命存在的根本。意识系统是生命存在的价值之所在，也是人们认识与判别人的生命与其他生物生命价值的根据。例如一个人病后变成了呆子，就是意识出问题了，他的生命仍然存在：能吃饭、消化、吸收、排大小便，但是他的生命的价值丧失了。

"……身体没有意识不能生存，身体若没有意识也不会'生病'。在这里我们也是想说明一下，我们不接受今天十分普遍的把疾病分成肉体的、身心的、心理的和精神的做法。这样的一种分类更容易阻止人们去理解疾病，而不是帮助人们去理解疾病。"[1] 作者的意思很明白，比如疼痛，没有意识就感觉不到，也就不会知道自己生病。就像一个植物人，什么都不知道了，怎么会知道自己生了病呢？意识系统、本能系统与躯体系统都是为一个生命的存在而工作的，它们相互之间既相对独立又密不可分。例如疼痛的发生是因为信息不通，它所表现的部位在躯体上，但它的感觉是意识上的。如果医生治病，先有一个正确的人体生命医学理念，加上他所拥有的全面的医学知识，那么对疾病的判断，对病人提供相应的治疗方法，就会比较正确。

解剖学把物质性的躯体与非物质性的意识分开去认识疾病，而且把重点放在物质层面上，实在是蹩脚的方法。因为大多数疾病是意识上的，没有意识，生不了病。一个根本问题就是，我们会错误地只关注物质层面上的东西，而

1.《疾病的希望》，第 8 页，春风文艺出版社，1999 年版。

忽略了非物质层面上的。疾病本身主要植根于非物质层面——意识的感受上（或信息的运行上），如《疾病的希望》的作者所说，"没有意识，不会生病"。事实是有许多疾病，是因为有了意识才产生出来的。最有说服力的是假性怀孕。因某种原因而不能怀孕的女人，由于用心过度，也会出现怀孕假象：停了月经，肚子胀大，实际是个空肚子。

本能系统的运行虽然是自组织的、无意识的，例如大小便的排泄本来是本能系统自组织的，但许多人都说碰到恐慌的时候，紧张得大小便不能控制。这说明恐慌的意识在起主要作用。"恐伤肾，肾主闭藏。"过分的恐慌会伤害肾的闭藏功能，所以大小便就失控了。再如"怒伤肝，肝主疏泄"。怒气得不到发泄，胆汁排泄不畅，郁积在胆囊，停积过久，或发生胆囊炎，或成为结石。更有甚者，肝气郁积，瘀血停滞，变生肝癌。笔者曾见过很多的肝癌患者，思考他们的一生，大都是肝气郁结，不得发泄的人。这就是说，意识对信息运行会产生主导影响，致使逆乱，基因变异（癌变），表现出各种各样的疾病。

安德鲁·韦尔说："我周游世界时，曾遇到许多康复者。他们认为是健康还是生病的主要原因不是身体上的而是精神上的。他们把注意力集中在一个看不见的世界里。他们认为，这个世界存在于普通感官之外。在这个领域，他们寻找发病原因，并想方设法治愈疾病。""我所接触的那些康复者有一点是共同的，那就是接受疾病，而不是一味地拼命。接受疾病常常是接受自我的一部分表现形式，接受自我意味着精神状态发生重大改变，这种改变可以使个性发生转变，而个性转变则会有利于疾病康复。"[1]这里说的"接受疾病"的意思是指已经患了某种难以痊愈的疾病，就不应该性急心乱，要"接受"它，平心静气地对待，所谓"既来之，则安之"，就是让意识平静，不影响或干扰信息系统，它才能全力以赴地消除疾病，即使某些器质上的病变一时消除不了，也可以与之"和平共处"。

"我是一位医学工作者，在医院工作多年后，我开始不再迷信正统的医

1.《不治而愈》，第132、86页，新华出版社，1998年版。

疗模式了。在我看来，目前所使用的医疗模式只不过是一维的。我开始对康复中的精神—身体相互作用感兴趣，并且继续尽一切可能学习这方面的知识。自从有了这种认识，我已将'真正康复'的概念扩大到包括精神—身体—意志三方面。我坚决相信，一旦我们所有人都接受和理解了这种精神—身体—意志三位一体的概念，我们整个社会将在真正康复的潜力方面有一个质的飞跃。"[1] 这里所谓的"目前所使用的医疗模式只不过是一维的"，即是指单从躯体层面考虑治疗的问题。精神、意志是意识系统层面上的，其实更为重要。

安德鲁·韦尔所说的"是健康还是生病的主要原因不是身体上的而是精神上的"，亦即指明生病的主要原因不是躯体上的，而是生命上的。他所说的"精神"，实质就是笔者所说的"意识"的一部分。有许多疾病，本来只需医生在心理上加以指点，病人明白了，就可以期待它痊愈。然而，医生不明白，偏偏要从躯体上找原因、找病灶，或者要从外部找原因。例如寻找某种微生物，并试用各种抗菌药物，结果却适得其反，损害了病人的健康。

二、意识系统与养生

"几味君臣药，一丸父母心。但愿人世皆无病，何恐架上药生尘。"（傅景华语）这才是真正的中医之心。只有知道如何养生，才能知道如何维护健康。中医学把养生放在治病之前就体现了这种思想——重养生而不重治病，治未病而不治已病。然而对市场医学来说，养生却是它真正的敌人——市场需要的是病人而不是健康。

在《内经·上古天真论》里就有许多关于养生的论述："法于阴阳，和于术数，食饮有节，起居有常，不妄作劳……"这些养生的道理，概括起来就是"只要正确保养生命，就不会生病"。所以，中医把养生看得重于治病，这才符合医学研究的根本目的。如何养生，我国产生了道家。道家虽然寻不

---

1. 同上书，第 86 ~ 87 页。

到得道成仙的方法，但却找到了调神、调气的气功养生的方法。

从心理学和意识系统的角度来看："疾病是人的一种状态，它暗示人意识里的不正常、不和谐。内心平衡的失去表现在身体上就是症状。这就是说，症状是信号和信息的载体，它的出现中断了我们生活一如既往的流程，并强迫我们去重视症状。症状提醒我们，我们这些作为有灵魂的生命，是生病了，也就是说我们失去了内心力量的平衡……"[1]绝大多数疾病主要表现于生命与躯体的不和谐、不平衡上，与我在上面说的一模一样。疾病意味着信息系统活动的不顺遂，也就是生命自组织能力的部分失序，它也正在努力恢复有序，与躯体无关。正如德特勒夫森等所说的，躯体像舞台，"在演出悲剧的时候，舞台本身并不令人悲伤，令人悲伤的是这个戏"！现在我们经常错误地把人体的躯壳作为疾病治疗的主要对象，而忽视了它的信息系统的作用；再加上躯体分科越来越细，对疾病的认识也就会越来越远。

意识系统是后天长成的，具有可自控性，就好比演员可以根据表演的需要，控制他们的喜怒哀乐。临床治疗中利用意识的可自控性，可以诱导整个信息系统的自组织性，发挥它潜在的自我康复能力，使疾病得以痊愈，而不是随便地使用药物，妄图以理化外力直接干预。这应该是每个医生的首选治疗方法。这种方法既避免了药物对病人身体的损害，也充分发挥了人体自身的调整能力。所以我认为，最好的治疗方法是不用药物。

作为医生，应该知道人体蕴藏着巨大的潜能。如果我们的医学能从生命出发，将来必定会有惊人的收获。我在本章里强调可自控性，也就是强调做医生的在临床时，应该尽可能地发挥和利用人体生命自身可控的潜能来治病，达到救助生命的目的。生命的发生、发展，有它自己的自然规律。作为医生，治病能顺其自然规律，就会把病治好；逆自然规律的，就会把病治坏。故《内经》说："逆之则灾害生，从之则苛疾不起。"人，作为自然界里最高级的有意识的生命体，必然比任何一种生物蕴藏着更大、更多的潜能。气功之所以能够养生、保健，就是利用意识系统的可自控性，保持自身顺应自然的平静，

1.《疾病的希望》，第11页，春风文艺出版社，1999年版。

不使逆乱，让信息系统更有力地发挥祛除疾病的自组织能力。

宋安群说："进行'气功'锻炼，即是人们用意识（意念）引导经气在体内运行，经过一次次地反复练功，不仅身体会越来越好，而且体内经气也不断有新的发展。同时由于意念作用于体内，体内的脏器也会由不受大脑（意念）控制到逐渐能受大脑控制，并且控制力能不断发展。这里列举西安医科大学与国家机械委 521 医院协作做的一项研究，他们组织高级气功师、初学气功者、非气功者进行实验，共 56 人次，在三年多的实践中观察到，气功对胃电的活动具有双向调节趋势（可加强与减弱）。例如当气功师组意守中脘穴进入气功态，让胃运动加强时，见胃电频率平均加快 0.27Hz，振幅平均增加 303mV，停止意念控制后，胃电在 1 ～ 3 分钟内恢复正常，而初学气功组与非气功组均无此胃电变化。另有一位练气功六十多年的气功师，用意念加强胃活动时，其胃电振幅在 10 ～ 30 秒内可增强 4 ～ 5 倍[1]。印度瑜伽大师之所以能控制自己的心率、血压、体温等，也是由于长期训练的结果。"[2]

现代人之所以比古代人寿命长，是因为随着生产力的发展，物质生活逐渐改善，生活条件越来越好。人们对自己的生命有意识地养护，医护能力增强。运用意识系统的可自控性主动养生，这才使得人类的平均寿命不断增长。人有嗜欲，这是本性："食色，性也。"所以，《内经》告诫："……法于阴阳，和于术数，食饮有节，起居有常，不妄作劳，故能形与神俱，而尽终其天年……以酒为浆，以妄为常，醉以入房，以欲竭其精，以耗散其真，不知持满，不时御神，务快其心，逆于生乐，起居无常，故半百而衰也。""恬淡虚无，真气从之，正气内守，病安从来？"要想健康，就不能任性纵欲，要自觉控制："春夏养阳，秋冬养阴，以从其根……""我国古代道家有许多得道养生而长寿之人。据我国学者姜亮夫等人的研究，在中国古代，儒、释、医、道四家 12021 个历史人物中，从平均寿命来看，以道家为最高。道家采取诸如吐纳气功、

1.《益寿文摘报》，1990 年 3 月 20 日。

2. 宋安群：《从西医治病看疾病的本质与现象以及所出现的问题》，刊载于《新疆中医药》。

心性养练等术保养生命，达到'保生'延寿的目的；又通过不问世事、摆脱社会人际关系来使'身'不受任何的外在损伤，达到'全身'，避免'早夭'，从而长寿。"[1]

社会文明不断发展，人类的意识思维能力也越来越发达。意识系统对生命的影响越来越具有密切性和重要性。意识系统是人之所以成为高级生命的根本，人类智慧普遍提高是人类寿命增长的主要原因；也说明随着时代的进步，个体寿命不断延长，是因为文化教育的不断普及，以及科技事业的迅速发展。所以，现代人与古代人相比，寿命成倍增长。可见，普及文化教育，普及科学知识，提高个体的自控能力，对延长人类的平均寿命，必将起到非常有益的作用。古代中医学中，提出"以智养生"、"存诚操养"，说明人们不仅可以用意识来养生，促进健康、长寿，并提出注重胎教、幼教的学说，还可以让我们的后代能更智慧、更长寿。可以这么说，智慧（意识）与长寿的关系成正比。

利用意识系统的可自控性实现长生不老做神仙，是中国道家的梦想。因此，气功成了道家修炼的必然之路。气功的实质是"入静——意念控制经气运行"，使它能够按修炼者的主观意识循环。中医病因论中的七情所伤，就是指意识过于激烈，影响了信息运行，诱发种种疾病。入静则可使意识系统松弛，排除了它对信息运行的干扰。信息系统摆脱干扰后就会很快自组织地恢复正常的运行，所以可以保持健康。然而，所有的道家都没有修炼成长生不老的神仙，即使自小到大日夜修炼的人，都会在灯尽油枯后一命归西。因为没有人能做到让信息系统完全听命于意识。如果真是这样，信息系统的自组织性就等于失去，这是违背自然规律的。同时，信息系统运行路径之复杂不是意识所能控制得了的；如果运用意识勉强控制，当然是违反自然规律的。所以，入静确实能够养生和祛除许多疾病，但超过了这个限度的人，最后都容易走火入魔——适得其反。

饥饿不好受，食欲是人的本能，但也不能放纵。所以利用意识控制饮食

---

1. 温志大：《走向天堂》，第 126 页，四川人民出版社，2000 年版。

也能养生,使自己健康长寿。洛克菲勒三十多岁时,勤于算计,一心钻在经营里,因此得了重病。医生给他的处方是"吃七分饱",后来他活到九十多岁。江宝银先生说:"为什么饥饿养生试验能使人更长寿?为什么过量摄入蛋白质对某些癌症产生促进作用?为什么经受苦难有益于身体健康?从中可以得出结论:利用好自救重组的经络系统是养生的关键。祝总骧教授提出的 321 经络锻炼是对的,有效的,但亦要补充其他措施才能使其效果更好。提供复壮方法:适量体能锻炼加经络 321 锻炼 + 饥饿 + 静养——三分经络锻炼加三分饥饿,加七分入静、养神、睡好,才是健身强体的根本方法。这个方法应在休闲时做,而且不能天天做,应该在十天或半个月做一次就很好,做的时候要在当天喝一些果汁,如草莓汁、葡萄汁、香蕉汁、苹果汁等富含维生素类的物质,但不吃糖、米、面等主要供给能量的主食,停食一餐或两餐,视体质状态而定。该食饭时先喝口水睡上半个小时,然后在醒后再吃饭,这亦是比较好的提纯复壮的方法,经常锻炼才能使人的免疫系统变得强壮。锻炼加饥饿入静就更能使人的细胞组织提纯复壮,更能使机体细胞和体液免疫功能更年轻,提高抗病力和延缓衰老。因此,我国传统的饮食养生向来提倡七分饱,留三分利用在机体内的营养,饥饿不等于没有营养,做到恰到好处。营养与饥饿疗法是不矛盾的。这样养生是很有科学道理的。"我认为祝先生的方法,可适用于大多数的中老年人。现在中老年人平时的饮食,拿营养供应来说,已经足够;拿思维细胞的使用来说,人生已过大半,思维细胞里的东西也积累得比较多了,也需要静养、疏理,才能复壮。因此,三分饥饿、七分静养,确能使很多人延年益寿。

三、意识系统与疾病治疗

心理恐惧往往对健康损害更大，尤其是老年人，长时间的忧愁、烦闷、不安会加快自身的衰老和死亡的速度，而且为整个家庭投下不和谐的阴影，影响到家人的生活。专家透露，目前死亡的肿瘤病人有三成是被活活"吓"死的。[1]

从精子与卵子结合的那一刻起生命就产生了，而那时候意识还没有产生。意识是人在出生后，接受环境的影响与教育后逐步形成的。生命一开始，生命的本能信息运行也同时开始了。生命的本能信息运行是无意识的、自组织的。生命的意识信息系统则是以生命本能信息为基础而产生出来的，而后形成一套独立的、可自控的系统，但它是以信息系统为基础的。因此，许多疾病也就可以通过意识的自控，使生命信息系统的自组织能力得到加强并有序，就能排除疾病而恢复健康。这个问题，中医早在《内经》里就解决了："法于阴阳，和于术数，食饮有节，起居有常，不妄作劳。""恬淡虚无，真气从之，精神内守，病安从来？"这些强调意识对健康的主导作用的内容，《内经》里比比皆是。《上古天真论》讲的就是健康的道理，这证明了有5000年历史的中医学所具有的前瞻性。这说明中医医学远非某些人所说的不科学，而是这些人对它成熟的生命智慧太无知而又妄加贬低。

我们虽然不会听命于身穿草裙、头顶鸡毛的人，但对身穿白大褂口口声声依靠科学诊断的人却言听计从。如果穿白大褂的大夫告诉某人他要死了，那他真的会相信死期将至。我认识一个人，几年前医生告诉他得了癌症，恐怕来日无多。他从此果真消瘦下去，卧床不起，成了一副病入膏肓的样子。后来他的妻子接到医院来的电话，说出了差错，她的丈夫根本没有患癌症，是实验室的工作人员把他的报告和别人的搞错了。听到这个好消息后，那个

1.《药祸》，第11页，安徽人民出版社，2007年版。

垂死的病人奇迹般地迅速康复了。意识也有积极的一面，一旦他们在精神上拒绝接受坏消息，他们也会很快康复并很好地生存下去。正如恐惧焦虑能杀死病人一样，希望和坚定的意志也能延缓死亡。通过发挥自身意识的潜能，那些被宣告即将死亡的人能够成功地战胜死亡。我们应该让更多的人了解这种目前仅有极少数人意识到的力量，并尽可能地发挥其巨大的潜在作用。[1]

病人和医生都应该知道这样的常识：意识是可以自控的。因此，爱惜生命，拒绝死亡信息的释放，是人们战胜绝症，使自己活着的关键。我们明明知道意识的控制，对保健、长寿都有好处；意识的失控，最容易导致死亡。可是，我们的医学却到处制造和散布微生物恐怖、癌症恐怖、不治之症的恐怖，待它们流传广了，造成祸害了，才加以否定。[2]《不治而愈》的作者，总结了许多绝症患者痊愈的原因，其第一个道理是，这些患者都从不绝望，而是认为自己必然能活着。他们改变生活习惯、饮食起居或医疗方法。因为人自从有生命的那天开始，他的生命就会为活着而奋斗。美国女大学生克里斯汀，年仅19岁，1974年身上出现瘀伤，骨髓活检血细胞只有正常的2%，医生诊断是再生障碍性贫血——绝症。好几家医院为挽救她的生命而动用一切可能的技术进行全面抢救，最后认为回天乏力。洛杉矶加州大学医疗中心准备给她做骨髓移植手术，她的一个哥哥和一个姐姐的骨髓经检验，都与她相配，都愿意捐献。"但是克里斯汀表示不想忍受骨髓移植手术的痛苦折磨。"[3]她认为信仰疗法适合她，但医生认为已经太晚。于是她只好做了两次骨髓移植手术，但都不成功。她的免疫系统无论对哥哥或姐姐的骨髓，都会产生排异性。医生们不再抱任何希望。最后她仍然通过信仰疗法和"康复食疗食谱"而获得痊愈。医生曾经为把骨髓移植给她施用了许多排异药物，曾经宣布这些药物已经使她丧失了生育能力，二十年后，她却成了四个孩子的母亲。

1.〔英〕威尔诺·卡尔曼著，朱毅译：《别让医生杀了你》，第62～64页，陕西师范大学出版社，2003年版。

2.《不治而愈》，新华出版社，1998年版。

3.同上书，第20页。

这些故事告诉我们，人的意识对疾病的痊愈，起到决定性的作用。不管患了什么病，乐观的精神是对抗疾病的最好的药物；而悲观绝望，却只能帮助死亡信息的释放。"笔者对这一个病例中的两名圣×××医院的专家，给病人定死期的做法极为不满，不论在任何情况下，医生绝对无权任意推测或确定病人的死期，就现今的科学技术和测量仪器，并没有任何一种可以确定人类死期的方法。所以任意告诉病人的死期是一种毫无科学根据、危言耸听的谎言。胡乱猜测只会增加病者的心理负担，是一种毫不负责任、雪上加霜的做法。另一方面，患者的身体状况在恢复化疗前的两个月表现良好，并无任何恶化的迹象。但恢复化疗不到两周后便突然不治身亡，如此明显的状况，相信不用笔者多加解释，读者们也能猜到患者死亡的原因。"[1]

我最近治的一例女性肺癌病人，两年前做过伽马刀手术，还化疗多次，后来医生失去了信心，告诉她只能活6个月了。该患者不相信，但也不怕死，她在上海用中草药治了两年，又来让我诊治，现在6个月又过去了，原来每天都必须服3粒止痛片的，现在减为半片，精神也好起来了。她常说笑："西医医生认为我只能活6个月，可是28个月了，我还活得好好的。"信口开河，随意恐吓，成为现代癌症专家的一大手段，可以说这是现代西医威望降低的主要原因之一。我的朋友甘慈尧先生，原任温州市医药局局长，是一位醉心研究中草药的专家。他的一个朋友的父亲八十多岁，患肺癌，医生告诉家属只能活两个月了。于是他朋友请甘先生去治疗。甘先生用中草药调理了近一年，再去医院诊断，医生还是说：只能再活半年。但是，老人的精神却比过去好多了。这里必须告诉读者的是：老人一直不知道自己患的是肺癌。

用大脑治病的意思就是利用意识的可自控性来治疗疾病。《中国高新技术产业报》曾刊出一篇《未来医疗保健趋势》的文章，文中指出，人们研究发现，思想、意念、情感、想象、信念、心理、情绪等在防治疾病、增进健康方面的作用越来越重要了："人的感情同健康的关系十分密切，微笑就会让身体释放出免疫的化学物质，增强身体对疾病的抵抗能力；大笑还能提高大

1.《顺势疗法》，第198页，中国环境科学出版社，1999年版。

脑的吗啡水平，帮助缓解内心的痛苦。""近年来，国内外对威胁人类的癌症，越来越重视信念疗法。据报道，美国科学家进行的信念疗法的临床实验已经收到了良好的效果。随着科学技术和医学的进一步发展，以及对人体最奇妙的器官——大脑功能的进一步认识和掌握，人类必将更多地依赖良好的情绪、稳定的心理、积极的思维、乐观的感情、坚定的信念，通过想象消除疾病。""人们的这些精神活动都是在一种跟健康有极大关系的化学物质的推动下完成的。因此科学家认为，科学的任务就是学会如何控制大脑，让它在适当的时间产生那种对身体健康十分有益的化学物质。"

美国的整体医学对大脑和精神这两个概念，还没有区分清楚。安德鲁·韦尔讲到的大脑与精神，还说"不同文化对精神上的原因导致患病的看法，但是当谈到这三者相互作用时，人们却常常显得非常无知"。因为他们过分倚重于躯体的解剖，从物质方面去认知，而不知生命是非物质的信息系统——意识系统与本能系统是非物质的。因为他是西方医学家，仍然会受物质观念的束缚，没有把大脑与意识区分开来。他所说的"大脑"，事实上就是"思想、意念、情感、想象、信念、心理、情绪"等的活动，是非物质的；他所说的"精神"，也是指生命信息系统的自然状态，亦即生命的自组织能力在自然发挥的状态，也是非物质的。

在中医学中，利用"大脑"治病早就有了。人们常说："笑一笑，十年少；愁一愁，白了头。"其实，感情太过或不及都会导致生病。"笑死程咬金，哭死程铁牛"，正说明不管笑或愁，情感使用太过，都会伤害生命的内在平衡。故《内经》说："因而喜大虚则肾气乘矣，怒则肝气乘矣，悲则肺气乘矣，恐则脾气乘矣，忧则心气乘矣，此其道也。"张子和有个医案，是治一妇女突发痴呆的，采用了惊恐的方法使之恢复正常，就是利用情感的相互制约而得效的。中医认为，喜伤心，心属火。恐伤肾，肾属水。水能克火，故可以治喜伤心之病。历史上有很多中医医案，记载中医利用感情的相生相克来治疗因感情使用得太过而产生的精神上的疾病，也就是西医所说的精神病，或者所谓的心理疾病。这说明实践证明中医的精神治疗研究已经形成系统，远非西方的精神治疗或心理治疗所能比。

患癌为什么会被认为是必死无疑？其元凶就是一种以躯体为生命的思想。把躯体当做生命，癌附着在躯体上，医生便会认为唯一的方法是切除。岂知躯体只是生命的附着物。癌是生命产生出来的，没有生命的躯体是不会生癌的。因此，被切除了癌肿的躯体，只要生命仍在，癌细胞还要产生出来。然而，原来癌细胞附着的部位已经没有了，它只好另附他处，于是才有了癌扩散。切除癌肿块的手术，不仅是切除部分躯体而已，而是在同时摧毁了一部分生命的自我康复能力，因而加速了死亡。患癌被认为必死后，一个最可怕的"副作用"是意识体系的自卫系统被摧毁，所以，80%的癌症患者才会死于恐惧。要治癌，首先是意识上不怕癌。

笔者在临床上碰到西医久治不愈之症，或已经表明是不治之症的，都必先做思想工作，告诉患者，没有治不好的病，只有没本领的医生，以此首先解除患者的焦虑。现代医学由于基础错误，内科疾病基本无法治疗。因为疾病是动态的，以固定病名的方法认识与治疗，基本上属于刻舟求剑之法。治疗无效带来困惑，因而只能宣布"此病无药可治"、"此病为必死之症"，以此来掩盖他的无能。但是，现实是最好的"迷幻素"的清醒剂，被宣布为必死的癌症、艾滋病都可以不治而愈，"不接受治疗的比接受治疗的生存的希望要大"，这些事实说明现代医学所宣布的必死之症，目的是解除其尴尬，但这种解除方法有悖于医学原则，是无数人因此而吓死的成因。

四、情志治疗案例

健康不是单一因素的结果，也不是众多单因素的并列结果，而是诸因素互为映射，互根作用，全方位、全时空、全信息整合的结果。科学研究证明：心理作用对称于"心理"可使"生理"发生变化（如长期的心理负担可导致内分泌失调），反过来"生理"的变化对称于"心理"则可导致"心理"的变化（如生理上多巴胺的丧失会导致心理上的烦躁；肾上腺素的过量分泌会导致听觉、视觉受到极强的限制）。而且二者之间的变化对"精神"起着直接的"湮灭整合"作用，即"心理"对称于"生理"，或者"生理"对称于"心理"的任何微小作用都将直接控制和影响"精神状态"，反过来"精神状态"也必然会给"心理"或者是"生理"带来相应的影响，健康与长寿就在这三者全息映射之中，所以可将心理（心）—精神（志）—生理（生）函三对称统一律作为宏观的健康和长寿与否的"试金石"。[1]

中医与西医最明显的不同是在对心理疾病的治疗方法上。中医可以用药物来调节情志，但这还是为次的；运用情志的五行生克原理来治疗因情志障碍而产生的疾病，才是主要的。

《南部县志》记一医案：某县青龙桥有位姓王的读书人，忧郁不得志，渐成癫疾。喜暗怕明，整天独自坐在光线极暗的室内，从不外出，也不与人交谈。若接近灯火或偶尔外出，则病情加重。请了许多名医都没有治好他的病，最后请李建昂先生诊治。李医生诊察过后，也不下药，拿过王某所写的文章乱读起来。一篇好好的文章，李将它读得乱七八糟。王某听了大为恼怒，大声呵斥道："你读什么？"李医生理也不理，继续读王某的文章，而且声音愈来愈高。王某怒不可遏，一把夺过文章道："你不是文人，不懂得句读，怎么这样狂妄？"说完，坐在灯下，气愤地喘着粗气，竟忘了怕光的老毛病。从此病愈。后来李建昂解释说："此病为精神抑郁所致，郁得怒则解。我之所以把他的文章读得乱七八糟，就是为了激怒他给他治好病。"人家听了，十分敬佩。

《洄溪医话》某朝有一位新科状元，请假回家探亲。路经淮河时生起病来，请当地一位名医诊治。医生诊后对病人说："此病已经不可救药了，七天后必死无疑。请你赶快回家，走快还可以活着到家，走得慢连家里人也见不到了。"这位新科状元听了医生的话，既惊慌害怕又垂头丧气，日夜兼程往家乡奔赶。到了第七天，并没有出现异常。状元正在犹豫，只见仆人进来，送上一封信，说是医生写的，嘱咐到家后交给你。状元拆开信，只见上面写道："由于状元及第，大喜伤心，你的病不是药物可以治愈的，所以我用'死'来恐吓你，是为了给你治病。现在应该没有大碍了。"经过这番治疗，状元的病果然好了，

---

1. 周天元：《生命的全息架构以美学运行法则之研究》。

他十分佩服这位医生的高超医术。[1]

由于某种情志过极而得病的人，医生以激发另一种情志来治愈其病的故事，在我国古代医籍案例中数不胜数。《儒林外史》中写贫寒的范进中举后大喜过度发癫狂，医生着他平时最害怕的屠夫岳父打了他一巴掌，就治愈了。这是一种利用"恐伤肾"治疗"喜伤心"的方法。这种方法不仅证明中医五行相互制约是有道理的，同时也说明中医的五行医学理论是有实践依据的。上面的故事是写书生中状元大喜伤心，医生用"死"来恐吓他而得以治愈。尽管故事各不相同，具体做法也不相同，但方法完全相同。所以，临床治病使用的方法与具体做法也是有区别的，有悟性的医生才会临时变通。

用某种感情治愈某种与之相反的感情所生之病，说明中医对心理研究的掌握不仅入微入细，已经系统化，而且能临床应用了。这就完全不同于现代医学的心理研究了。现代医学在理论上，只凭弗洛伊德的一个所谓潜意识的概念，不懂得感情分类和制约就建立起心理学治疗，办起医院或治疗的科室，实际治病用药只有两种：兴奋药和抑制药。如果没有药物，医生就别无他法了。而且，这些药物的使用都有依赖性，也就是像吸毒一样会使人上瘾。

五、让病人信任以提高治疗效果

医生以什么方法让病人信任呢？医学的方法与市场的方法是相反的。市场的方法是做广告，让人们知道某处有某医生能治某种病，这种方法使市场获益。市场获益就使经济周转加速，但是病人却容易受到损害。因为这种方法把医疗行为变成商业行为，出钱利用媒体，把本不会治病的也可以说成神仙似的，造成误导。例如，人人皆知的张悟本事件、此起彼伏的各种保健品、各地专治某种病的大医院和各种各样的神医事件，等等。在这些事件中，病

---

1. 李珍编著：《岐黄用意——巧治疑难杂症》，第 158 ~ 160 页，上海中医药大学出版社，2007 年版。

人受到了精神、经济、体力的损害。因此笔者认为，医生出名是看病看出来的，不应该是做广告做出来的；医生出名是病人口耳相传的，不应该是媒体传播的。我国传统老中医出名的道理就在这里。由于现在信息沟通方便，交通运输便利，许多人慕名求医，是靠医生著文引来的，即使也会有误导，那也是医生付出了辛苦，做出了贡献，有误导也情有可原。这是什么意思呢？医生治愈了某病人，著文记下他的经验，对文化来说也是一种贡献。但是，容易使人误认为他会治这样的病，便不惜千里奔波，最后可能病没看好，白走一趟。这就是一种误导。我写了书，有人远道来找我，但我并没有看好他，常常自咎这是书的误导。因此我对于那些利用媒体、广告的医疗单位或医生觉得可耻。

"信则灵"是一个大家都知道的常识。古代的"医"字，上面是个"酉"，下面是个"巫"，也就是通过巫师，用酒来祭祀神灵，要求他保佑病人，很多病人经过巫师的祭祀后，果然恢复健康了。因为病人相信神灵因他的祭祀一定能保佑他的。不管我们这个世界上有没有神灵，这种维护健康，祛除疾病的方法，在西方先进的国家里仍然合法流行。美国把这种治疗方法叫作信仰疗法，实施这种疗法的称为信仰疗法术士，不叫作医生。这也说明，通过一种医疗方法治愈疾病的，不一定就是医生而可以是术士。

我在北京原创中医复兴论坛上曾经说过，现代医学的外科医生，其实不是医生，而应该称为技师。他们只知道一种手工技术，能以这种技术治疗某种疾病。而现在我们把他们称为医生，实际上把概念弄错了。这个错误导致外科医生主宰了整个医学世界达一个多世纪之久。可以认为，在现代医学中，错误的概念多得是。如果错误的概念不与利益挂钩，那它一定很快会得到纠正。但在西方，医学被市场掌控了，形成了一个巨大的利益集团，即使知道概念错误，要想纠正却难了。医学从一个错误走向另一个错误，并利用它所有的方法和手段，对错误进行遮盖或掩护，以便获取更多的利益，这也是使医学走向衰败的主要原因之一。

信仰疗法的实质是运用意识来治疗疾病。国外曾经做过一次手术治疗美尼尔综合征的实验，手术者分为两组：一组真手术，一组假手术，结果两组都治好了8个人。这个实验说明，意识确实能使很多人恢复健康。绝大多数人都知道 50% 以上的癌症病人是吓死的，年龄大的、怕惊吓的更容易死亡。

我国古代道家追求长生不老的秘诀，虽然没有追求到长生，却追到了气功治病的诀窍。气功治病显示了人的意识的可自控性。

麦克塔格特给我们讲了一个真实的故事："三年前，我 78 岁的婆婆伊迪被诊断为晚期乳癌，她的医生私下告诉我们：'如果我是你们，我会把她的事早做安排。'在做检查时，医生很吃惊，他告诉我，伊迪的乳房像生肉一样。实际上，癌症已经进展到使用化疗或其他任何干涉治疗都太晚的地步了，医生告诉我们，她至多还能活三个月。她的全科医生在她的处方上开了两种药：枸橼酸他莫昔芬——用于延缓癌症发展，甲硝唑——用于治疗乳房的开放性溃疡。两天后，我们从公公那儿听说，伊迪几乎要崩溃了。于是伊迪的医生开始给她用吗啡。他告诉我们，伊迪问过有没有什么可以止住疼痛。'说实话，'他又说，'我正在设法尽快给她找到家庭护理。'两天后，伊迪已不能自己从浴盆里出来，而且呕吐剧烈，无法进食。甲硝唑的一个副作用是会突然降低血压，对老年人尤其如此，这造成伊迪昏迷和跌倒。枸橼酸他莫昔芬可以引起疼痛，而且甲硝唑和枸橼酸他莫昔芬都可以引起恶心反胃。换句话说，伊迪表现出来的每个症状除了乳癌本身引起的，看起来主要是由药物所致，而且还可能是因为医生要求我们填写的'末期'这个词。我们让她把她的药扔到一边，不久之后，我们努力弄到了其他的药。这些治疗与她原先进行的不同，但对她的病有效，并不像她的全科医生说的预后那样差。幸运的是由于我们所作的努力，我们认识了帕特里克·金斯利医生——莱斯特郡的一位医学先锋，他曾帮助人们解决了好多问题。我们并不知道他在治疗末期癌症方面会有多成功，但我们得知他组建了一个地方性癌症团体，这个团体由看起来没有治愈希望的、活不了太久的癌症患者组成，这令我们备受鼓舞。我们联系了他，之后他给伊迪做了检查。我和他们一起在房间里，他看到伊迪的乳房并没有退缩。'我想我们应付得了。'他说得比较有信心。他的生活治疗制度主要包括：设计一种修订过的健康饮食和维生素供给计划，要经济上能够接受并且符合标准英国人的饮食口味，去除他认为会让病人过敏的食物，并且每两周静脉注射一次大剂量的维生素 C。几个月后，那个在第一次会诊就给伊迪下死亡判决的全科医生来给她做检查，吃惊得说不出话来。他原先没有办法遏制她的乳房癌肿，可现在癌肿完全消失了。尽管有一些科学证据支持帕特里克的治疗是有效的，但我更相信是我丈夫赞同这个治疗方法的缘故。伊迪的小儿子告诉她这个方法会有作用，这对她来说给了她足够的信心。"[1]

对西医来说，这是个奇迹。他根本不知道这里起主要作用的是伊迪的生命，是伊迪的生命消灭了癌肿块。依麦克塔格特的看法，是她的婆婆相信了小儿子的话，而不是帕特里克·金斯利医生的用药治疗。说得对！小儿子的话使伊迪得到了鼓舞，生命的能量振奋起来了，才使癌肿块消失了。但是有一点必须讲明白，也就是这医生用药没错误，至少他的用药不会对伊迪造成伤害。那全科医生的药物却是会伤害伊迪的，所幸的是没有继续用下去。这里只说明一个问题，全科医生的治癌知识不是自己凭空想象的，而是从现代医学的学校里接受的。可见这种治癌的方法和药物，对癌症患者是个危险。说穿了，现代医学治病的目的，不是为病人的生命健康，而是为销售药物。这一点，也许没人知道。君不见，医院里都在分科治病。疾病哪能分科？除了外科手术需要分科外，一切疾病都与整体有关，对任何一种内科疾病来说，是生命生病，不是身体生病。必须有整体的生命知识，能对病人做整体考虑的医生才能治病。

乳腺癌是现在癌患者死亡的主要原因之一。根据我的推测，乳腺癌患者起码有90%以上的人是不会死的。但是，必须有两个条件：一是患者必须相信真的不会死，而死者也是因吓而死；二是未受到手术、化疗、放疗的摧残的。乳腺癌患者之所以死亡，是因为理念恐吓，精神支柱倒塌；乳房的切除使致命部位受损伤（这是女人的要害），再加上化疗、放疗的摧残，能活的就不多了。前列腺癌的死亡率只有1%，是因为男人爱惜阴茎，不愿意做手术。人之死亡，是因为五脏六腑的功能因某一处衰竭，造成信息运行断链（中断）。因此，只要五脏功能保持正常运转，无论怎样都不会死。何况乳房离各致命

1.《医生没有告诉你的》，第 209 ~ 210 页，新华出版社，2009 年版。

器官还远着呢，而且，它生在体表，中医容易观察它的变化而能及时采取相应的调节方法。

任何时候，病人的意识都关系到治疗效果。因此，所有临床医生都必须具有心理学知识，而且也必须能运用心理学知识。绝大多数现代医学的医生不仅不注意如何保护病人的意识正常，反而用言语恐吓病人，摧毁病人的生存意志。因为现代医学是分科治疗的，所以就不会关心心理对疾病的疗效。

第八章

西医学是躯体医学

　　本章的目的是让读者理解躯体医学与生命医学的不同。西方医学把它的基础建立在解剖学上，误导了整个医学的方向，现在积重难返的原因，在于它已形成一个社会上最大的利益集团，药业大佬要靠它发财，很多人要靠它过上优裕的生活。但是这种财富、这种生活，却是在无数人付出生命和健康的基础上建立起来的。所以美国的门德尔松博士说："如果90%的现代医学从地球上消失，即，90%的医生、医院、药物和医疗设备从地球上消失，这就会大大地改进我们的健康。"

　　一百年前，西方伟大的医师、生理学家、法国科学院院长弗朗科伊斯·马迪根教授说：

　　"先生们，医学是一个高明的骗子。我知道它叫作科学，它是无与伦比的科学。医生若不是骗子就是经验主义者。我们的无知依然如故。在世界上，有谁通晓与医学有关的知识？！先生们，你们来这里听我的讲演，我感到莫大荣幸，因此，我现在必须坦率地告诉大家，首先我对世界上的医学一无所知，我也不知道有谁真正通晓医学……再重复一遍，无人通晓任何医学知识……

　　本着正确的态度，我们正在搜索事实。鉴于此，我可以断言，在一个世纪左右的时间里，积累的事实可以帮助我们的后代建构起一种医学科学。谁能告诉我如何治好头痛或痛风或心脏病？无人能告诉我。噢，你说医生治好了病人。我同意病人被治好了，但他们是如何被治好了的呢？先生们，大自然治好了很多人，想象也治好了很多人；而医生呢？即使没有造成损害，也只能治好极少数病人。"[1]

　　读者切莫以为这一个世纪前的讲话，现在拿来证明现代医学的没用，已

_____

1.《现代医疗批判》，第130～131页，上海三联书店，2005年版。

经过时了。其实一个世纪对医学研究来说，只是极短的一段时间。尽管科学技术飞速发展，可是现代医学却没有丝毫进步。为什么这么说？从X光到核磁共振，那是科学技术的发展，不是医学的进步。医学进步的标志是治疗效果。尽管可以吹嘘现代医学如何如何的"进步"，但在《别让医生杀了你》的一书中却说：

多年来，医疗技术的发展使医生可以使用的设备越来越多，然而这些仪器却在病人和医生之间竖起了一道无形的屏障。医生们往往完全依赖仪器，所作的诊断全凭仪器检查的结果，而不是根据鲜活真实的客观事实。这样的诊断当然很难引导正确有效的治疗。几年前在美国进行的一项调查发现，如果医生在诊断时更多地依靠他们的大脑而不是仪器的话，那么每十名死亡的患者中就有一名至今仍有可能活着。

这个事实够让现代医学难堪了：检查身体的仪器确实越来越进步，技术越来越先进，它的结果是病人本应活着的却给治死了。也就是说，这种"进步"的代价，是提高了死亡率。

日本的统计是：一个世纪以来，西医的治愈率停留在1/5左右，没有进步。美国、加拿大、以色列的统计是：医生罢工，死亡率降低。这说明，不仅没进步，反而在倒退。所以，马迪根教授的讲话，提出了让我们思考的许多问题：

1. 疾病的本质是什么？

答案：生理障碍。本书的解答是：生理活动正常就是健康，就是生命信息的有序运行，生病就是生命信息运行障碍。

2. 医学进步的标志是什么？

答案：疗效。现代医学并没有考虑如何提高它的疗效，因此这一百年的实践得到的结果是：在日本，停留在原地踏步；在美国、加拿大、以色列，医生罢工，死亡率减少。也就是说，"行医加速了病人的死亡"。

3. 现代西医学就是科学吗？

答案：并非科学。现代西医学还不能算作科学，它只能说是一种治疗实践和探索，为后代积累建构科学医学的经验而已。医学拿"科学"作幌子，但其无知依然如故，对头痛、痛风、心脏病、癌症、高血压、糖尿病、关节炎、多发性硬化、骨质疏松、经前综合征、哮喘、感冒、疱疹和艾滋病，至今都还是姑妄言之、姑妄治之的不治之症。

4. "大自然治好了很多人"是什么意思？

答案：就是说，不去医治，任其自然，改变环境，很多病人反而会自然痊愈；许多人是因勉强治疗而死亡的。

5. "想象也治好了很多人"是什么意思？

答案：是指利用意识的自控能力，使之"恬淡虚无"，让信息运行重新恢复有序，也能治好疾病。

马迪根教授尽管站得高看得远，出自肺腑之言，道出了西方医学的致命伤，其眼界毕竟还局限于西方世界，他并不知道东方世界已经有了中医学这门真正的生命医学治疗学。对中医来说，头痛、痛风、心脏病、癌症、高血压、糖尿病、关节炎、多发性硬化、骨质疏松、经前综合征、哮喘、感冒、疱疹等，应该都不是什么不治之症。

西医能治疗的只是急性外伤的急救部分，它所包括的内容极其有限，例如天灾、战争、车祸中的受伤者。现在把外科手术肆意用于治疗所有内科疾病，那只能是生意人的阴谋，也就是为了扩大生意，便可以不顾患者死活。因此，西方从进入资本主义时代后，医学出现了方向性的改变，这就是从体液病理学说转变为病灶病理学说，意大利的莫尔干尼的病灶病理学便被奉为"圣经"了。此后的医学便把解剖学作为学生学习的基本课了。体液学说被轻易推翻，也说明西方的医学之不成熟。

西医学中所有的不治之症实际都是内科疾病，也就是不能使用手术就能治愈的内科疾病，不管它生在身体的内部，例如胆囊炎或胃溃疡，还是生在体表，例如疔、疮、疖、痈、疽（其中有一部分西医称之为皮肤癌，或其他癌症）。所有的这些疾病皆是生命的信息运行障碍而生了病，而不是身体某部位的疾病。因此单纯地以为做了切除手术就能治愈是完全错误的，不是由于无知就是出于阴谋。现代医学把这种手术能力宣传到极致，制造了医学迷信、医学宗教，就导致了很多人不死于病而死于医的时代悲剧不断在上演。

如果没有信仰，现代医学就不能生存，现代医学既非艺术也非科学，它是一种宗教。宗教的一层意思是，对正在我们当中和周围发生困惑和神秘的事情，进行有组织的、虔诚的阐释。现代医学教会阐释了我们当中发生的大部分令人困惑的现象：出生、死亡以及身体与人类之间相互利用的所有把戏……人们把几十亿美元捐献给现代医学教会，如果不是为了获得指引和控制人类生命的力量，那么，他们花这么多钱干什么？[1]

在过去的一百多年里，医生尽管屡战屡败，但他们却设法让人产生这种印象：医生的服务是必不可少的。他们变得组织更严密、影响力更大，以致设法使政府立法保护他们，在使大众免受庸医坑害的借口之下，他们确立了自己无人竞争的垄断地位。各种医学会都取得了上述"成就"，它们是世界上最强大的联盟，它们有意无意地听任医生变成了制药公司售药的帮凶。[2]

所有错误中最严重的错误是，医学界至今没有发现自己误入了歧途，医学仍遵循疾病——治疗的思维方向，而不是生活方式——健康的思维方向。[3]

现代医学最大的错误是误认躯体为生命，结果是治不好一切生命生的病。因此医学研究的关键是对生命的研究。中医之所以能治好现代医学所有治不好的病，根本在于中医早在两千五百年前就对生命的研究做出了理论性的总结。这就是《黄帝内经》。

一、躯体医学的概念是什么？

20 世纪前的欧洲各国间连续不断的战争和 20 世纪初发生的世界大战，

1.《现代医疗批判》，第 138 页。

2. 同上书，第 132 ~ 133 页。

3. 同上书，封底。

给了西方医学大量的伤残人员，使西方外科得到了大发展。加上 19 世纪末细菌学的研究，使西方外科手术成功率迅速提高，为外科医学开创了一个新的纪元，但也因此把西方医学带进了一条死胡同——躯体外科统治整个医学。

19 世纪在物理学、生物化学和生理学领域进行了大规模的研究，并发展了细菌学和免疫学等新科学，这些已成为很多新疗法的基础。由于发明了麻醉，施行手术就不疼痛了；因为能控制手术后的感染，手术变得很安全，以前不愿求助于外科的情绪已经消失了。化学的发展，合成了许许多多的药物。医学的新思想，以及应用很多新疗法，导致溃疡疾病的疗效显著提高，但同时导致许许多多蠢事和错误用法的出现。[1]

许多人沉醉于这些成绩，而不知道由于西方医学缺乏的是一种广时空的哲学，因此往往会因这些成绩而忽略了它背后的残缺。这个残缺却是致命的要害——对生命认识的欠缺。

躯体医学是指以躯体为生病的原因，以切除病灶为治病的根本。

躯体因是物质的，故具有可操作性。有具体的教学物件，操作、学习都很简单、方便。

躯体医学就是通过躯体来认识疾病。认识的方法是通过对病人尸体的解剖，了解躯体的结构及其生病的部位，躯体医学对外伤治疗或体内必须手术者有莫大的好处，但容易误导把病灶当做生病的原因，以切除病灶作为治病的主要方法。

说西医学是躯体医学，是说它的主体。它认为疾病都可以从躯体里找到，这才使它的基础建立在解剖学上，而且把病灶列为病名的三个要素之一。没有病灶，就不能取病名，就成为疑难病、综合征。凡病到综合征了，西医就认为无药可治。现在的治疗方法，无不都是在压制症状，掩盖病情。综合征实际是显示出生命的整体性与动态性，显示出每一个疾病都与整体的功能有关。一处有病，整体相通。现在西医内科单一性的病名越来越少，综合征则越来越多，就是这个道理。据说以病灶为病的，约有几十万种，而能治疗的

1.《现代医药中的错误》，第 72 页，广东科技出版社，1982 年版。

则只有三四千种。这里反映出西医医学本质上有着一个无法弥补的缺陷，这个缺陷就是以躯体为医学基础来认识疾病。

躯体医学常常会误导人们，以为所有的疾病都在躯体上，都因躯体而产生，只要加以切除，病就会治住。医生不会想到，假设生命如果没有修复被切除部位的能力，也就会以失败而告终。这也是现在许多老年人死于手术台上的原因。

尽管以解剖学为基础的西医学确实已经取得了卓著的成绩，以它的外科手术抢救了不少生命，但它在医学中的"副作用"，我们却不能忽视。就医学的目的而言，是为了救助因疾病而遭受苦难的生命，以及排除死亡的威胁。然而只应该是医学中的一部分知识的解剖学，似乎成了医学的"统领"，这样才使得19～20世纪中的外科医生提出许多错误的概念，迄今为止还在误导西医的内科疾病治疗。

德国心理学家托·德特勒夫森说：

现代医学失败的原因不在于它的方法，而在于它对世界整体的理解。现代医学的具体方法常常是默默地和毫无意识地建立在这一理解的基础上。现代医学的失败在于其本身的哲学，更准确地说，是因为缺乏一个哲学。迄今为止，医学的行为一直是由其功能性和有效性作为判断的基础，正因为现代医学缺乏包括所有的内容的哲学层面，所以就会招致批评，被指责为"不人道"。……许多症状表明，医学本身也得了病。而且同其他病人一样，也是不能用头痛治头，脚痛治脚的方法。遗憾的是，批评现代医学的大多数人又自然而然地接受了现代医学的世界观和目标，并把他们的全部精力仅仅放在改变形式（方法）上。[1]

这个医学得的是什么病？就是把切除病灶当做根治疾病的方法的误区病。这与杀死病人就可治好疾病的主张并没有两样，例如得了胃溃疡就主张切除溃疡部分。我当然不反对如果溃疡面发生大出血，且马上影响生命的存在，不应排除用切除法来挽救生命，但这只适宜于极个别的病人，而不能作为统

1.《疾病的希望》，第4～5页，春风文艺出版社，1999年版。

治之法。正因为这样，才有了莱恩的"自身中毒论"、比凌的"病灶感染论"和瓦金斯沃胃冰冻疗法。这些蹩脚理论的基础，就因为是立足于躯体医学才失败了。究其实，人生病的原因极其复杂，有环境的、遗传的、生活的、感情的等等。开始时只是某些经络运行的障碍，而后才产生病灶。就因果而论，身体上的病灶，只是疾病的果而不是因。为什么针灸能治胃溃疡、肺结核等许许多多有病灶的疾病，而不使肢体受到伤害？因为它清除了致病的原因——经络运行的信息障碍。而后生命的机制得到了解放，气血运行流畅，自我修复了病灶。如果经络的信息运行堵塞依然如故，生命没有自我修复的能力，医生用外力确实能切除病灶，谁能保证它不再复发？举个简单的例子：病人因为生气导致胆汁反流，造成了胃溃疡。医生用手术切除溃疡部位，能阻止胆汁不再反流吗？如果不能，那么势必还会复发，是否再切除呢？

医疗的任务是使生命与躯体和谐相处。生命是动态的、强势的一方；躯体是静态的、弱势的一方。在没有生命的躯体里，寻求疾病导致生命离开的原因，就像缘木求鱼一样不切实际。生命与疾病都已经消失了，哪能找得到？医师的工作应该像一个和平使者，不是用压力把强势的一方压下去，而是使用有理、有利、有节的方法使之和谐相处。

医疗，是指对疾病进行治疗，但是事物都有其正反两面。生病去找医生治疗，不管医生用什么办法，有治好的也有治坏了的。本文主要是研究如何争取多治好，少治坏，尽可能地避免悲剧发生。因为一个人的生命是不能再生的。安德鲁·韦尔提到美国的整体医学已经对西医医学开始质疑，已经认识到西医医学"只考虑到躯体"，而 "忽略了大脑和精神"。"精神是生命和力量的源泉，没有精神，物质形式是无生命的空壳。"他们认为疾病的康复，大脑和精神是起决定性作用的。不过，美国的整体医学对大脑和精神这两个概念，还没有区分清楚。他还说："不同文化对精神上的原因导致患病的看法，但是当谈到这三者相互作用时，人们却常常显得非常无知。"从安德鲁·韦尔的论述中可以看出，西方的非主流医学已经认识到西医躯体医学的本质，同时也开始认识到了"大脑和精神"在保健与治疗中的决定作用。不过他们仍没有摆脱物质性的干扰，因为大脑仍然是物质性的东西，而精神才是非物质的。不过如果可以把"大脑"作为生命的意识信息系统，而"精神"可以指生命的本能信息系统，那么作者的说法就与我们的理论接近了许多。

二、躯体医学与患癌必死论

在 19～20 世纪，许多人患病治疗无果，愿意贡献自己的遗体提供给医学研究，他们的设想是能利用尸体解剖，查究疾病的根源，以便使后来的患者能得到治疗。这种善良的想法虽然很高尚，但却是非常幼稚的。因为疾病迫使生命离开躯体，随着生命的消失，疾病也就消失了。被解剖的是没有了生命的躯体，也许在这里能找出点看得见某种毛病的遗体，例如肿瘤或什么肢体缺损，它们被作为致死的元凶，就会造成很多的"冤假错案"，例如癌症。过去我们在已死亡的病人身上发现癌肿块，就会把致死的原因归咎于癌病毒、癌细胞乃至癌基因。

过去，我们认为癌症，即恶性肿瘤，由于它的急剧扩散，必然会使人迅速死亡，因此就有了患癌必死论。许多癌症患者本不当死的，却活活给吓死了。不过它对不怕死的人，就毫无用处了。温州藤桥潮埠村有两位老农民患癌，住院后病情天天加重。医院里的医生认为已无药可救，只能活一两个月了。病人被家属抬回家后却逐日恢复健康，十余年过去了，活得好好的。原来老农民回家后，就放下了一条心："反正是死，没什么好怕了。"可见，思想的安定，对癌症的治疗比药物有效得多。文成县农妇刘化莲，32 年前患了菜花型晚期宫颈癌，至今还活得好好的。她的治疗经验是"忘记癌症"。

2007 年 4 月 11 日的《温州都市报》上发表了包学冠记述癌症患者刘化莲自述的文章《忘记癌病和适当劳动可抗癌》，值得研究者参考。

我今年 78 岁，家住文成珊溪镇下山村。近几年来，经常有人问我："听说你 32 年前得了晚期宫颈癌，现在还这么健康，到底有什么秘诀？"我说："忘记癌病和适当劳动可抗癌。"1976 年，我发现经常腰部酸痛，小便出血，便在丈夫陪同下去医院检查，结果都说非去大医院不可。当年 10 月我凑足一千多元钱，去了杭州半山肿瘤医院。医生检查后，以床位没有为由，开了一批药，叫我回家治疗。我丈夫心里有顾虑，我们便住在医院附近的旅馆以便观察。半个月后，我的病不但没有丝毫好转，而且越来越重。后来再去看门诊，医生看了病历，第一句就问："怎么还在这里？"我丈夫说："我们变卖家产千里迢迢来到这里，目的就是治好病，现在医院一天也没有住，怎么就甘心回去？"医生说："你这病是菜花型宫颈癌，已到三期后期，这里还没有治好的先例呢！"我丈夫噙着泪水，忙说："我妻子如果不住院几天，回去会死不瞑目的。"结果那医生就让我住院试试看。我住院以后，在医生细心关照下，完成了 36 个疗程后出院。回家后，家人对我百般照顾，一点重活也不让我做。头几年，我也很听话，安心休养。但因平时习惯干活，第四年起，我听说适当参加劳动，有益身心健康，就再也闲不住了。于是趁丈夫出门的时候，干起了农活，样样都干。从那以后，我整天忙于干活，逐渐淡忘了病情。几十年过去了，至今我的身体还是不错的。

患癌为什么会被认为是必死无疑？其元凶就是一种以躯体为生命的思想。把躯体当做生命，癌附着在躯体上，医生便会认为唯一的方法是切除。岂知躯体只是生命的附着物，不是生命本身。身体靠生命的存在而存在，没有了生命便会朽烂。癌是因生命而产生出来的，没有生命的躯体是不会生癌的。因此被切除了癌肿的躯体，只要生命仍在，癌细胞还要产生出来。然而原来癌细胞附着的部位已经没有了，它只好另附他处，这才有了癌扩散。这说明切除癌肿块治癌的手术，不仅治不了癌症，却会治死生命。切除癌肿，不仅是切除部分躯体而已，而是在同时摧毁了一部分生命的自我康复能力，因而加速了死亡。这不是患癌必死，而是治疗手段的错误加速了死亡。现在癌症被认为是一种慢性病，是医学家在给过去的"冤假错案"平反。为什么？因为他们发现，很多不治疗的癌症病人，比治疗的要好得多。

患癌被错认为必死后，一个最可怕的"副作用"是意识体系的自卫系统被摧毁。人们一听到说自己得了癌症便日夜不安，天天吃不下，睡不着，生命的自组织能力没有办法再从事抗癌，相反却帮助了癌肿块的发展，所以医学家才会说，80% 的癌症患者死于恐惧。这就是说，我们做科普时，把不知道的事当做已经知道的普及开来。患癌本来就像疗、疮、痈、疽一样，并不会致人死亡，我们却把它宣传得十分凶恶，结果就使得患癌的病人，活活给吓死了。劳伦斯·巴德利博士在《艾滋病康复自然疗法》一书中说："大量的人因为被医生'安排'去死而面临死亡的威胁。观察表明：医生若告诉病人患了绝症，那么他们就是在安排病人去死。有人指责这样的医生是玩忽职守。"不过我始终认为，这不是医生的问题，而是医学的问题。因为现代医学受到了市场的操控，也依靠市场制造现代医学无所不能的神话，之后碰到了癌症，碰到了艾滋病才不能治疗。为了掩盖局面的尴尬，才制造出"必死论"。在这种论调下培训出来的医生，仅是以宗教徒的虔诚来实施他的信念而已。

47岁的农妇刘化莲是在32年前得病的，医生向她公开摆明了病情。刘化莲经一段时间化疗后回家休养，当然也不存在怕死亡再求医的念头。这样做反而不无好处：她放下了一条心，不再害怕死亡——反正无药可治，无形之中强化了她的生命活力，这是癌症自愈的内在动力。正如她自己说的："忘记癌病，适当劳动可抗癌。"适当劳动使她忘记癌症；要治癌，首先是不怕癌。

为什么许多生癌的病人即使有肿块也能消失？因为癌细胞也会死亡。只要生命不再把新的癌细胞生出来，老的癌细胞得不到补充，就会慢慢地萎缩，以至消失。即使它不消失，如果不长大（也能保住性命），病人的生命就没有危险。这就叫带癌生存。

经过了一个世纪，我们才认识到癌症患者"不治疗者比治疗者生存的希望要大"。为什么？因为治癌的方法不外于手术切除加化疗、放疗。手术常常导致扩散，放、化疗则是一种与癌症拼命的方法：以患者的生命与患者的癌症拼命，怎么是解决问题的方法？有些人活活泼泼地走进医院，因为检查报告说他得了癌症，放、化疗后却成了尸体抬出来。然而许多不愿意治疗的人，或者虽经治疗却无效的人，甚至被判为几天后必死者，几十年后还活得好好的。西医早期治癌的方法就只有切除，后来发现切除会导致病人的癌细胞加速生长，认为癌细胞是一种病毒，就应该利用药物杀死生长快速的细胞。岂知人体中还有许多正常的快速生长的细胞，同时也被杀死了。这就是与癌"拼命方法（化疗）"的由来。这样一错再错，越陷越深，许多人就不死于癌而死于医了。西方新近倡导的"与癌共存",是基于这个认识基础上产生的。为什么癌症成了冤大头,难道不是尸体解剖学造的孽吗?

三、躯体医学的历史经验

以躯体为生命来解释疾病的成因并衍生诸多对抗疗法,这一主导思想贯穿在西医学发展的整个历史之中,败笔很多,略举数例。

在19世纪,泻药与催吐药以及放血疗法,是治疗很多疼痛最常用的疗法。19世纪末,借助于当时伟大的生理学家、生物化学家和病理学家们的科学贡献,有关肠道疾病的理论就提升到更复杂的水平了,并提出两个相关的概念:内脏下垂和自身中毒,用它来解释一系列的病痛——没有食欲,恶心,无力,抑郁,身体中部疼痛,背痛,失眠和长期生病,这一切加在一起,使人考虑到这是一种疾病。病人常被描述为消瘦无力,心境忧郁,腹部隆起,皮如土色,瞳孔放大,呼吸急速且往往不规则。

内脏下垂(肠和腹部脏器下垂),是由法国医师格雷纳(1848-1920)提出的,他为这个问题写了三十多篇论文。这个概念引起医学界的很大兴趣,也产生了很多争论。在1912年,根据一位文献综述家的统计,关于这个题目已发表了超过一千篇的医学文献,很多是热情支持的,有些是抱怀疑态度的。这种病态被称为格雷纳氏病。在它的原始简单形式里,这个理论推测:如果各个肠襻的内容物太大或过小,漫长的肠管就会在腹腔里痉挛,并且纽结,于是造成了肠停滞。部分梗阻的肠子吸收了气体,就失去胃、肝、脾、肾甚至子宫的支持,由于人是直立的,因此肠管就下垂。在这个原始形式中,格雷纳的概念是个机械性概念。[1]

然而人们不知道这种观念之所以产生,是因为把躯体误认为生命,而且人们还不知道早在中医学中,就已经把生命功态与躯体担当分清楚了。至于

1.《现代医药中的错误》,第73页,广东科技出版社,1982年版。

内脏会不会下垂呢？当然会。但其原因不是像格雷纳所述的内脏本身出故障，而是人的中气下陷使然。我国医学家李东垣发展了《内经》的元气学说，创立了"补中益气汤"，用治于内脏下垂取得卓著的疗效。这才是真正的生命医学正确的认知与疗救之道，与西方躯体医学采用外科手术幼稚愚蠢的做法大异其趣、大相径庭。

1911 年，纽约举行外科医师大会，当风度翩翩的莱恩爵士进入会场时，全场到会人员起立鼓掌，表示热烈欢迎。"他是当时最著名、最熟练、最有独创性的外科医师，在英国伦敦两间医院任高级外科医师。莱恩爵士已经发明了治疗骨折、兔唇和腭裂、急性肠梗阻和乳突感染的有效手术。莱恩在 25 年内发表了 75 篇论文，他很有说服力地证明了慢性肠停滞及其毒性作用的理论。莱恩最先把小肠末端与大肠远端吻合，即回肠乙状结肠吻合术（它的理论认为，回肠内容物不必经过漫长的结肠，直接到达乙状结肠，可以减少自身中毒）。莱恩的观点得到著名俄国动物学家、诺贝尔奖获得者米尼契科夫的支持，后者认为大肠像阑尾一样是个退化器官，没有用处，是人类病痛的根源。不久，在米尼契科夫的鼓舞下，莱恩爵士为'自身中毒'病人做了结肠切除术，切除整条结肠。在莱恩爵士的热情鼓舞下，他自己和许多人都相信结肠切除术对治疗很多病，如十二指肠溃疡、膀胱疾病、类风湿关节炎、结核病、精神分裂症、高血压、动脉硬化，以及预防肠道癌症，都是有价值的。他很熟练地做手术，死亡率很低。他做了超过一千次的结肠切除术，经常是在一批批外科医师热情的观摩下进行的……这些理论和概念，造成几千人做了七种类型的手术，只有少数人暂时得益。很多人病情更加恶化，有些人甚至死亡了。这些手术包括：结肠切除术和半结肠切除术、盲肠结肠固定术、胃固定术、子宫固定术、慢性阑尾炎的阑尾切除术。"[1]自身中毒论使一些人认为身上有一些无用的器官，它们带着细菌或毒素，使人中毒，祸害人的生命，所以认为只要通过外科手术把它们切除，就可以消除疾病的困扰。究其实，人身体中的任何器官，都有生态担当，都是有用的，都不允许随意

---

1. 同上书，第 73 ～ 76 页。

切除，除非万不得已。例如阑尾，它位于小肠与大肠的接口处，分泌一种激素，滋润大肠，促进肠蠕动，提高肠吸收能力。现代最新的研究认为，阑尾就像大肠细菌的"复印机"，大肠时时会因腹泻或食物、药物的干预，使一部分细菌消失，阑尾就马上将它们复制出来加以补充，避免了微生物的失衡。这还是现在能知道的，还有我们未知的，例如它与其他器官所产生的激素的相互关系。如果我们随意切除，尽管我们的生命有可能会安排代偿性的补救，但毕竟与"原装"的不同。所以治病的首要考虑是，尽可能地避免手术解决。手术是万不得已而行之的，例如阑尾已经腐烂，将近穿孔，为了避免腹膜炎发生，那只能做手术，而不应该动不动就做。人体的任何一个器官都是有用的，手术后就不会再生。而现在许多人鉴于手术的现场成功率高了，医生与病人一样，首先考虑手术治疗，这是大错特错的。尽管有一些急性病存在动用手术治疗的必要性，但在考虑程序上应该摆在最后而绝对不是首位，这一点是不容怀疑的。我们认为，手术治疗必然使健康和寿命大打折扣。

自身中毒论就是在格雷纳学说的基础上产生的。"这个理论假定：肠停滞造成肠内容物腐败，产生毒素，并吸收毒素，导致人体慢性中毒。在结肠内细菌酶分解的各种产物，都是一些毒素。"1903年，自身中毒和内脏下垂两个概念被莱恩爵士接受后，他又系统地加以阐述和发挥。

由于自身中毒论的影响，西方又出现了病灶感染论。一些人认为："在牙齿、扁桃体或其他部位周围的局部细菌感染灶，会引起各种疾病的理论，流行在20世纪的大部分时间，并比其他任何一种概念导致更多不必要的手术。它也造成很多愚蠢的、不愉快的，有时甚至是有害的医疗实践。在1910~1950年间，几乎所有的医师都受这种理论的影响，甚至现在医学界也没有完全摆脱它的影响。"[1] 这种病灶感染论使不少人通过手术摘除了扁桃体，因而降低了对感冒感染的抵抗力。现在很多的扁桃体摘除者的抗感冒能力都不好。

20世纪30年代，医学院校和教科书都批判了内脏下垂和自身中毒理论。这些内外科疗法在国外一直延续到50年代。慢性阑尾炎和活动的结肠做切除

---

1. 同上书，第82页。

手术，迟迟才停止施行（笔者按：现在我国一些地方对慢性阑尾炎的切除仍然盛行）。各医院建立的委员会定期检查已切除的正常阑尾数目，以便减少不必要的手术。很多结肠灌洗治疗所都关门大吉（笔者按：我国温州中西医结合医院在 2001 年还将灌洗结肠治疗作为新技术推出），然而各种轻泻剂和泻药，在欧洲和美国仍很畅销（笔者按：类似我国推出"排毒胶囊"、"清肠茶"之类的药物）。人类已经懂得，生长在肠道和皮肤间的亿万细菌大多数是无害的，很多是有益的。[1]

还要加一句：即使有少数是有害的，也是生态平衡的需要。基于以上的历史事实，我们可以从中体会：

1. 莱恩之所以得到全世界外科医师大会的尊崇，是因为他不仅技术精湛，而且有很多的手术突破，如骨折、兔唇和腭裂、急性肠梗阻和乳突感染等，尤其是他的敬业和创新的精神。他在 25 年内发表了 75 篇论文，证明了慢性肠停滞及其毒性作用的理论。然而他的这些理论，在实践中却被否定了。基于上述说法我们可以理解，莱恩在外科手术方面的精湛和创新，赢得了人们的尊崇。尽管他有很多论文都刊在国际著名的刊物上，这些论文的实践结果却无法证明他的医学理论水平的高超，只能说他一知半解便自以为真。这是因为医学界混淆了医学与技术这两个不同的概念，以为技术好的医生，医学水平也高。这才使得外科学在 20 世纪以来主导了整个西医医学医疗事业。

2. "内脏下垂论"、"自身中毒论"，以及"病灶感染论"的失败，说明凡是在外科解剖学基础上建立起来的西医医学所提出来的内科疾病治疗方法，都是在对躯体结构认识的基础上产生的，基本上是以病灶为起病的依据，把躯体误认为生命。这种观点抹杀了生命的整体性以及对疾病调节的主导作用。从外科医学的角度来看，以为只要以手术切除病灶，疾病就算是给治住了。这种以躯体为生命的治疗观，遮蔽了人们的视线，无法真正地认识生命。因为躯体是有形的，看得见，摸得着；而生命却是无形的，全息的，生态的。

1. 周铁丽，陈晓东，温州市科技协会编：《科普文选·人体微生态平衡与健康》，第 122 页。

以看得见摸得着的躯体遮蔽了看不见摸不着的生命，就永远也研究不了生命所生的病，更谈何治疗！

3. 在解剖学与细菌学共同催化下所产生的"内脏下垂论"、"自身中毒论"，以及"病灶感染论"只是一种形而下臆说，在20世纪30～50年代就进行过批判，为什么它还会误导全世界整个西医学内科达一个世纪之久？根本原因就在于迄今为止，西医学界还找不到一种正确的方法来代替。因为内科医学与解剖学、细菌学的根本问题，在于它们把人的生命的顽强和神秘的作用完全遮蔽，从根子上忽略了最好的医生是病人自己，这个铁打不移的事实。没有病人自己生命的自组织能力，就是神仙也治不好病。但是西医学既然无视这个事实，那就不得不制造虚假。这才有夸大手术除根的神话和无限夸大细菌的可怕性等错误宣传。禽流感死了多少人？预防禽流感的达菲吃死吃病的人更多。

病灶绝不是生病的原因和根本，却是生命的一种自救安排。中医运用整体辨证治疗外科的疔、疮、痈、疽，都可以说明病灶与整体的不可分割性。也许有人会不理解，会提出如下的问题：一、外科病与内科病灶有什么关系？二、病灶怎么会是一种自救安排？答：疔、疮、痈、疽就是体表上的病灶，如果发于体内，就是体内病灶。当生命感到某些毒素需要排除，就在体表找出一个最好的位置，通过这个地方的机体腐烂，排除体内威胁生命的毒素或信息运行障碍。同时由于体表穴位的疼痛刺激，经络得到疏通，经气畅行，体质改善。凡是处理不当，导致毒素不外发而内伏者，则病势恶化，甚至危殆。所以不管是发于外或发于内的许多溃疡，都应该认为这是生命与疾病共同"协商"的结果而不是原因。

很多疾病都是以疼痛的形式来表现的。当生命消失后疼痛也随着消失了，人们怎么能通过解剖来认识呢？相反地，通过解剖尸体来认识与理解死亡的原因，其结果就只能张冠李戴，找错对象了。

患者叶某，男性，年仅20岁，平日身体健康，是一个活泼、开朗的高中毕业生。因为考上了大学，高兴得不得了，与同学一起去打篮球。在剧烈的运动后，暴饮一大瓶可口可乐，导致打嗝不断。这是因为暴饮可乐，过量的碳酸气突然充斥胃脘，使胃气运行受阻。如果懂中医或针灸的人，只要用针灸或热敷胃脘，调理好气机就可平复。但其父母爱子心切，又不懂医学常识，立即送他去市某医院治疗。医生认为病在胃部，应当先做胃镜检查。胃镜诊断为"浅表性胃炎"，服药打针不仅无效，打嗝更加厉害。

胃镜检查对咽喉、食道，会产生强烈的刺激，有的甚至会造成创伤，呃逆感增强，打嗝就会更加强烈。主治医生并非不知道胃镜管子会刺激病人的喉壁，打嗝必会加重。病人来治疗打嗝，检查加重病情，二分病变成了四分病。病人只是想治好自己的打嗝，而医生的做法却加重了打嗝。叶某住院一周，病势加剧，只好转到另一医院治疗。不巧遇上发热，该医院医生使用了消炎、退热等药物，热虽退而打嗝未减。由于使用了退热西药，患者自汗不止，身体日见衰弱，连动作都没有气力了。这是因为医生只顾及消炎退热，使用抗生素和退热药，破坏了肠胃道的菌落平衡，进一步损害了胃功能。患者受了双重损伤，胃功能就更差了。退热药又损伤了患者皮肤的开合能力，才会自汗不止。患者转到另一个大医院，体力已衰弱不堪，连动作的气力也没有了。医生见这种情况，因有输液多次在前，便认为是缺钾。血检只说稍低，医生贸然决定加钾治疗。岂知输液还不到一半，患者却感呼吸困难，还好其母亲立即切断输液，才避免了危险发生。

由于不断误治，患者精力耗竭，疲惫不堪，一个 20 岁如朝阳般上升的年轻人，连走路也必须由他人搀扶。医生并不理解，钾稍低也不至于达到如此疲惫的程度。虽有数据显示稍低，但加钾的依据仍然不足。患者因输钾造成呼吸困难，医生又说他心脏有问题，要检查心脏。检查结果是心脏功能正常。如此在三个大医院反复折腾了近一个月，很健壮的患者被弄得奄奄一息，打嗝不仅没治好，反而越来越厉害。来我家求诊时，他坐了几分钟就要卧床，谈话少气乏力，语声低微，自汗，怕风，打嗝不止，一日需换衣十余件。这是严重的气虚表证，只给处了黄芪建中汤加减十余服，就日见壮健。此病例说明，很多内科病不是器质性的，做医生的如果缺乏对生命的理解，单在躯体上考虑和治疗，就会张冠李戴，把轻病治成重病，把重病治成绝症。此病例越治越糟糕，病势江河日下，连患者自己也觉得恐慌，生龙活虎的年轻人变得衰弱不堪，岂能想得到？一种医学单只从躯体上寻找生命生病的结果作为"根据"来考虑治疗，对生命征候茫无所知，不但视而不见，见而束手无策，甚至还要极力回避，那就必然会出大纰漏大问题。

这就是现代躯体医学的悲剧之所在。

四、躯体医学与机械论

美国明尼苏达大学外科教授瓦金斯沃，他因对肠梗阻问题做出重要贡献而名闻世界，1962 年 1 月他在伦敦皇家外科医师学院发表了著名的演讲。他叙述了胃生理学的历史，并提出消化性溃疡的新疗法——胃冰冻，他相信可以用它来代替切除手术。同年春天，他在美国医学会年会上做了较详细的、但仍属初步的报告。四年之前，他已报告胃局部冰冻治疗胃出血有效。胃出血用冰冻治疗已变成一种有用的方法。

这是一种戏剧性的和广为宣传的方法，它比较简单，似乎起作用，而且以一名著名外科医师为首的杰出的研究组已宣布它有效，使冷却液循环流动的胃冰冻机，已成为世界各国很多医院的必要设备。

一年半之后，瓦金斯沃小组在美国医学年会上提出了中期随访报告。他们小组连同本埠五家医院和美国其他五家大学共对治了 841 名病人，没有一例死亡，但有 7% 的病人或者发生胃出血，或者继发胃溃疡，看来都是由冰冻引起的。瓦金斯沃的病例早期 70% 症状消失，但只有 50% 能保持疗效达一年以上。从 1963 年到 1969 年，美国的四家医学院和一家大医院合作，得到了如下结论：冰冻治疗十二指肠溃疡没有什么效果。[1]

无效并不只是无效而已，而是一批经治疗过的病人受害——他们有一个受过冰冻的胃。

胃冰冻闹剧可以让我们联想到很多值得反思的问题：

1. 事件发生的时间为 1962 年，离现在只有四十多年，这说明现在的西

1.《现代医药中的错误》，第 102 页，广东科技出版社，1982 年版。

医医学整体思想还没有发生多少变化，现在的治疗方法基本上还是按这个思路走的。胃溃疡是内科病，却由外科医生提出治疗办法，这一事实，给我们揭示了一个道理：技术在主导医学。这一错位，使现在的西医内科治病的方法经常反反复复，错误不断，今天说该如何治疗，明天就说这种方法有什么错误。

2. 事件影响的范围是全世界著名的医院。一种并无治疗效果的、使冷却液循环流动的胃冰冻机，成为世界各国很多医院的必要设备。令人不解的是，没有实效却为什么能迅速铺开，遍及世界？原来是市场操作。可见，市场操作一旦涉及生命和健康问题，都存在难以推卸的负面作用。用之于医学，对生命的危害更加显而易见。这种错误的治疗方法被提出之后，市场有一个庞大的宣传系统在运转，很快就普及到全世界，成为全世界著名医院治疗胃病的样板。市场按惯性运转，一时停不下来。因这种治疗方法而得利的医院和医生，必然会继续使用这种方法，那么，一些求治的胃溃疡病人就只能继续遭受戕害了。

3. 西医的许多具体疗法都是在多年的实践之后才被宣布没有疗效而避重就轻地言及伤害的，胃冰冻是8年，自身中毒论和病灶感染论则延续了几十年。已经学习过这种治疗方法的世界各国外科胃病治疗专家，必然会在宣布这种治疗方法无效后的一段时间里，继续使用这种治疗方法。因为既然医学已进入市场（就在20世纪的80～90年代，我国还有许多外科医生在摘除病人的扁桃体。现在一些被摘除者才发现，他们害怕感冒，免疫力减弱了。许多健康的器官，都被当做使人生病的根源，被"慷慨"地切除）。

以外科手术为主要医疗手段，容易混淆医学与技术这两个概念。究其实，技术好不等于医学好。治病就好比打仗。治病既然为救人性命，不管生什么病去找医生，医生就等于是给病人做打仗的参谋长，为病人策划如何打胜这场战争。中医治疗胃溃疡，决不会像西医的外科医生想得那么简单，以为只要治住胃酸，或者只要用手术切除那块患了溃疡的部位，或者以为只要用冰冻把溃疡部位冻死就可以了，中医知道只去病灶，病因还在，病还会照样生出来。解剖学是一门知识，做医生的需要知道。但就解剖学本身而论，它不是医学，而是了解人体结构与作用的生物科学，引进到医学中使用，尤其是作为基础课程，有很强的"副作用"。因为人体不能与机器等同，只要修修补补就会好的。其实人患上胃溃疡的原因很多，例如正在吃饭的时候，由于某种原因气愤，胆汁会从十二指肠逆流到胃中，腐蚀胃黏膜，形成溃疡。彻底治疗的方法不是去掉溃疡，而应该是去掉生气的心理，让生命自我修复。当然，不可否认，治住了病灶的疼痛，机体由于得到了休息，也可能投入修复的精力，而使病灶得以永久痊愈。但这种歪打正着的概率是极少的，否则胃冰冻治胃溃疡法便不会以失败而告终了。

莱恩和瓦金斯沃都是外科手术中的佼佼者，也就是说，他们的技术十分高明，术后当场失败的例子不多。但他们以外治内的医学理论，却经不住时间的考验。他们的医学思想，不仅不能"增进人类健康，预防和治疗疾病"，还成了许多人的催命符。原因何在？错误就在于，以为外科技术精湛就具有精湛的医学理论，把技术与医学等同了。外科医生是在躯体上施行手术的技术工人，他要求的是手术现场的成功率。也就是说，手术期间病人不死，而不保证手术之后的健康长寿。这就是20世纪"内脏下垂论"、"自身中毒论"、"病灶感染论"产生的根本原因。然而迄今为止，人们并没有从中吸取教训，外科医学仍然是现代西医治疗学中的主角。以外科医学为主角，如果再加上市场操作，就存在于生命的整体性被忽视的危险。一个错误的医学概念如果成为众人的共识，许多生命的危险就随之而来。

我有一个病人患偏头痛，他说自己每次一生气，就会发生剧烈的偏头痛。他去看过多次西医，每次医生都叫他去做脑CT、脑血流图、量血压等检查，查来查去查不出毛病来，于是只给他开了一些止痛的药物。服药后确实也止住了痛，但很快就复发，于是求诊于我。我用刺列缺强刺激，马上止痛，比服止痛片快得多。再给处柴胡疏肝饮，嘱少生气，后来多年未发。另有一病人也患偏头痛，每次发痛前，先发牙周炎，牙龈肿痛。我也先用刺列缺止痛，后给处犀角地黄汤和不换金正气散化胃湿，加人中白、人中黄清胃毒十余剂，至今未发。列缺穴在手腕上脉门中，左痛刺右，右痛刺左。同样的疼痛，同样的针刺，不同的中药方，却都能根治。这样的治法，着眼于生命信息的疏导和平衡，对专门从躯体上研究病灶的西医来说，是万难理解的。

以外科的解剖学为基础的医学，用于由于外伤（如战争）而造成影响活动、影响生命安全的肢体损害，是有一定用处的。以没有生命的躯体的分解，来解释生命所产生的疾病现象，这可就造成天大的误导了，即认为疾病必然由躯体（肉体）产生在某个部位。这种医学思想、治疗方法都是外科医生想当然的假设。就是假设躯体某一部位出了问题或被感染，才产生了疾病，只要去掉这块病灶，疾病自然痊愈。然而实践的结果狠狠地嘲笑了许多医学机械论者。我们认真追究造成这些不幸的原因，所有的这些错误为什么都发端于最高明的外科医生？一是他们没法越出机械论的框框；他们高明的技术能暂时迷惑许多不明原因的人——手术高明，现场死亡率低。人们会暂时觉得医生理论的正确，而没有想到随着时间的逝去，手术后的生命，健康质量大大下降，从而闹出许许多多的麻烦来。一个完整的躯体，才是生命健康的保证。现在许多医学家对外科手术的即时成功，仍然雀跃不已，却不知道这才是悲剧的开始。因为医学关注的是生命的健康，而生命健康是"一个过程"，我们不能用这"过程"中的一个"点"的"成功"来确定整个过程形势的好坏。

五、躯体医学与分科医学

现代医学在专业化还原的策略下分工越来越细，致使整个医疗系统和疾病治疗的实施过程逐渐趋于"破碎化"。但是几乎所有复杂性疾病都受到多基因和环境的影响，同一种疾病的不同亚型以及不同疾病之间在发生和发展过程中的共性特征在破碎化的诊疗体系下会被丢失，使我们失去不少用简单方法进行治疗或早期干预的机会。[1]

西医诊治的"破碎化"是它的躯体分科医学的必然结果。西医难能摆脱

1.《中医有望对医学模式带来深远影响》，中国新闻网 2007 年 10 月 16 日。

它的靠山——现代科学，而现代科学是越来越向实体微观研究发展的，与之亦步亦趋的西医学不得不向躯体微观方向不断"破碎化"。

解剖学的这一误导，给后来的外科医生带来很多错误的理论与实践，其余毒至今仍在主导整个现代医学。在美国、加拿大、以色列的医生罢工、死亡率降低的原因中，主要是手术减少了60%。[1] 原来一部分人本不应做手术，却被做了手术而导致死亡。疾病威胁生命，主要是在信息能量这一上游软件层次，而不在肉身躯体这个下游硬件层次。手术治疗所针对的单靶点肉体病灶，无助于恢复生命健康，反而会使患者因肢体的损伤而损害生命的完整性，从而加速死亡。尤其是老年人，上手术台本应该是万分不得已的事，现在却被认为是唯一可靠的办法。肢体损坏后的修补，会让他们以寿命来折算。虽然寿命无形，不能计算，但只要时空转换的规律存在，以寿命来折换被破坏肉体的恢复也必然存在。所谓寿命，实质是一种再生能力。我的一个朋友，两眼白内障做手术。医生给他做了一只，几天后，打开一看，视力大大恢复。于是他要求做第二只，医生遂其所愿，岂知几天后，两只眼都瞎了。老年人的再生能力有限，医生却没有清醒地认识到：过度了就有不堪承担之虞。机器零件可以随意更换；人的"零件"损坏，修复要靠再生能力。

老年人因为年老退变，很多器官会发生损害，例如肝肾囊肿、前列腺肥大，一些外科医生诱导他们做手术，把他们的寿命折在手术台上。虽然折多少是无法计算的，但施用麻醉药为他们开膛剖腹，折寿是必然的。这就是为什么西方医生罢工，死亡率降低的主要原因。死在手术台上的老年人，大大超过年轻者的原因就在于此。这当然不能埋怨外科医生，而应该归罪于不以生命研究为主体的医学。

躯体医学必然会产生分科医学，因为它必须依靠对人体每个部位的熟练的手工切割技术，因此也就必然越分越细，生命就在这分科医学的大合唱中被埋葬了。我的朋友魏君，75岁，因接待应酬过多，声音嘶哑，去某医院五官科检查后，医生说他患声带息肉，必须手术切除。我当时就劝说他勿动手术，

1.《顺势疗法》，第55页，中国环境科技出版社，1999年版。

一是他曾服过胖大海、北沙参等滋阴药，已觉得有好转，如果是息肉影响发音，不会如此有效；而且声音嘶哑是突然发生的，而息肉不会突然生起来，因此我认为此医生判断有误。但魏君因该医生曾恐吓过他，说不做手术怕以后发生异变（即癌变的意思），坚持要做。术后因对麻醉药敏感，致小便不通。五官科的医生就说，我的工作已经完成，你应该另找泌尿科治疗。这样的治疗过程与治疗态度说明，专科医生只对自己所掌握的那一部分器官的手术负责，而不对病人的生命负责。他们把病人当成机器，把自己当做某一部分的修理工，而这部机器能不能开动，与他们无关。魏君转入另一医院泌尿科治疗。泌尿科医生诊后说，可能是前列腺肥大所致，必须手术切除。魏君有了五官科的经验，就否定了这个建议。凑巧邻床有个病人也是因尿闭住院做了前列腺手术，多天后仍尿闭如旧。于是大悟：原来西医外科医生说做前列腺肥大手术治尿闭症，并非确诊，而是试试看的！如果术后不灵，前列腺岂不白割掉了？假设魏君听医生的话，再做了前列腺切除手术，麻药的毒害加重，前列腺白白割掉不说，也许就永远不能自动排尿了。外科手术治疗如此不能作准，对病人来说，是一个很大的威胁。病人把医生的意见当圣旨，哪里知道医生是没一点谱的！

　　《内经》说："形者，生之舍也。""形"即躯体，只是生命的房子，不是生命本身。所有的外科医生都应该知道，他们只是这房子的修理工，而不是它的指挥官。医生修理房子是为了使生命住得安适，正确地修整，生命才能安适；错误地修整却可能造成相反的结果。很多医生都没有认识到，疾病威胁的是生命，而不是躯体。躯体虽然有形，生命虽然无形，生命虽然依附于躯体，但到医院里抢救，大家都说"抢救生命"，从没有人会说"抢救躯体"。有许多人躯体可能不完整，生命却还在。所以医学治疗学的研究，应以生命作为对象，才是有的放矢；以躯体作为治疗的对象，就找错了对象。躯体上的某个病灶，只是在威胁生命存在的时候，才应该考虑针对性治疗，否则就是找错对象。可是现在许多人并没有认识到这一点，这是我们这个时代医学的不幸。生命是一个不可分割的整体，任何切割或修补都存在或多或少或大或小的危害。所以分科治疗，有很大的危险性。尽管分科医学仰赖生命自愈能力的玉成，在手术现场成功率方面已经做出有目共睹的贡献，但其对生命所造成的后遗祸患，却并不是它的现场成功的光环所能长期掩盖的。

分科医学会碰到病人诉头痛，就让病人去做头部的一切检查：脑CT、脑血流图、量血压（包括脑压）、颈椎拍片等等。如果没有发现实质性的缺损，就无法做出诊断，无法拿出治疗方法。这样的医师还算是好心医师。如果运气不那么好，碰上一个不负责任的、凭猜想做事的医师，乱说要做脑卒中的手术，岂不糟糕？人们说西医是头痛治头，脚痛治脚。其实这种讲法，还说不到本质上。西医的本质，只在躯体上思考疾病、观察疾病、医治疾病。中医在脚上治头痛，在头上治脚痛，这是西医们根本不敢想象的。然而一些人却只把它说成经验，好像用经验两字就可以否定中医的理论。笔者多次以针刺百会穴（位于头顶），治愈胸椎痛、肛痛、失眠、项强，针刺悬钟穴（位于外踝上）治愈落枕，针刺列缺治偏头痛（位于手腕上），均能下针取效，靠的是经络学说。这样治疗对西医来说简直是天方夜谭。

这里所说的生命，是单指人的生命，与其他动物无关。以动物的生命作病理或药理的试验，有与人的生命相似之处，但决不可等同。所以，别以为只要拿动物做实验，就可以找到类似人体生命的规律，那将大错特错。我遇见一位癌基因的研究者，他正在老鼠身上做癌基因的治疗实验，取得经验后，逐渐转到人身上做癌基因治疗。我实在怀疑这种方法的可行性。有一个常识可供参考：一粒巴豆能毒死人，可是老鼠吃巴豆却津津有味，不仅不会中毒，相反地会使它肥胖。所以巴豆还有一个别称，叫作肥鼠豆。这里面当然也有基因的问题。完全不同的基因治疗，如何能走向一致呢？人们有没有想到，老鼠的生命与人的生命为什么不同？这就因为任何生命都有它的特异性。

美国纽约州布法罗儿童医院心脏病科主任爱德华·西·兰伯特医学博士写了一本《现代医药中的错误》，揭露了许多以生命为躯体的医疗概念错误所带来的许多医学灾难。这些灾难的理论和实践的制造者，都是诚实的、值得尊敬的、严谨的、著名的外科医师，其手术才能无不让世界各国的外科医生瞩目。正因为这种能力，人们也就相信了他们的理论，却不知这种理论会带来医疗灾难。追究其原因，都会归结到把躯体误认为生命这一要命误区上。

当然，西医外科学并没有因其错误而影响其向市场挺进，因此而取得越来越多的经济利益，使其迅速发展。这里面不只是医学的问题，而更多的是技术和市场的问题。技术，只是手工操作的熟练，价格却可以借垄断而任意索取；市场，只按利益来运作，不是按科学来运作的。如果我们看不见并不注意当前医学对生命研究的无知，许多生命仍会跟往常一样，在柳叶刀下消失，那么它必然要失去应有的意义。门德尔松的《一个医学异教徒的自白》想说明的是，医学如果走的是技术和市场之路，很容易成为杀人之道。

我们应该想到，切除身体上的病灶，对自我康复能力的毁损，常常是致命的。为什么许多人死在手术台上，或者在术后过度衰弱而死亡，无不都是这个原因。所以我常常告诫我的听众："手术之前宜慎重！"尤其是老年人，如果处置不慎重，送掉性命，也就在此一念之误。

六、现代医学往何处去？

现代医学，指的是西医内科治疗学。

"根据1978年美国科技评估办公室对全国医疗安全与效能的调查显示：只有10%～20%的传统西医治疗方法经过对照科学实验来鉴定其实际疗效和安全性。换言之，80%～90%的传统西方医学治疗手段并没有科学的根据和安全的鉴定。"[1] 这说明，80%～90%的治疗不遂人意，"没有科学的根据和安全的鉴定"。这不是医生的问题，而是医学的问题。当前的西医医学针对内科疾病，以为只有知道病原、病灶，才能予以正确的治疗。例如发热或疼痛，很难马上查到病原或病灶，而病人却要求能马上退烧或止痛。许多疾病着于人身，不能等到医生确定好病原或病灶再来治疗。医生只能靠猜想做针对性治疗：发热的给输液加抗生素，疼痛的给止痛，腹泻的止泻，

1.《顺势疗法》，第55～56页，中国环境科技出版社，1999年版。

呕吐的镇呕。这样的治疗方法，自然就"没有科学的根据和安全的鉴定"了。这不是医生的错。因为西医内科医学的基本设想是只要治住病原，或者去掉病灶，病人就会恢复健康。这种想法，有个大毛病，就是忽略疾病与生命的关系。生命是动态的，疾病也是动态的。我说的"动态"，是指它在时刻变化。比如发热，上午是 38℃，下午就可能升高或降低。而且这种变化是以分秒计算的。为什么会这样呢？其一，症状的主角是生命，而生命是动态的，动态的意思，是指它在时刻变化着；其二，病原、病灶都不是主角，拿它们作为主要对象，是靶点性错误，亦即瞄准的对象错了。这是始点出错。因为所有的症状，都应该视为生命做出的调整措施。治疗应该是如何帮助生命的自组织能力，而不是把病原或病灶当做主要的"敌人"。把病原当主要"敌人"，错误在于重视外因，忽视内因。现代医学把切除病灶叫作除根术。这样的除根，只是除了身体上的根，没有除掉生命里的根——真正的病因没被除掉。

医生不上班，病人无法看病了，死的人少了。如今医生不工作，死的人反而减少，正反映了这种西医医学的一个大毛病——与目的背离。在现代科学基础上建立起来的西医学，它所依仗的基础——解剖学、物理学、化学等等，都是非生命的学科。以非生命的学科作为医学研究的基础，就容易产生使生命变成非生命的结果。因此，医生工作，死的人反而多起来就毫不奇怪了。也许有人认为，遗传学、基因科学的研究，总应该说是生命的研究了。其实也是错误的。基因及其遗传的研究仍然停留在看得见摸得着可以度量的躯体层次，把看不见摸不着不可以度量的生命及其各种特性全都埋没了。

1979 年，美国芝加哥的罗伯特·A. 门德尔松医学博士在《一位医学异教徒的自白》一书中说："我认为，我们这一代医生将因两件事而为人们记住：奇迹变成了故意伤害，如青霉素和可的松；每年在手术室里郑重其事（但完全不必要）地施行了数百万例截肢手术。"他在该书的"导言"中更说道："我相信：如果 90% 以上的现代医学从地球上消失，即 90% 以上的医生、医院、药物和医疗设备能从地球上消失，那么这马上就会大大地增进我们的健康。"[1]
英国皇家学会会员约翰·马森·古德医学博士说道："医学对身体系统的影响
最难确定，但有一点可以肯定：它杀死的人数，比战争、瘟疫、饥荒共同造
成的死亡人数还多。"[2]

古德博士已经看到过分相信这种医学的能力，乱用药物对生命造成的负
面影响。中医早就知道药物以其偏胜治病，这才有"凡药三分毒"、"中病即
止""大毒治病，十去其四；中毒治病，十去其六；小毒治病，十去其八"之诫。
中医从来没有被认为要吃一辈子的药物。可是现代医学中，让人吃一辈子的
药数不胜数。这是什么道理？是因为现代医学并不理解任何病理现象，亦即
是生理现象之故。例如生命本就有控血压的能力，西医只要认为是高血压的
病人，就嘱咐其一辈子服降压药，在正常的情况下也要服。其实西医是没有
控制的降压，生命的自组织能力受到外来的干预就进行对抗，将血压再行升高。
这种药物与生命的对抗长期进行的结果是生命自身的控压能力被彻底破坏，
最后导致死亡。

"世界卫生组织在《1996年世界卫生报告》中指出：'传染病是现今导
致全球过早死亡的首要原因。每年在全球5200万宗死亡里有1700多万人是
死于传染病，其中包括900万宗儿童的死亡。全球有多至一半的人口，即28
亿6000万的人有被地方流行病感染的危机……'另外，报告指出'在近20
年更出现了30多种新的传染病，而且大部分新疾病没有药物能治疗（从对抗
疗法的角度来看）'。世界卫生组织警告：'传染病已导致了全球危机。'"[3]
看不到人与自然界（天地）的和谐共处，以对抗微生物作为治病的方法，实
际就是挑起人与大自然的对抗。因生命的个体特异性，所以种族不可能因人
类的对抗药物绝灭而变异，导致医学药物学根本无力适应这种微生物迅速变
异的能力，致使许多无法对抗的传染病发生。

1.《现代医疗批判》，第135页，上海三联书店，2005年版。

2.同上书，130页。

3.《顺势疗法》，第47页，中国环境科技出版社，1999年版。

　　人的生命在充满微生物的自然界里生活，如果自己没有对付微生物的能力，那早就灭绝了。这种能力就是它的自组织能力。西方医学一个最严重的弊端，就是只考虑如何对付外来的微生物，而不考虑生命的自组织能力。因此，它的医疗方法与药物，都存在着对生命的自组织能力损害的副作用。为了知道病灶，许多检查仪器对生命都有极大的创伤性；化学性的治病药物都会损害内脏功能，还留下多种多样的污染。例如止痛药对心血管功能的损害、消炎药对体内微生态的损害、胃动力药和助消化药损害胃功能等等。西医不仅根本不考虑生命本身的作用，而且还通过理化检查以及手术和化学药物治疗给生命以种种伤害。恰恰相反的是，任何疾病没有生命自组织能力的参与，无论什么高明的医术、神效的药物，都不能直接获得任何效果。

　　追究过去和现在医疗上的问题，本文提出自己的见解和解决方法。如果说，医学研究的对象——人的生命像个大海洋，现在我可以下断言：现代医学所掌握的，还只是这个"海洋"的一个硬件——海水微观部分及其猜测妄断，而对于整个海洋的波涛、潮汐、洋流及其形成机制一概视而不见，或者干脆视为海水的功能而已而丢弃一边。因此，如果不否定它的唯硬件方向，就不能端正其医学视野，提高医学研究水平。有人提医疗市场化，或者说医疗要运用市场机制，这些话对指导医疗工作来说，只有负面作用。科学是为了真理，市场是为了利益。现在的问题在于医疗进入了市场，科学就会受到市场的干扰。例如美国医生碰到一般性的发热，现在基本上主张暂不用药，休息观察；而在我国，却是排队挂液注射抗生素。如果美国的做法是科学的，我们为什么不学习？管理机构为什么不下文制止这种排队的热情？这样做，既有利于减轻当前医疗供求紧张，又有利于病人的健康。我国有这么多的人注射抗生素意味着什么？除了体内的微生态受损害和机体免疫功能减弱外，还有制造多种人类不能抵抗的微生物的危险，原因皆在于市场。如果出台的政策影响市场，同样会影响一个巨大的利益集团的操作。这时候，管理者不得不小心翼翼。

　　当然，不能否认西医学的成就。然而，这些成就，很多不是医学的，而是现代科学和卫生防疫的问题，也是社会学的问题。例如细菌学的成就，它给公共卫生带来相当多的好处。而它在医学上，却让外科医生带领走进了一个迷宫。迄今为止，我们还没有从这个迷宫里走出来。这个迷宫就是研究疾病的迷宫。这个迷宫的致命伤，就是对生命的无知。不管什么疾病，生命永远是主角。也就是说，生命的自组织能力在治疗一切疾病中，永远是第一位的；医生的治疗或药物，永远是第二位的。如果我们的医学家只去研究用某种方法或药物治某种病的话，而没有想到这是一种越俎代庖的行为，也就是说用医生的能力取代生命的自组织能力，那就必然使许多生命因此而受到伤害。

2008年11月，我参加全国原创中医复兴论坛，听了何斌辉的讲话，他说1998年美国哈佛医学院做了一次调查，美国在那一年，正规医院的医疗费收入，已低于替代医疗机构的医疗费收入。这话的含义是大多数美国人都放弃了有报销的正规医疗，而宁可自己掏腰包去找替代性的医疗机构求医。替代性医疗在美国，也叫作另类疗法，也就是中医、针灸、推拿、按摩以及各种各样的自然疗法。这个医疗费收入的统计所显示出来的趋势，还只是刚刚开始，继续下去将会怎样，必有好戏可看，大家可拭目以待。门德尔松所说"如果没有信仰，现代医学就不能生存"这一结论将会一一展现在我们面前。1998年克林顿政府发布命令：人民有维护自己健康的权利。因此，美国的保险公司已愿意支付人民到替代性医疗机构进行治疗的费用。可以预见，替代性医疗将不可避免地取代大部分正规医院的治疗。

也许我国的医学界人士会认为我这种说法未免太小视西方的内科医学了，我认为我这里说的并没有过分。很多事实可以证明：西医拥有那么多糖尿病专家，然而所有的糖尿病专家有哪一位治好了一例糖尿病人？答案是一个也没有！西医拥有那么多治高血压的专家，有哪一个治好了一例高血压病人？答案还是没有！西医学既然提出了有糖尿病、高血压这样的病，那么你的医学怎么一个都不能治好呢？何况你们又拥有这么多的专家。专家者，有专门技能之大家也。全世界有数不尽的专家，咋就不能治愈一例病人？那么不是这个病的名称是空穴来风，便是这些专家是无能之辈。可是，人们患糖尿病、高血压，却是实实在在的，这只能质问医学了。医学无论怎么不是，也不可能培养出百分之百的无能之辈呀！试问：那该怎么办？其实道理很简单：尸体不会生糖尿病、高血压；有生命的人，才会有糖尿病和高血压。现在不把研究生命作为医学的基础，而把尸体解剖作为医学的基础，这是基础错误，也就是始点错误。所谓差之毫厘，谬以千里。现代西医的内科医学已经在尸体解剖学的基础上发展了200多年，就构成了现代西医内科治疗的尴尬现状。

然则，中医的《黄帝内经》早在两千五百年之前，已经把生命研究了个透。本书对生命的研究，只不过是《内经》语言的现代解释。最近笔者发现罗斯先生的《现代医疗批判》一书中，提出对艾滋病的质疑，他认为所谓艾滋病，只是一种神话。艾滋病人表现出来的肺囊虫性肺炎，都是因为过分性生活导致身体极端衰弱后，引发肺囊虫的活动造成的。身体好的人，肺囊虫潜伏在人的肺里，是不愿意出来活动的。因此，书里有一个概念叫作易感性。他认为，艾滋病不是感染，而是病人因性生活过度（患者大多数为同性恋、吸毒者等），身体极度衰弱，免疫能力减退而导致感染。

现代医学的治疗是以确定的病名进行的，所谓的病原，基本上指的是外来微生物，讲究的是如何使用药物杀灭外来微生物，而忽视生命自身的作用，也不讲究药物对生命的影响，这就是为什么很多内科病治不好的原因。其实任何疾病的表现，生命自身是占主导地位的；用药的目的是支持生命的抗病能力。中医治疗疾病，讲究的是症状（证），也就是生命对疾病的反应证态，用药物来调整和帮助生命的抗病能力。这就是中医为什么能治疗所有内科病的道理。

有人也许会问：现代西医内科治疗会怎么办？我认为可以预见的是两条路：一是继续控制舆论，控制管理权力，实行大规模的排他，把所有西医之外的医学及各种疗法加以取缔；二是认真检讨，回过头来向中医学习，认真研究生命与健康的真谛。两条路说起来容易，做起来都极难。

其一，美国政府宣布人人拥有维护健康的自由，保险公司愿意支付病人用于替代医疗的费用，说明美国人民对正规医院的西医治疗的信任逐渐下降，而替代性医疗已经成为人民的主要选择，其他各国人民都在警醒跟进。

其二，认真检讨也许可以先由反对派开始进行，但是要求西医学派回头向中医学习，研究生命与健康的真谛，一来要大换脑筋，难度太大；二来西医西药将在地球上消失，损及药业帝国的核心利益，他们绝对不能答应。看样子，这个社会问题连上帝也解决不了。

我们正生活在这样一个尴尬的医学时代：躯体医学害人不浅，但是又不愿自动下台；生命医学虽然活人有道，却长期受压且大大萎缩，一时难以普惠世人。

何去何从，一切决定于大众的觉悟，大众的决心，大众的决定。

第 九 章

中医学与现代化

大道日日丧，枉死遍天下！

——傅景华

一、医学无能化与中医现代化

中医西医化被认为是中医现代化，其实是中医无能化。你如果头晕到中医院里看病，医生拿出血压计给你量血压，告诉你说是血压升高才头晕。那么，这个中医师就不是真正的中医，而是西医了，千万别听他的！这一点最重要。因为，他已经与西医一样不用大脑看病，而是用仪器看病了。

英国著名医学博士威尔诺·卡尔曼著的《别让医生杀了你》[1]有一段话可以让我们思考：

"每六名住院患者中就有一人的住院其实是由于医疗失误造成的"这一说法，我想私下里是很少有医生会提出异议的，但许多医生会因为我在公开场合表达了这一观点而感到不快。其中最常见的一种抱怨就是，我的言论给他们的职业抹了黑。我理解他们的想法，他们希望我从此闭嘴或者远离此地，医学领域内的事半功倍最好还是让医生们自己去打理吧。

病人死于（不仅仅是得病）医生之手的原因，并不是因为医生都属于邪恶之辈；相反，多数的医生为人都是很好的，他们的行医动机都相当纯正；他们试图通过提供一种有益的服务创造美好的生活。诚然，这个世界上也存

1.〔英〕威尔诺·卡尔曼著，朱毅译：《别让医生杀了你》，第3～4页，陕西师范大学出版社，2003年版。

在一些心术不正的医生，但其数量决不会比会计师、律师和房地产商这些职业中的邪恶之徒更多。

医生造成病人死亡或生病的原因主要有两个，第一是许多医生在专业技术上的无能……

几年前在美国进行的一项调查发现，如果医生在诊断时更多依靠他们的大脑而不是仪器的话，那么每十名死亡的患者中就有一名至今仍有可能活着。

按以上计算，我们可以认为因检查仪器的进步，医生无能化的程度加重，因此本不应该住院死亡的患者增加了10%。（有意思的是，人们并不因为住院死亡率升高而感到害怕，却总是排队等着要住院。）

更可悲的是，由于他们（指医生）的天真和无知，他们中大部分人丝毫没有意识到自己一向引以为荣的事业正在受到利欲熏心的制药商的全面控制。

至于医务人员中有人被制药公司所收买，那究竟是因为其自身贪婪堕落，还是因为存在上述天真和无知，目前我还难以确定。但我认为大多数医生都太过注重自己的个人利益，与世界也过于隔离，这使得他们根本无眼顾及自己是否已掉入世界上最贪婪的制药业的陷阱。

上例事实说明，中医西医化的危险不仅是无能化，也同样会掉入制药商的陷阱。也许在我国会发现更多的掉入者，那么它所导致的患者的生命危险必将更数倍于西方。因为在中国，医院的行政领导不是医职，而是官职。

政客和管理人员浪费金钱和滥用权力，无疑削弱了医疗服务的有效性，但传统医疗成为病人医疗威胁的另一个关键原因是：医疗机构把自己从肉体到灵魂都出卖给了大制药商。

如果你认为医生给你开的处方都以科学为依据，都是对症下药的话，那你真是太天真了。多数医生并不知道药物是怎么被研究开发出来的。当医生掏出纸笔开处方时，他只记得医药公司代表介绍的那些药物，或是医药公司广告中宣传的药物。

医生再也不是一种职业了——这个事实够残酷的，今天的医生仅仅是制药公司市场部的附庸。一度受人尊敬的医生如今为了免费的午餐、赠送的礼品和免费打高尔夫球而心甘情愿地让自己的灵魂被制药公司所收买。

　　我们要实现以上的西医化吗？我相信梁启超、鲁迅、胡适如果还活在世上，知道了以上的事实，一定会为自己的言行而痛哭流涕，痛责自己的无知和失误。

　　中医现代化在实践中，成为西医消灭中医。例如中医开检验单，叫病人去做CT、B超、磁共振，然后拿着单子告诉病人他得的是什么西化病名。中医本就不需要按病名治病，不需要做开检验单的事。但现在的中医院，都在做这些无聊的蠢事，还以为自己高明起来了，是现代化、科学化了。这能叫现代化吗？这只是让病人多花掉一些用于治疗的钱，只能让病人听到一个生什么病的名称，没有任何用处。因为是真中医，就不会按病名进行治疗。所以傅景华先生才会说："大道日日丧，枉死遍天下！"中医不做辨证论治，而变成了辨病对治，不是要让病人枉死吗？

　　这种检查，就是对西医治病来说也同样是没有用的。它告诉病人的只是结果而不是原因。医生治病是为了给病人保健康，现在病人花了钱，受到了射线的辐射，做医生的却只能告诉他一个结果，而说不出原因，有什么用呢？例如去做了胃镜检查，检查报告单上写着的结论，比如说是糜烂性胃炎。如果你问医生："为什么会得糜烂性胃炎？"医生会毫无愧色地告诉你："不知道。"然而，几乎很少有人懂这个道理：医生已经被训练成无能者。

　　医生无能化，对制药公司来说无疑是天大的好事。对他们来说，医学只是他们手中赚钱的手段。如果医生有头脑、能思考的话，就可能出现一大堆问题，尤其是分科治疗是最惹麻烦的。当我坐在诊所的就诊桌旁，对一位感冒发热的病人询问病情时，他会诉说自己的各种症状：发热恶风、微汗出、咳嗽、喉鸣、头痛、鼻塞、腹痛泻。我马上可以想到，这些病人如果上医院去，就可能给治坏了。内科医生唯一的方法就是施用退热和消炎的药物。他们一点也不考虑退热药使病人的皮肤失去自控能力，而消炎药则损害了病人体内的微生态平衡。因而病人经治疗后，表面上有可能是退了热，事实却是健康打了折扣，抵抗风寒和微生物的能力减退了。如果此病人除了体温不高外，其余症状没变的话，医生除了让他继续注射消炎药外，还有一种方法是转到各专科去检查或治疗。如此多的症状，头痛要神经科，鼻塞要五官科，咳嗽要呼吸道科，腹痛要肠胃道科，无论哪一科室，都没有办法治疗。这不是医生无能吗？

几百年来当西方进入资本主义时代之后，医学就进入了自我制造的迷宫，市场正好需要这样一个迷宫用来迷惑医生和病人。我的朋友邹纪平先生写了一本书叫《反思西方医学》，把西方医学称为资本主义医学是很有道理的。

人类自我毁灭的因素之一是它的医学无能化。什么叫"医学无能化"？

资本主义创造了社会繁荣，也创造了人类自我毁灭的各种因素。医学市场化就是因素之一。因为医学是医生与病人共同创造的一门科学。病人把比金钱更宝贵的生命与健康毫无保留地交给医生，医生在对病人的治疗中获得经验。这说明，病人对医生无限信任，医生也应该反过来用他的至诚至信为病人服务。可是市场化的医学把医院建成了像远离人民的衙门机关，病人到医院里见医生就像见大官；医生对病人的询问，就像司令官对下级士兵，动不动就是一顿训斥："你是医生还是我是医生？"

资本主义驾驭了医学之后，一个重要的方法就是使医生的能力尽可能弱化。现在医院里的医生，会看病治病吗？你到医院里去看病，医生未看病先给你填检查单。一大圈检查下来后，他告诉你得的是什么病，然后他打开电脑，看什么病该用什么药，挑几样最贵的给你。这叫作治病吗？药名你不认识吗？这样的医生你不会做吗？其实，他不用告诉你，你自己早已知道了，只要你能识得几个字，你知道如何用电脑，你会在检查单上填名字，将电脑里的药名打出来，不是也会做医生了吗？只要能填上患者的姓名，能识得几个英文字母的检验单，谁都可以当医生，这就叫医生无能化，而不是中医现代化。

资本主义的市场不仅毁灭了西方医学和医生，也同时想毁灭我国的传统中医。除了用西医的那一套管理方法管死中医之外，还有一个方法就是看病用仪器检查身体，求得一个病名，用来搪塞病人。病人被治死了，还不知道是怎么死的。如果医学真的想使病人好，怎么会想方设法制造出如此伤害病人的仪器，而又无法治好病人的病呢？从X光机到核磁共振仪器，病人花钱增加了20倍，医生治病的能力反而降低了10%。也许有人会问这个数据从哪里来？据《别让医生杀死你》一书所述，如果医生用大脑治病而不用仪器来治病的话，现在死在医院里的十个人中，还有一个到现在还活着。也就是说，有了现代这些先进仪器，死亡率提高了10%。中医比之西医有高得多的治愈率[1]，如果像西医这样运用科技仪器，不是也会提高死亡率吗？这就可以说明在中医院增添这些仪器，名之为中西医结合，实质不是为了消灭中医吗？

二、中西医结合不是中医现代化

有人认为中西医结合就是中医现代化。

提出中医现代化这个概念，却没有相应的明确的解释，往往会引起误解，成为排斥中医的理由。例如说，你还没有现代化呢！这也是对中医现代化的一种理解。再如，有人认为我国现今的中医学的理论及治疗措施等等，由于种种原因还基本上停留在2000多年前的水平上，它要有突破性的大发展，要现代化。这也是对中医现代化的一种理解，也会成为排斥中医的实践。例如对前述的理解，如果要是行政管理人员，就可以借此拒绝中医行医，或者说中医不科学；对后述的理解则认为中医太古老，需要现代的医学来充实。虽然出于好心，但实际是贬低了中医。不管好心或歪心，一个没有明确定义的概念，就会有各种不同的诠释。

例如，温州中医院配药室的药，每样多少克都包好，如果当归的包都是10克一袋的，医生处方不是按患者的需要开分量，而只能按药房已备好的分量包给患者开药。本应需要18克的，但药房里只有10克一包的，医师要开10克或20克。据说，这样配药方便。所以现在的医院，所有规定不是为方便病人，而是为方便工作，也就是方便医生或其他的辅助人员。医政领导们就是这样解释中医现代化的。

有人认为，西医学具有中医学所没有而又急需的许多优点，特别是西医学与现代科技相结合，充分应用现代科技发展自身。这确实是个问题。如何运用现代科技的前提本应是有利于提高治疗效率，也就是能治好更多的病人，

---

1. 贾谦：《中医战略》，中医古籍出版社，2007年版。

但现在的现代化只是提高治病费用，而且还在降低治疗效率，不是治好的人多了，而是治死的人多了。也就是说，现代科技不是医学，而是医学的工具。西医可以用起来，中医当然也可以用起来，比如检验血液。我的外甥因贪图方便，得了感冒，就吃感冒药。时间久了，发现白细胞降低。我嘱他服当归黄芪补血汤，一个月后再去检验，白细胞升高了，全家都放了心。检验方法是现代科技，不是中医也可以结合吗？

现代西医运用解剖学发展了它的外科技术，运用细菌学发展了它的治疗能力与免疫学说，因此他们认为最好是搞中西医结合。但中医难道就不能运用解剖学来发展自己的中医特色的外科，和运用细菌学来测定中医用药的是非吗？非中西医结合不可吗？

中西医结合当然是一种美好的愿望。但是愿望与实践却是两码事。一个世纪的实践证明，中西医结合的实践并没有成功。其道理在于西医学不仅并未成熟，而且被制药公司利用成为发财的工具了。如果让中医把这些不良的东西"结合"进去，那么首先就会把中医的精华变成垃圾。例如，医学首先要讲究道德，以救人性命为重。而"先缴钱，就给你治疗；不缴钱，休想！"的医学行得通吗？现代医学的医疗研究被制药公司操控，进行的是一种市场操作，从甲流的案例我们就可以看出他们的"棺材店老板心理"。中医的理念却是"但愿人世皆无病，何愁架上药生尘"。试想，就道德观念来说，这两者能结合起来吗？

一个成熟的医学，与一个不成熟的医学是很难结合的。这好比把一碗煮熟的饭与一碗半生半熟的饭掺在一起，结果不是大家都吃更好吃的饭，而是大家都吃生的饭了。中医治病的原则是："大毒治病，十去其四；中毒治病，十去其六；小毒治病，十去其八，毋使太过。"而西医治病，几乎所有的疾病都要用药"维持治疗"，到死才可停药。其实病人的病就没有被治好过，而病人的死亡，则是长期用药用出来的药物中毒"并发症"。为什么这样做？因为指挥着西医医学研究的制药公司，他们需要研究的医疗方法是一种能使病人长期吃药的方法。

我说西医学不成熟，也许有人有意见，道理却很明显。拿理论来说，20

世纪初，莱恩的"自身中毒论"、比凌的"病灶感染论"，到40年代就被批判了，现在我国的西医实践中还在流行。也许有人认为，理论不能结合，治疗实践总可以的，比如挂液消炎。现在我国的许多中医碰到发热也采用抗生素挂液消炎，和中药结合了，可是结果如何？中医学院毕业的学生没有学成中医，大多数丢了辨证论治，成为不中不西的医生，也去与抗生素"结合"了。可是，西方在宣传了一阵子抗生素之后，现在对前驱期发热病人，基本上都不用抗生素了。对发炎现象也改了口气，认为也是一种抗病表现，不受病灶感染论的蛊惑了。他们已在大力宣传发热和发炎是生命抵抗疾病的现象。而我们的那些中西医结合的医生，还在拼命使用抗生素消除炎症。毕竟是学西法消炎方便，而学辨证论治很难。舍难从易，人之天性也。

对高血压、高血糖、高血脂等代谢紊乱的病人，日本已认为它的病因是微循环障碍，因此应该做的是疏通微循环。日本治代谢紊乱，已从西医转向中医；西方则只好是静观其变，也不勉强降压、降糖、降血脂了。我们的医生，当然包括那些中西医结合的医生，仍在大行其道。所以，《问中医几度秋凉》的作者艾宁说得对，一个魔鬼可以做西医，但绝对做不了中医。有个统计数字很有意思：全世界平均每人输液用了2.5瓶，中国每人平均用了8瓶。据统计，全国的药费，抗生素占一半以上。并不是中国人的身体特别适合输液（多少人在输液时莫名其妙死了，这个数字说出来很吓人），而是医生特别喜欢使用输液来赚钱。现在我们的儿童体质一代不如一代，与抗生素的污染有直接的关系。这就是"结合"带来的后果，这样的中医现代化实际就是中医去道德化，也可以叫作中医无德化。

我的朋友周天元说："在一次给北京高层演讲'全息养生'时，有许多人向笔者提出'中西医结合是中国医学的必经之路'。笔者的回答是：'中西医结合从现实文化畸形状态上讲具有一定的、互为补充之意义，中医可借助西医仪器检测手段了解病灶，西医可借助中药增强患者体质，但意义不大。'譬如当中医所强调的'治未病'之时效期已过而患者病入膏肓后，就只好通过西医去强行修补器官了，中药谁用？这便是中医之'无能'而西医先进并以此为优势的所谓'结合'理由。然而，从严格的医学上讲，或者从生命科学的真髓内涵上讲，中西医根本不可能结合，因为各自的出发点和目标均风马牛不相及。中医遵循天人合一的生命观，而关注的是生命阴、阳、中函三为一的本质（即创生原动力的太极本质），而西医违背自然生命法则及其秩序任意给生命的载体施加破坏性外力（对立统一）而伤及生命，显然二者具有不同的哲学导向，故而必然会走出正反不同之路来。当下西医的火热程度远高于中医，然而这只能证明文化上的畸形病态愈加严重！人们深深陷入'自我遭病'的陷坑而不屑于'治未病'的养生真谛。这种悲哀所证明的是文化的西化和中华文化断层的巨大裂隙。潘老先生现身说法，以深刻而简明的哲学高度（而且是唯具生命真谛的哲学高度而绝非人为理智下的虚假哲学和功利哲学）和精湛而简练且成本极低的有效中医疗法回答了'中西医结合'的问题，更有力地回击了'用西医提升中医科学性'的可笑思潮！同时将西医'市场医疗'的非人道本质在中医人性化、个性化的道德医学面前暴露无遗，足以使人们警觉并在道德医学中得到复兴中华文化及人格的洗礼！中国人必须明确，当今中国的国学文化几乎全市场化了，金钱的掩癌强势已将包括中医在内的传统文化变成了市场和金钱的丑角，中医的不被信任甚至被丑化极为严重，多数人们甘愿丢掉救命金丹去花高价饮鸩止渴！其症结何在？教育也。一次医学会后返家，车上同座的是一湖北随州籍某名牌医学院的研究生，谈及中医，对方立马变脸道：'中医完全是骗术！'并将笔者中医师名片当面揉弃。笔者受辱，而真正的受辱者是中国的现代文化断层，中国的教育！因为中医的正气长存，不可能被辱没，像潘老先生之类的真理拥护者，其铮铮铁骨会被辱没么？！"

三、中医学是成熟的医学

中医学的理论，拿《内经》来说，它的第一篇《上古天真论》就指出健康长寿的方向。世界卫生组织 21 世纪的报告中指出，"要把疾病的研究转向健康的研究"，恰恰符合了 2000 年前中医的理论。中医的治疗措施，整体观、辨证论治，正符合现代的全息论、系统论。这些事实证明，中医的理论与实践走在了现代科学的前头，不是古老就落后，反而是先进、超前。这一点需要所有的人理解。所以，要提现代化就得认真学习继承中医经典理论，然后用现代语文准确无误地表达出来，否则就容易被误导，难免不掉入西医化的泥淖。

人们把西医称为现代医学，把中医称为传统医学，好像西医高了中医许多级数。所以我认为，现今某些人口中的"中医现代化"实际上带有相当大的贬义前提。意思是中医太古老了，未免落伍了，跟不上现代科学的步伐了。这是典型的是今非古思想在作怪。殊不知古老者有其不乏光耀千秋的智慧，现代者难免屏蔽真理的愚蠢。中西医学刚好就是这一智一愚之代表。老中医没有现代化是不是就不能看病了？恰恰相反，人们偏都爱找古里古气的老中医看病。一切医学的目的都是为了治疗，只要治疗有效，管它是古老的还是现代的！我这话也许有人认为我是拒绝现代化，其实不尽然，医学的目的是为治疗，好比请医生开药方，药治病有了效，何必再多加一种"现代化"的药呢？

医学治疗学的根本，在调动人体生命的自我康复能力。现在有许多人不理解中医，不知道中华医道的伟大和超前。我国早在几千年前的医学，已经形成系统。早在两千五百年前，我国的医学就已经抓住了疾病治疗的牛鼻子——人的生命的自组织能力，这就是《内经·灵枢》的针灸系统。针灸治病的实质，就是调动生命的自组织能力。因为它没有用药，而单凭经络、经气的调整，达到治愈疾病的目的。梁漱溟先生才会说"中国文化是早熟的文化"。这是中国人在两千五百年前著成的临床医学的医疗方法，这就是最好的医学。最好的医学就是不用药能愈病的医学。

汤液经典《伤寒杂病论》著成业已一千八百多年，奠定了中医临床治疗学的坚实基础，至今仍然是中医学的经典，这就足以证明中华生命医学的早熟程度。现在的中医临床家无不要从此书中吸取治病的理论和具体的方法。书中所立的许多药方，现在的医生们使用于临床，应手取效，令人叫绝。为什么？因为中医用生态药的目的是帮助生命的自组织能力来恢复健康，而不是用人工化学药来摧残生命的自组织能力。而生命的自组织能力是生命健康的动力源，而致病的外因尽管千变万化，只要抓住生命自组织能力这一主导方面，一切病痛即可迎刃而解。人类如果纠缠并敌对所谓病原体这一实际上与人体生命共生共存的微生命族群，不断发明抗生素用以对抗之消灭之，那就无异于自取灭亡。也许有人认为抗生素的发明和改进是西医医学在不断进步的标志，说这话的人却没有想到，导源于抗生素和激素的医源性、药源性灾害的严峻形势，已经迫使西医的具体治疗方法不得不向微创和支架方向贸然挺进。君不见，在我国众多大小医院已经悄然兴起大放特放支架的热潮？

《伤寒论》体现中医辨证论治的高度成熟。运用辨证论治，调整阴阳平衡。中医把疾病的表现说成"证"，而不是"症"。"证"，就是证明，就是生命抵抗疾病的证明，不是单纯的病理现象，主要的是生理现象。西方医学家现在才发现："疾病是人的一种状态，它暗示着人意识里的不正常、不和谐。内心平衡的失去表现在身体上就是症状。这就是说，症状是信号和信息的载体，它的出现中断了我们生活一如既往的流程，并强迫我们去重视症状。症状提醒我们，我们这些人，作为有灵魂的生命是生病了，也就是说我们失去了内心力量的平衡。症状告诉我们，我们缺少了某种东西。"[1]如果西医不被制药公司牵着鼻子，他们早就发现了。马迪根先生在一百年前就说过："如果连一个可以遵循的正确的生理原则都没有，我们就不再奇怪自己需要行医成功的可悲心理了。"这么一个伟大的医师和生理学家才会说："我对世界上的医学一无所知，我也不知道有谁真正通晓医学……再重复一遍，无人通晓任何知识……"[2]

1987年《光明日报》发表了一句名言："从根本上看，与其说中医落后于现代科学的发展，不如说现代科学落后于中医的实践。"为什么？是因为中医早就在几千年前观察与总结了生命活动的规律，以这些规律实践于临床，因而取得良好的效果。而现代科学是跟着解剖学以躯体分析的临床需要进入医学层面的，它离生命活动的规律还远着呢！

1.《疾病的希望》，第11页，春风文艺出版社，1999年版。

2.《现代医疗批判》，第130～131页，上海三联书店，2005年版。

人生了病，之所以会痊愈，主要是因为有自我康复能力。"会死的病是治不好的。"因为人的生命运行只是一个过程，是过程，就有起始和终止。因此，此过程到最后就是信息运行的终止，也就是死亡。把生命的自我康复能力，称为免疫功能，我认为这个命名有局限，应该称为生命的自组织能力，它的含义更本真更全面。因为我们在临床上常发现，许多被认为免疫功能缺损者，亦即被认为是必死之症者，时不时会因情绪的鼓舞、环境的变化，或服用中草药等而完全改观。可见，"免疫功能缺损"并不是必死之症，只是西医认为的无法用药治疗的疾病而已。我们所说的"失去自组织能力"的患者，则是必死无疑的。所以两者不能等同。换句话说，凡是损伤自组织能力的一切治疗方法，都是错误的；不断损伤自组织能力的治疗方法，就是送人上死路的方法。

人的生命是十分复杂的。它时时会发生大大小小的故障，生命的自组织能力早就设计了如何排除这些故障的密码。假设这些故障又加上外来的困扰，就容易增重病情。"邪之所凑，其气必虚。"所谓的"虚"，就是指不平衡——生命的内部系统的故障，一时得不到克服，当然会产生不平衡。中医的工作就是帮助实现平衡，而不是越俎代庖，使用外力蛮加干涉。

新中国成立后我国曾发生三次瘟疫，每次都因中医的介入，死亡率比世界任何先进国家都低。第一次是 1955 年在石家庄流行的乙脑，由北京名中医蒲辅周、岳美中带队，采用以白虎汤为主方，迅速退热，促进短期痊愈。第二次是发生流行性出血热。南方中医采用湿温病方，北方中医采用伤寒病方，都获得良好效果。第三次"非典"始发在广州，死人很多，后期中医介入，辨证论治，死亡率明显降低，《内参》做了报道，引起中央重视。"非典"传到北京，中医在初期就介入治疗，效果很好，世界卫生组织认为是个方向。我们在医学方面，比先进国家都先进和科学。这不奇怪，每一种文化都有它独有的优越性。傅景华先生说："中华医道代表了中华民族的先进文化，是人类精神的巨大财富，是人类认识史上的奇迹。"[1] 钱学森先生说："中医理论包

1.常秉义：《周易与中医·序》，第 5 页，中国友谊出版公司，2002 年版。

含了许多系统论的思想，而这正是西医的严重缺点。所以中医现代化是医学发展的正道，而且最终会引起科学技术体系的改造——科学革命。"[1]

中医理论，首先强调生命与环境的一致和协同，强调自然、气候与疾病的关系，强调生命的自组织能力，强调运用意识自控来维护健康。所有这些，都已经被实践所证实。《内经》说："法则天地，象似日月，辨列星辰，逆从阴阳，分别四时……""和于阴阳，调于四时，去世离俗，积精全神……"（见《内经·上古天真论第一》）生命在自然界中，要想繁衍，首先必须适应自然。这种适应能力，形成了传承的信息，现代称之为遗传基因。自古至今，中华民族依靠这种信息一代一代地传承，保证了民族的繁衍。这种适应自然的信息不能违背，凡是违背的，都会被自然所淘汰。

中医研究的对象是活的人，治病的方法是调理整体功态，利用辨证论治、四诊八纲，分析阴阳寒热，导向平衡。"人是活体，人体各组织的生命活动时时刻刻不停地在进行。系统论学者拉波特指出：'（生物）组织更多地表现为系统性的性质与我们关于这些性质知识之间的关系，而不是系统的客观性。脏器实体是客观存在的，然而更重要的是脏器的属性和相互关系。中医五行学说并不过分注重脏器实体，而重视脏器的属性和关系，并把关系简化为数学模型。中医从来把人当做人看待，中医五行学说抓住了要害，与系统论的认识是一致的。'"[2] 所谓"牵一发而动全身"，这就是生命。生命是一个整体，不能分割。

生病是生命各种系统功能的不和谐，亦即阴阳的不平衡，那么治病的方法就是调理，使之实现和谐、平衡。中医以四诊取得证据，以八纲分析其不平衡的所在，以针灸或药物调理使之实现平衡。《内经》说："凡阴阳之要，阳密乃固，两者不和，若春无秋，若冬无夏，因而和之，是谓圣度。故阳强不能密，阴气乃绝，阴平阳密，精神乃治，阴阳离决，精气乃绝。"千百年来，

1. 钱学森给邹伟俊的信，载《中医多学科研究论文汇编》，第181页，江苏省中医多学科研究联络组、盐城市中医学会合编，1984年12月。

2. 杨学鹏：《阴阳五行》，科学出版社，1998年版。

中医广泛运用这些理论于临床，取得了独步全球的成效。

中医学就是古代的人体生命医学。现在我们的任务是使它"现代化"。所谓"现代化"，不是用现代科技去改造它，而是像陈竺说的那样"进一步诠释和光大"，就是用现代语言和现代概念去靠近它、分析它、阐释它。用现代的医学成就去反衬它，而不是去否定它、贬低它、打乱它。中医学的系统理论已经跨越现代科学的前沿领域，是现代系统科学的组成部分，必将在未来的世界医疗实践中担当主要角色。

四、中医学与生命医学

"传统中医学是超越西医学范围的、内容丰富而最有条理、最有成效的一套医学科学，但迄今只有很少一部分治疗潜力被发掘。"[1]

1980 年，德国著名汉学家满晰说："中国的学者应该觉醒，要认识到不应不加批判地接受和使用西方殖民主义传教士塞给他们的方法学。"

毛嘉陵先生说："我们应从科学哲学的高度，给予中医药客观公正的评价。只有充分肯定中医药的'科学价值'，彻底更新对中医药'科学性'的认识观念，才可能真正尊重这门独具东方特色的科学的发展规律，从政府管理层面建立一套不受制于西方医学的评价体系和政策管理体系，从根本上扭转用'西医改造中医'、'用西医提升中医科学性'这种不科学的局面。"

李约瑟说的"传统中医学是超越西医学范围的、内容丰富而最有条理、最有成效的一套医学科学"。中医学超越西医学范围是因为中医学所研究的是生命，西医学研究的只是躯体。躯体是生命的外壳，生命才是它的内核；中医学研究的是维护生命健康的内因，西医学研究的是生病的外因。这就是中医学超越西医学的道理。

本书阐明中医学就是一门研究生命的医学，也证明中医学是如何超越西

---

1. 英国李约瑟博士八十高寿而发表的论文。

医学的，同时论证它是怎么超越了西方物质科学的范畴的。为什么西医学所研究的是人的身体，而中医要研究的不仅只是人的身体，而主要是生命？理解这些道理的目的是什么？为了养生，养生就是运用正确的方法维护生命，促进健康。

身体是物质，生命是信息。信息包括本能和意识及其精神，这是形而上的，完整的生命当然也包括由信息不断生成的活的身体，亦即形神兼备的活生生的人。西医研究的是身体的结构和组成的物质，中医研究的是生命的产生、存在、成长和死亡的信息。生命不是看得见、摸得着的身体，而是看不见、摸不着的信息。可是许多人误解了"科学"这两个字的含义，以为科学的东西一定要看得见、摸得着、可度量。这样一种普遍性的误解形成时代误区，使中医在20世纪一百年间被边缘化到几乎绝灭的程度。中医研究的对象正是看不见、摸不着、不可度量的生命。鉴于人之健与病乃由生命生成，因此，它针对生命生病的研究及其治疗便卓有成效。

生命的研究是现代科学至今无法破解的难题。可是对中医来说，早在两千五百年之前，我们的《黄帝内经》就把这个问题研究完成了。现在人们对它不理解，那是因为书中用的是古代的语言。如果我们能用现代的语言、语汇、概念来诠释它，使人们广泛地理解它，那么现代科学必因此而向前大大跨越。因为生命科学是现代科学尚难突破的盲点，其障碍就是因为人们的思维已经深深地陷入了度量化的陷阱之中无法自拔。生命不可能被度量化。从人类至病毒，这些大大小小生龙活虎的生命信息有多高、多长、多重、多大？任谁也不可能加以度量，也就是说，生命信息具有不可度量性。人们所可度量的仅仅是其身躯实体而不是生命信息。如果把身躯实体误认为是生命信息，那就必然跌入难以解套的误区。

1. 医学与医疗

医学与医疗是两个不同的概念，医学是研究如何使人的生命健康地活着的学问；医疗是在某种医学理论指导下进行治疗活动的实践行为。医学是一套理论系统；医疗是指在某种医学理论指导下运用一种或多种不同的治疗方法进行治疗疾病的具体方法。因此，医生如何治好病是看他能不能遵循正确的医学理论正确运用医疗方法。一般而论，医疗方法有它的两面性：运用正确，就能治好病；运用错误，就可能把病治坏了，甚至把人治死了。在正确的医学理论指导下，医生掌握的医疗方法越多，治病的能力越强。因此，做医生的必须不断地学习，才能不断进步。医生治病不仅靠书本知识，主要凭借临床经验。因为生命具有个体特异性，各个病人的症候都不一样，各自呈现为不同的病态，其临床处理方法都不一样。

自从有了人类，就有了医学。在生活中的人免不了生病，因此就必然会进行医疗活动。人们通过医疗活动，经验不断地积累，逐步摸索出如何维护健康的道理，这才产生了医学，也就是研究使人健康的学问。因此，应该说，使人健康的学问只有一套，而治疗的方法却多种多样。

中华民族有五千年的文明史，也就有了五千年的医疗实践，早在两千五百年前就总结出以《黄帝内经》为核心的中医学理论，继而产生了以气功、针灸、汤药等为主要疗法的中医学的医疗方法。

中华民族经过两千五百年的医疗实践，这些实践证明了《黄帝内经》的理论系统的正确性和可靠性。《黄帝内经》之所以被尊为经典，完全是因为它的背后有着一个浩瀚而严谨的生命哲学体系。

医学研究的目的，既然是为了生命的健康，那么医学研究首先必须知道什么是生命，什么是健康，《黄帝内经》就是一部研究生命健康学问的集大成著作。几千年来中医临床能不断在临床实践中取得进展，一代又一代地继续丰富中医医学理论，完全证明了《黄帝内经》理论的伟大成功。如今人们不难发现，许多医院里治了很久治不好的患者，到中医手中不费吹灰之力而得以痊愈者屡见不鲜。

《黄帝内经》犹如一盏辉耀千古的明灯，指引着中医继往开来的前进道路。

2. 个体医学与集体医学

学习本节必须理解的几个概念：道德医学、市场医学、个体医学、集体医学、物质科学、生命科学。

中医与西医是两种完全不同的医学，属于两个完全不同的科学范畴，是两个不容易相融的领域，不能等同而论。这个题目虽不是主题，但因为相互关系非常密切，所以必须附带来讲一下，好让大家明白。生了病的人要寻求医学的帮助，现在摆在病人面前的有两种医学，首先得知道如何选择。如果选择错误，不仅得不到帮助，还可能与愿望相背。

我们曾经提倡中西医结合，搞了几十年，不成功。贾谦先生做了一次调查，得出了一个结论："中西医结合是埋葬中医之路。"到底中西医结合好不好？我的研究答案与贾先生几乎完全一样："中西医结合就像一碗熟饭与一碗生饭拌起来一样不好吃。"尽管中西医学都是为了治病，为了维护健康，但由于基础不同而不能相融。还有很多人不理解"不能相融"这个措辞是什么意思呢？假设中医是向东走的人，西医是向西走的人，两个人能合起来一起走吗？不能合在一起就叫作不相融。

就社会功能来说，中医学是道德医学、个体医学，西医学是市场医学、集体医学。所谓道德医学是指医学理论和医生行医首先具有尊重生命的道德，正所谓"救人一命，胜造七级浮屠"，也就是指治疗乃救人性命，为治疗医生应不惜一切。个体医学是指治病的医生对病人负全责，即不管是成功的经验或失败的责任，都是医生个人的。市场医学是指一切医疗活动首先遵循市场规则，钱字第一，没钱的病人就可以不为之治疗。集体医学是指其医疗过程有很多工序，由众多医生各就各位按操作流程进行流水线操作，因之成功没经验，失败没责任。因为治病的医生不负责诊断，需要什么仪器诊断，有负责诊断仪器的专业医生，岂不是可以不负诊断错误的责任？治疗的依据是制药公司的药品说明书，药吃下去的好坏，当然是制药公司的，跟自己无关。

自古以来，人们都说行医济世，没有说行医发财的。没钱，请中医师治疗，即使快要死了也可以救活的；但是现在医院的医生却说："我们不是慈善机构，不用理他！"

现代医学（指西医）属于物质科学，中医医学属于生命科学。

物质科学指研究的对象是有形的物质，是以不断微分的方法进行研究的科学，生命科学研究的对象是元整的信息、研究的方法是全息的科学。没有生命的物质可以进行任意微分，而任何一个生命、复杂的人或简单的病毒，都无法微分。例如人去掉了脑袋，就不是一个生命而只是一具没有生命的尸体了。它对原来的生命来说，就毫无意义。一个病毒，只要它有细微变化，就不是原来的病毒了，而可能是一个毫无毒性的，或者有更厉害毒性的，或者有相似毒性的新病毒，已然变成与原来的病毒完全不一样的生命了。可见物质科学与生命科学是两种完全不同的科学，其研究对象和研究方法绝对不相同。现在有的人说中医不科学，或者是伪科学，是因为他们拿物质科学的研究眼光和标准来看待和衡量生命科学。科学的意思是通过某种形式和方法的研究发现规律。两种完全不同的科学，就有着完全不同的研究形式和方法，因此二者不能互相混淆其研究对象，不能互换其学术标准，不能互相取代对方，不能等同而论。

中医学是生命理论医学，是将观察天地、生命现象以及生活、养生、临床治疗所得到的经验归纳成系统理论，再用以指导其养生治病；西医学是解剖实验医学，是指利用尸体或动物解剖，或现代科学，如细菌学、免疫学、统计学等来分析病原、病理，再据以治疗。理论医学是指通过不断地观察，积累健康与生病过程中的变化态势，了解生命在这一过程中的能力和所起的作用，从而形成关于生命活动的系统理论。因此中医学就是生命医学、理论医学。实验医学是指通过动物或人体的种种人工性物质输入刺激实验，专门寻求治病药物的医学。解剖医学是指通过尸体或动物解剖了解身体结构、病灶的部位，以及如何运用手术排除病灶，治愈疾病。因此，西医学可称之为躯体医学、实验医学。由于迄今为止现代科学并没有分清躯体与生命这两个概念，尽管生命因躯体而得以依存与显现，但两者性质却完全不同。因此区分这两个概念是当前人类医学、生命科学与生物科学亟须解决的第一个大问题。

3. 生命科学与生物科学

学习本节必须理解的几个概念：生命科学、生物科学、物质科学、整体研究、微分研究、生命、生命体。

生命科学与生物科学的研究，也是完全不同的。生物科学的研究介于生命科学与物质科学之间，所以很容易造成混淆。科学界的一些知名人士，把生物科学与生命科学混为一谈，造成了误导，这也就成了现代一些反中医伪科学人士的借口和动力。例如邹承鲁、王志珍两先生发表的《科学与技术不可合二为一》（2003 年 8 月 6 日），文中说："生命科学领域也同样如此。生物学不仅研究自然界里所有的生物体，还要研究生命活动的各种表现形式，构成生物体的所有物质，以及这些物质在生命活动中所起的作用，揭示出生命活动的本质和规律。构成生物体的物质，最重要的是蛋白质和核酸。生命活动主要由蛋白质承担，而生物体的遗传则以核酸为基础，或者说遗传信息的世代相传是依靠 DNA 分子的自我复制。1953 年 DNA 分子双股螺旋结构的发现和阐明从根本上说明了这个问题。由于构成 DNA 分子的四种核苷酸之间有严格的两两配对关系，根据双股螺旋 DNA 分子的一个单股为模板合成另一个单股，必然形成另一个和原来的 DNA 分子完全相同的双股 DNA 分子，生物体的遗传就是这样实现的。这一发现改变了整个生物学的面貌，使生物学进入了崭新的分子生物学时代。"

邹、王以上所说，是指生命体的研究。生命体（就是生物体）的研究就是生命所依附的物质的微分研究。如上所述，物质可以微分，生命不能微分，所以这种研究也不能称为生命的研究。邹先生是科学界的名人，他们的认识是有代表性的。也就是说，科学界对生命的整体性、不可分性仍缺乏清晰的认知。这也是生物学界对生命的定义迄今无法破解的根由所在。

例如邹、王认为："生物学不仅研究自然界里所有的生物体，还要研究生命活动的各种表现形式，构成生物体的所有物质，以及这些物质在生命活动中所起的作用，揭示出生命活动的本质和规律。构成生物体的物质，最重要的是蛋白质和核酸。"我实在怀疑这个说法的科学性。生命活动的本质和规律能从构成生物体的物质的微分（蛋白质和核酸）中研究出来？那么，我们研究长江的活动规律，是否也只要从长江里舀一碗水，分析那水的材料、结构以及它的分子活动，就可以知道长江活动的规律了？这个讲法当然是可笑的。

这里还必须讲清楚，我不反对这样的研究，也承认它的重要性，但我必须讲明白，不能把这种研究当做了解人的生命活动的本质和规律的研究，它仅仅是微观生命体的某些物质结构规律的研究。

在生命科学的研究中，我们还要区分人的生命与其他动物生命的不同。因为人有系统的思维、可自控的意识，而动物看似有一些意识，但却不成系统，而且主要受本能的驱使，也就是很难自控。人的意识有受本能控制的因素，但因其有自控能力，因此可以通过修炼而加强，可用于养生、治病，故《黄帝内经》说："恬淡虚无，真气从之；正气存内，邪不可干。""其知道者，法于阴阳，和于术数，食饮有节，起居有常，不妄作劳，故能形与神俱（形与神俱，即生命体与生命配合一致），而尽终其天年，度百岁乃去。"

由此可知，人的生命之所以健康或生病，大多数原因不在外而在内，靠的就是通过意识的自控，使形与神俱。这说明，由于各种原因的干扰而生病，例如嗜欲、饮食、喜怒过度等，使正气不能"存内"而生病。必须知道养生治病的根本，首先在于如何运用意识的自我控制能力，不使太过，就可保健康。所以，维护健康意识是主导。生命是个很复杂的系统，其中起主导作用的是意识（精神）。一个人生了病，失去了治愈的信心，轻病就会变成重病，重病就变成绝症，这是因为意识是生命的总指挥部。

疾病在人的身体里发动一场战争，生命就仗恃着自我康复能力与之抗争。但如果这个总指挥部自动倒塌，人的康复能力自然大打折扣。就好比与敌人作战的士兵，指挥部自动塌毁，战士变成了散兵游勇，没人指挥，想取得战争的胜利就难了。不管生什么病，意识（精神）不能塌。相信自己一定能战胜疾病，是治愈疾病最好的法宝。

生命科学要想真正有所作为，就必须抛弃现有的身躯实体的微观思路，掉转头来学习发展生命信息的宏观思路。

4. 医学与生命

医学是为了维护人的生命健康的学问。

生命只是一个时空过程，也就是一个占用了一定时间和空间的时空段。

在这一个时空段里，一个生命完成了它的始生、长大、衰老、死亡的过程。任何生命都是在完成这样一个时空段的过程，医学的研究就是要使人在这样一个过程中健康地活着。在这个过程里生了病的人，需要医生的帮助，因此，社会才产生了医学。可以这么说，医学是帮助病人恢复健康的学问；也可以说，医学是使健康人不生病的学问。

医生做的是帮助病人恢复健康的工作，因此并不一定就是用药。医生治病治疗的方法多种多样，例如针灸、推拿、按摩、导引、挑针、放血、搽擦、煨熏等，做医生的在此之前必须通过耳闻目睹来掌握这些治疗方法，才能有把握使用它们，因此从师就成为做医生的必由之路。但由于每个中医个人拥有的治疗知识和治疗方法极其有限，而且必须通过老师的临床治疗，亲聆目睹才有胆量自己尝试。因此，临床能力强的中医，多得自多位老师的耳提面命。

中医治疗疾病有两大特点：一是整体考量；二是辨证论治。

整体考量的意思是指人生了病，就会出现症状（不舒服）。很多症状在表面看起来都是局部的，也就是身体上的某个部位出了毛病，那么是否只要把这个部位治好了病就没有了？答案是否定的。事实上生命是个整体，所有部位上的病灶，都是整体生命的疾病，只是表现在身体的某个部位而已。就像身上生了一个肿毒，并不会因切除而消失。因为身体上的肿毒，是生命排毒的安排，该肿毒只是排毒的结果，不是生毒的原因。所以单纯认为只要用手术切除了肿毒就能治愈，是完全错误的。这里也包括癌症、子宫肌瘤、阑尾炎、扁桃体炎等的治疗。医生必须把从四诊中获得的所有信息综合起来做整体考量和整体把握。

辨证论治的意思是指疾病所表现出来的症状，各人各自不同。它们不是单纯的病理现象，而且更重要的是生理现象。辨证论治是指根据病人所产生的"证"加以辨别，再讨论治疗。中医认为疾病在人的身上，人体就会相应地进行调整。症状是人体疾病与调整能力共同作用的结果。这种结果就是"证"。将"证"加以辨别，了解失衡部位、属性、机体的能力，采取相应的药方和药物，就叫作辨证论治。为什么这么说？因为疾病危害生命，生命为了维护健康而进行活动，例如发热、发冷、疼痛、眩晕、泄泻、呕吐等，从生理现象的角度来看，都是在自我捍卫。中医只是根据所表现的现象分析不平衡之态势，调整其平衡，使其自组织能力得到充分的发挥而恢复健康。

五、中医学与科学

中医所面对的既然是不可度量的生命，因此在片面强调"物质决定精神"学说主宰的前个世纪初，就有人攻击中医不科学。方舟子说中医不能做双盲实验。这种说法把双盲实验与科学画等号，能等得起来吗？请问：能做双盲实验的西医西药治好了多少种疾病？高血压、高血糖、偏头痛、癌症、艾滋病、鼻炎、哮喘……就连感冒，所有的西医和西药都没有治好过。可是医学是用来治病的，不能治好病的医学，能叫作"科学"吗？无怪乎早在一百年前，法国科学院院长、著名的医生、生理学家弗朗科伊斯·马迪根教授就用坦率的语言告诉大家："医学是一个高明的骗子。我知道它叫作科学，它确实叫作科学！它是无与伦比的科学。医生若不是骗子就是经验主义者。我们的无知依然如故。在世界上，有谁通晓与医学有关的知识？！"[1]

他不明白医学的对象是不能捉摸、不可度量的生命，与物理、化学等物质科学所研究的对象不一样，无法做重复实验。每个人的生命都不一样，都不能画等号，那么做双盲实验的意义何在？双盲实验疏忽的正是医学中最重要的生命，是生命抵抗疾病、调整自己的能力。这种能力是医学要讲究的"西瓜"，而双盲实验却是医学中的"芝麻"。正如上面所说的，生命是个体的、特异的，每个个体生命都不一样，自组织的抗病能力亦不一样，所以不能做重复的实验。中医的千人千方被一些人认为是不科学的依据，正说明这些人不知道一个最简单的道理，就是每个生命都不一样，每个人的抗病的自组织能力也不一样，中医的处方用药是帮助抗病的，正是根据不同的自组织能力开不一样的药方。

1.《现代医疗批判》，第131页，上海三联书店，2005年版。

胡适是我国 20 世纪文化界的一个大家，一直认为中医不科学，他的话可产生了大影响。不巧的是他自己生了病，西医束手无措，最后被中医治好了。"民国"十年的《上海晶报》载，胡适之因用功过度，得消渴症（即糖尿病），去当时协和医院诊治，西医说："是糖尿病也，不可为矣，速预备后事。"因为当时西医未有 insulin（胰岛素）以调节糖尿病（时至今日，该药亦只能调节不能根治，中医谓饮萝卜汁胜于此药），故协和的医生有些荒谬的诊断。胡先生甚为焦急，以为西医某医生素来有名，相信其言确实可靠，自叹天数难逃。一位朋友告诉他可请中医一治。胡先生说："中医之学不根据科学上之系统研究，不足为凭。"朋友又说："西医既已束手无策，与其待毙，何不一试？"（有人说胡适之的名言"不试成功自古无"，就是这样来的。）于是，胡先生勉强试之。中医到，诊毕，即说："此易事耳，饮以黄芪汤，不愈唯我是问。"胡先生服中药后，病竟霍然而愈。胡先生大疑，乃走访协和西医，医再诊之，亦大为奇怪说："果愈矣，谁为君谋？用何药？"胡先生以实告之，西医谓："速为转托赐所用之黄芪来，我予以详细之化验。"但是，受西方医学影响的胡适，仍然不愿意承认中医是科学的。这真是个让人心酸的笑话。刘长林（中国社科院哲学所研究员）说："凡是有利于获得规律性认识的方法，都是科学的方法。"像胡适这样有名的文化大师，也会误解"科学"，其他的人该怎么说呢？可以这么说，问题不在于中医是不是科学，而在于人们对科学这个概念的理解。

为胡适治病的中医，名叫陆仲安，是民国初年的北京名医，最善重用黄芪，绰号"陆黄芪"。胡适后来在林琴南送陆医师的《秋室研经图》的上角，写了一篇文章："林琴南先生的文章见解，是我不能完全赞同的，但我对陆仲安先生的佩服和感谢，都完全和林先生一样。我自去年秋间得病，我的朋友学西医的，或说是心脏病，或说是肾脏病，他们用的药虽也有点功效，总不能完全医好。后来幸得马幼渔先生介绍我给陆先生诊看，陆先生有时也曾用过黄芪 10 两，党参 6 两，许多人看了摇头咋舌，但我的病现在竟全好了。上年幼渔的令弟偶卿患水膨胀至肚腹以上，西医已束手无法，后来头部都肿，两眼几不能睁开，他家才请陆先生去看。陆医用参芪为主，逐渐增加参芪各 10 两，别的各味分量也不轻，不多日肿渐消减，便溺的蛋白质也没有了，不止百天，偶卿的病也好了，人也胖了。偶卿和我的病，颇引起西医的注意。现在有人也想把黄芪验出来，看它的成分究竟是些什么，何以有这样大的功效？如果化验的结果，能使世界的医药学者渐渐了解中国的医和药的真价值，这岂不是陆先生的大贡献吗？"[1]胡适不可能看到陆先生做出的贡献，是因为用分析黄芪的药理的方法永远研究不出中医使用药物的效果。药物产生效果的原因，是根据中医的治病原理来的。使用参芪治愈胡适的糖尿病的陆医师，不是根据糖尿病这个病名用药，而是根据胡适的体质需要用药的。参芪治疗胡适的糖尿病有效，但也许对另一个糖尿病人是致命的毒药。笔者治内兄嫂糖尿症，用白虎汤加桃红四物而得效，但只要加上参芪，就马上感觉不舒服，拣出两味药后，其感觉又恢复如前。这说明中医是不能按病名用药的。参芪对某些糖尿病人有提高控糖能力的作用，对另一些病人，则可能起相反的作用。有一次陆医生替陈果夫治肺病，开方用党参10两，黄芪8两，还要连服一百剂。黄芪、党参，陆医生用之治糖尿，又可用之治腹水，也可用之治肺结核，皆因病人表现的都是气虚。气虚使信息运行发生障碍，医生以参、芪补气，生命的自组织能力得到支持，克服障碍，恢复了正常的运行。

医学就是治病的科学。可胡适先生就像那个研究生一样，不愿意承认中医是科学的。就我所见，不是中医不科学，而是一些人对科学这个概念认识还不够，即什么叫科学？科学是否就是指在实验室里能重复验证，或者科学是否就要拿出实物来？以上所提，就是一种偏见。偏见比无知更有害。论病是理论，治病是实践。既然按中医的理论、实践能治好病，是真科学还是伪科学就检测出来了。

说中医不科学的人，是因为他们不理解科学一词的真正内涵。一些人以千人千方来攻击中医，说中医不科学，就是因为他们不理解中医治病，以人体生命的抗病态势为依据，以调整体内的平衡为手段。因为只要生命实现平衡，疾病就会消失。正因为每个人的抗病的自组织能力、方式不一样，中医的处方才不一样。这说明中医治病完全符合科学的原理。

---

1. 李珍著：《草园足迹》，第311页，中国特区出版社，2002年版。

六、何谓不治已病治未病

中医主张"不治已病治未病"，强调防治于先机，把疾病消灭在萌芽之中。所谓不治已病治未病的意思有三个方面：一是从意识系统调治，人体生命有很强大的自我防卫能力，只要我们在意识上"处天地之和，从八风之理，适嗜欲，于世俗之间，无恚嗔之心，行不欲离于世，举不欲观于俗，外不劳形于事，内无思想之患，以恬愉为务，以自得为功，形体不敝，精神不散……"就不容易生病。不生病我们就不用治病。不是借防病的名义用防疫针把人打出病来再进行治疗，叫防重于治。人的生命与其他生物不同，有着一个可以自我控制的意识系统。使自己"形体不敝，精神不散"，把这个系统控制好，就不容易生病。二是从本能系统调治，协助正气把六淫外邪（并非西医所说的致病微生物）早期祛除，或化邪为正，不让那些邪气在生命信息运行中"兴风作浪胡作非为"。从中医辨证治疗发热就可以看出来，中医可以在发热的前驱期进行治疗，不像西医那样要等到进入了证候期，检测到了病原体才可以治疗。中医只根据人体生命抗病的表现，运用的方法不是针对病原，而是调整人体自身的平衡，使生命能充分发挥它的抗病能力。三是中医认为即使有致病的微生物附着，也应该正确处理，生命也可以与致病微生物共处而相安无事。对待肿瘤患者也一样，也认为可以带癌生存，不必以切除作为主要手段。因为生命里既已有肿瘤形成，即使加以切除，只要生命还在，它仍旧还会产生。而且手术后的生命，自卫能力必然还会减弱，肿瘤就会更快地长成。未经过手术处理的身体，抗肿瘤能力自然要比做过手术的强。所谓"防重于治"的防，不仅是指还没有病时的防，也是指"防"因治而加重的"防"。

中医的理论看重人与天地的一致，因此才说"处天地之和，从八风之理"。许多人不理解"已病"与"未病"，以为生了病去求医就是"已病"，岂有"未病"就去求医的道理？我的朋友魏君说："西医能把恁大的肿瘤割出来，那才是本事。"我说："这叫作治已病，不是治未病。"所谓"治未病"应该是不让肿瘤生起来。不健康的生命才会生肿瘤，健康的生命就不会生。因此，保持健康就是治未病。有许多病虽然还没有在身体上产生，但人的生命已经感觉到了，亦即在生命中产生了。比如腰酸痛，这是生命的感觉，久了，它可能变成椎间骨质，继而椎间盘突出。可是我们在腰部刚发酸痛时，看不到骨刺，它们是"未病"；待到痛多了，痛久了，变成了骨质增生，才成了"已病"。待"已病"治之，当然不如"未病"先治。所以先贤说："病已成而后治之，不亦晚乎？"待到以手术来割除骨刺就晚了。

　　中医中的人体模型是一个活体，亦即一个活的生命，才不会过分关注脏器实体，通过阴阳五行网络体系，把生命的信息活动（即"气"的活动）进行高度的抽象概括。"正因为早在三代以前出现的公度模式，使中医学横空出世就处在世界医学最前列，而且长期处于遥遥领先地位。""中医学的特色、优势的主体和核心，是其基础理论，它把握着人的健康和疾病的深层规律。正是在这里，构成中西医学之间的原则性差别；正是从这里，派生出中医临床在养生、诊断、治疗、方药等方面的特点；正是在这里，东方科学传统化为中医学的精髓；正是从这里，中医学的课题跨进了现代科学的前沿领域；也正是在这里，中医学为人体科学的新发展指出突破口并提供了线索。"[1]

1.《周易与中医·前言》，第7、16页。

第十章

人体生命医学的内涵

躯体尽管是生命存在的必需，但是它毕竟只是生命所生成的下游硬件，在整个生命系统中只具有承受性和工具性，而不具有决定性和主导性，我们无法通过它来认识许许多多因生命信息活动的障碍而产生的疾病现象，也根本无法从其中看出或找到生命为什么离开躯体的真正原因。因此，在躯体里寻找疾病迫使生命结束的原因，几乎等于水中捞月。医学以解剖学作为基础始点，是医学研究中结构程序上的错误。就是说，学医应该学习解剖学，但是在医学结构和学习程序上，应把它放在最末端，而不是放在最前基点上；即使做外科医生也应该以学习和理解生命信息的运行功态及其作用为主，亦即以生命为主。为什么？因为生命信息系统（即经络系统包括本能系统和意识系统）是整个生命系统的上游软件，具有生成性、决定性和主导性，况且其中的意识系统是后来居上的。

笔者认为生命的意识系统是在本能系统的基础上、在后天环境中育成造就的，比如语言、认知、思维逻辑、创造想象、记忆和理解，都是在后天的环境里熏陶而成的。生在中国的人说汉语，生在英国的人就只会说英语。我是温州人说温州方言，如果没有学校的教育就不会说普通话。这说明思想教育先入为主，幼小时接受的教育是根深蒂固的，是很难磨灭的。古人科举不中可以很快学会做中医，是因为幼时学的都是古文；古文中含有精湛的古文化，与中医学一脉相承，一理相通，所以古人说，秀才学医笼中捉鸡。现代人就不容易学会中医，因为幼年受的教育很少有古文，从幼儿园到大学毕业，感受不到多少古文化的气味。外国人更不容易学中医，那是因为根本没有中华文化的底子。

中国人对生命的理解，比西方人对生命的理解会快，是因为中国的语言文字和文化教育中带有简洁而模糊的太极思维，例如"混沌初开，乾坤始奠"

之说，从小就入脑了。外国人从小就只知道化学、物理，物质如何微分，如何认识，没有像我们这种大而统之的模糊教育。而生命却是个形而上的"巨系统"，只能让我们用模糊的思考去探究它、把握它，而不可能用化学、物理的规律，或用微分的精细方法去分析它。

　　通过解剖尸体认识人体的结构，寻找病灶之所在，很容易使人们误解以为疾病都是身体所生，都是能看得见、摸得到的，治疗都必须从躯体上着手，在躯体上了结。受此错误观念误导，许多人生病检查时都喜欢问："我的病在什么地方？"好像不管什么病，都是生在躯体本身某个部位的病灶，都可以切而除之。医学疏忽了在身体之中还有一个更重要的、看不见摸不着的、主宰着躯体的生命。实际上所有疾病的产生，导致病痛，都是看不见、摸不着的生命信息的运行有所障碍而产生的，即使是像车祸、战争、地震等硬性外伤，也是由下游躯体受伤害而引致上游生命信息运行障碍才得病的。比如说，患者"四肢倦怠"，肢体完好无损却不喜欢动弹。我们能不能通过解剖认识呢？当然不能。为什么？这是生命信息运行有了障碍，导致肢体活动的不如意。解剖学根本无法告诉我们四肢倦怠的原因。又比如阑尾炎，虽然有具体的部位，其发病机理仍是看不见摸不着的生命信息所发生的除障事故，其疼痛就是呼救的讯号。很少有人知道，阑尾切除不可能完全治愈。手术后的阑尾炎症好像没有了，但形成阑尾炎的原因——信息故障还留在生命里始终没有办法切除。而且，经过手术的折腾，加上消炎药的打击，患者的自我防护能力大打折扣，旧障未除，新损又加。很多术后者不是长期便溏，就是长期便秘，苦哈哈闷吃哑巴亏。采用中医治疗，运用活血排毒的方法，不仅可以免除手术伤害，能够根治，还能提高健康水平。由于现代医学的误导，以及习惯于直观、直觉的线性思维，人们总是以为只有外科切除才是根治。生病是生命信息运行过程中的障碍，只有排除障碍，才能恢复健康。手术治疗只是万不得已之时修理终端躯体的辅助性手段，不能根治任何疾病，不是首选，更不是必选；不是上选，不是中选，也不是下选，而是下下之选。这一点，迷途知返的求医者必须心知肚明，自做决断，不得等闲视之，糊里糊涂而上当之。

　　有很多人生了病，到医院里去检查，就是查不出毛病来，自己却觉得很不舒服。人们并不知道现代医学仪器判断能力的有限,它只能诊断躯体上的病灶,而不能诊断生命生态的毛病。即使现在也有一些肝功能、肾功能的检查,也只能得到一些人定指标的数据,根本说明不了生命问题,更没有什么好的治疗方法。因为现代西医学一开始就从解剖尸体入手,误导人们以为任何疾病都是躯体的疾病。人们并不知道,疾病所威胁的是人的生命,而不是人的躯体。可是现在人们生了病,就想在躯体上查到原因,而且认为只要切除病灶,就能治愈疾病。许多人切除了病灶后,不仅病未治好,却比过去更衰弱了,调整的能力更差了,其结果是缩短阳寿。因为手术后的肢体,生命要做很多的"支出"才能修复,这些"支出"是拿健康和寿命来补偿的。

一、人体生命医学的内涵

中医为什么把内科称为大内科?妇幼内外,内科医生都可以辨证论治,这说明生命不能分科。尽管中医也有妇科、儿科、外科,但这只是说明医生个人的长项。因为医生临床来自经验,而由于治疗对象的局限,各人积累的经验不同。善于治妇科的,同样可以治老人或小孩;长于治儿科的,也可以治外科的疗疮痈疽。四诊八纲,辨证论治的方法一样。因为生命对疾病的反应没有妇幼内外之分。读者切莫误解我说这话的意义,"生命对疾病的反应",是专指得病后出现的寒热虚实的反应。中医只是根据这些反应,作为治疗用药的根据,用以调整平衡生命信息的运行。西医按躯体的部位分科,这种做法,来自外科手术的需要,但与生命的完整性有太大的距离。

本书提出人体生命医学这个概念的目的,是让医学家们知道,现代医学的研究对象、学术方向、实验方法和治疗手段,仅仅停留、围绕、聚焦并局限在生命下游末端的躯体层次,存在太多的误区、误导、误医的问题。从管理部门到具体医生,都要求成为某躯体部位的专家,而不知道医学的任务是拯救整条生命。应该知道,临床医生首先应该是人体生命医学的全科医生,尔后再要求他成为某科专家。如果不先成为人体生命医学的全科医生,而先成为躯体部位的专科专家，那么很多本来能够活着的人就可能因"专家"的治疗而加速死亡，很多本来能够尽快恢复的病人就会因治疗而变成了长期病人。因为他们只是躯体的某一部分的修理工，是技工，而不是能够拯救生命的医生。许多人并不知道，现代医学中所谓的专家，是只擅长于做人体某一部位手术的外科医生，照理说这些专家，应该只能称为技师或技工，而不能称为医生。因为他们对生命毫无兴趣，只醉心于熟练切除人体某一部位的技巧。同样，现在有很多的所谓医学专家，他们对临床一无所知，却净给患者们出馊主意，乱说患者得的是不治之症，或必死无疑，以摧毁患者的意识系统为能事。其实，真正的医学家应该是大内科临床家，是以疗效取得医学家之名的临床家。

人体生命医学临床第一线的医生，必须在学习生命医学知识及其医疗手段的同时，应该弄明白生命究竟是怎么一回事。这样的医生在临床过程中，才能及时有效地救助病人。他们不必要成为躯体的专家，而应该是一个生命医学的"普家"。而现在我们所看到的却是大量的躯体"专家"，不是生命"普家"。这使得许多本来能够及时痊愈的病人，错过了最佳的治疗时间——急性病变成了慢性病。许多临床医生还没有考来医师资格，就以一专科门诊行医。他们说，专科医生需记忆的东西少，容易考取。但这对求治的病人来说，却是非常危险的。日本从2008年开始，把中医学的基本知识，列为考取临床医生资格的基本条件之一，说明了生命医学的地位极其重要。

躯体分科治疗就是头痛医头，脚痛医脚。对生命来说，心肝脾肺肾五脏，无论哪一个系统功能衰竭，都会造成死亡。我的一个朋友声带生息肉，五官科医生要他做手术，可是术后小便不通。医生说这不是他的专业范围，要出院到泌尿科治疗。生息肉本是小事，生了几十年都不碍事；小便不通却是大事，几十个小时就会送命。一个并不怎么重要的病去医治，医回来一个影响生死存亡的大病。医学本为救助生命，却被搞成了专门在躯体上切切割割修修补补，怎不令人生疑？生命是一条完整的信息流，生命是不能分割分科的。生命是人体生态能量的整合活动，无论哪一环节停止或减弱都有可能形成疾病甚至死亡。而躯体分科治病，只是整治身体上的某个地方，而不能治理生命信息功态。因此，很可能"医"了东边，害了西边。例如，治肺结核的药物，都会损害肝功能。把肝功能损害了，比肺结核对生命的威胁更厉害。可见躯体分科治疗对生命有一定的危害性。"头痛医头，脚痛医脚"，这个带有一定贬义的评价，也是人们对西医分科治疗的讽刺。躯体分科的医生只知道人体的一部分，根本不知道生命是什么。患者说头痛，分科医生便在头上寻找。有时候也能找到生病的结果——病灶，比如脑里长了一个肿瘤，或者得了鼻炎，总之必须是生在头上的，大多数时候却没有找到。为什么？有很多原因会导致生命信息的运行发生障碍而使人头痛。可是躯体分科的医生，根本不知道生命是一条完整的信息流，也缺乏这样的教育。他们的头脑里就一直以为人的病都是从躯体里生出来的，或者认为在躯体的某个部位的病灶就是疾病本身。这种身体生病的错误思想，是从他们学习解剖学时建立起来的，根深蒂固，冥顽不化。所以我在认真地研究了这个问题后，才会说解剖学误导了学习西医医学的学生。这个误导就是把病灶当做生病的原因，把躯体等同于生命。

《读者》里有个笑话说，一人眼胀、耳鸣到某医院五官科求治，医生检查后说："你的扁桃体肿大，割了扁桃体就没问题了。"病人割了扁桃体后，眼胀、耳鸣照旧。于是他再去五官科检查，医生检查后说："你的牙龈发炎，拔了牙后症状就会消失。"病人拔了好几颗牙齿后，症状未见好转。于是医生说："你的病这样顽固，可能是个绝症，还是去准备后事吧，要早做思想准备。" 患者心灰意冷，想去周游世界，于是请一个裁缝师傅准备几件服装。裁缝一量到领口时说："你的领口是 16 寸。"他觉得很奇怪，说："我的领口向来只有 15 寸的。"裁缝说："你常穿 15 寸领口的衬衫，那么你一定会耳鸣、眼胀。"这则笑话道出了现代躯体分科医学医生对生命的全然无知。生命怎么可以分成一块一块的？所以，医学的基础，首先应该让习医者彻底明白生命是一个运行着的信息流，不可稍停，无法分割；只有在这样的生命认知的基础之上，然后才可以教授分科知识。医学知识在结构上缺位或颠倒而出错，必然会造成误导。误导理论，遗患躯体，形成一根筋思维；误导临床，戕害生灵，谋财害命。现在西医们似乎有所醒悟，要求基层医生要懂得"全科医学"，即综合各专科的躯体医学，但却不知道生命缺席的躯体医学再怎么"全科"也是枉然，最多也只是五十步笑百步的"进步"而已。

别以为这个故事是虚构的，在现实中我们会经常碰到。比如说你头痛很厉害，找五官科医生治疗，医生就会在头面上查找，有鼻塞的，就说鼻炎引起；有牙龈肿的，就说牙周炎引起；有以为是脑里的问题，就会叫你去做脑电图、脑CT……检查都没问题，医生就说是神经的问题，会给你开止痛片。因为没有病灶，医生没办法治疗。有的人因为吃了止痛片后真的好了，后来真的就没有作痛了，请别以为这是医生治好的。相反，止痛药带来的副作用，明白人却不得不时时提防。

止痛药用于止痛，也有痛就从此不发作的，但决不能相信是它治好了病。因为人的生命有很强的自我调整能力。疼痛也是一种调整的信号。被止痛片止住的一段时间里，有的患者的生命就自己调整好了，疼痛也就消失了，从此不再复发。如果这疼痛是环境不好而引发的，后来环境好了也就不发痛了；如果这病是情绪激动发起来的，后来性格改变，脾气好起来了，疼痛也就不再发了；如果这病是工作条件不好造成的，后来工作轻松了，也就不发病了。

任何一个临床医师，不管是医牙的还是医眼的，是外科还是骨科，都应该知道临床医学的目的就是为了拯救生命，或者是为解除因生病而遭遇的痛苦。全科医学的兴起，就是要求每个临床医师都必须掌握全面的、整体的人体生命医学知识，集各科于一身，不至于为病人局部治疗，而使其生命遭受危害。然而，现代医院躯体分科越来越细，细到分析到分子、基因的医学，与实际临床治疗存在着不能融合的矛盾。看起来越来越"科学"，但却越来越不像医学。躯体分科医学让人感觉只是为了修补或者割除部分躯体，那显然是有悖于医学的宗旨的。

我的一个好朋友，60岁，患白内障去眼科做手术。术后五天，感觉很好，视力从0.1升为1.0。他笑嘻嘻地跟我说："德孚，这下子真好了！"没几天，突发肝坏死，休克，抢救无效而死亡，这使我感到特别难过。

原来他到医院治白内障，眼科医师去掉白内障时加大使用消炎药。可是他原患慢性肝炎，转氨酶稍稍超过正常范围。眼科医师却不知道这样的老人生命极其脆弱，用药务须慎而又慎，反而加重消炎药量，以致结束了他的生命。

白内障手术成功了，生命却没有了。

医学的对象是生命，生命是身心合一的信息流。躯体分科医学容易以局部当整体，把病灶当疾病，犯着瞎子摸象和刻舟求剑之双重错误：摸到什么就抓住什么、猜测什么，一根筋绷到底，这就不仅会闹笑话，还会出人命。本书提出人体生命医学这个概念，就是要彻底纠正躯体医学的致命错误。这就涉及生命的本质、生命的结构、生命的一些内在规律等等一系列重大命题。

二、人体生命医学与"全科医学"

人体生命医学的旨趣就是一切医疗实践，都是为了维护生命、维护生命健康长寿，而不是仅仅为了保护眼睛或鼻子，或其他什么部位。眼睛、鼻子当然也要保护，因为这些部位保护不好，活得不会舒服自在。但临床医生不能光有专业躯体知识，或专门的躯体技艺，一点也不知道生命的内涵。这样的医生在给病人做局部治疗之时，就有可能只顾局部而损害生命。人有可能愿意失掉某些部位，而要求保证生命无损，却没有谁愿意以生命来换取部位的完整。比如说有人因断肢而大出血，医师要求截去下肢，病人当然会同意。如果我们在医疗实践中只顾及保护某些部位，却因疏忽而失掉生命，那就会遭到病家和社会的谴责。学习以解剖学为入门知识的医学，因为先入为主，往往会过于注重躯体的修整，或专注躯体指标的医治，而把生命活动全盘置之度外，因而酿成伤害病人的恶果。

我的内侄患脊椎骨刺增生，在某医学院附属医院骨科做手术，术后我妻子去看望。回来后告诉我，同病房有一位 14 岁的小朋友，患脊椎弯曲病，术后九天，脊椎算是正了，但呕吐不进饮食。请小儿科医生来会诊，开了一些药，无效。再饿下去，怕有生命危险。她说，这个女孩子很可怜。父亲生病，靠母亲支撑家庭。这次做手术的钱，还是许多亲戚凑起来的，如果医不好，花了钱还送性命，真不该。我说，抓几服中药试试。于是处旋复代赭汤，叫妻子煎好送到医院。我说，此药要先喝一两匙，四五分钟后如不见吐出来，再喝一两匙，若也不呕吐，可全部将这一大碗喝下，坐等其效果。妻子吃了晚饭去，九点才回家，做了一件好事，她兴高采烈。第二天午饭后，煎好第二服药，由我送去。那小女孩又在呕恶。邻床说她上午吃饭还很高兴，十点钟输液后，又这个样子了。我判断是消炎药中毒反应，就告诉她母亲，嘱医师立即停止输液。那天正是星期天，医师没上班，我只好交代护士。但护士说自己没这个权力。我回家后，想想不放心，因为那女孩的母亲是个农村妇女，见医师害怕得说不出话。于是写了一篇《致附二医骨科》的信，叫学生潘虎威晚上送去交给她，嘱咐她转交医师。几天后再去医院探望，那女孩子面绽笑容，脸也圆起来，说马上要出院了。

上面的例子说明，骨科医生只管修理骨头，把骨头修好就算完成"任务"，没有一点药物中毒的常识，更没有对生命信息动态的基本认知，才会弄得如此尴尬而被动。天热时，我在临床中碰到一些病人常说，他们去医院看过病了。医师叫他先去放痧老师那里放痧，再回到他那里输液。因为那医师没放过痧或怕出事。其实，放痧本来很简单、很易学的。

我认为，最早接触病人的医师，即临床第一线的医师，亦即基层医师，就应该是能全面掌握中西内外各科基本知识的、多能的医师，即人体生命医学医师。他们必须广学博识，全面多能。当然，要学会做这样一个医师，有很大的难度。生命太短，知识太多，很难掌握。由于急功近利，许多人只想学一技之长，以便于迅速为谋生获利。有的人为了取得合法执业资格，只花少量时间，抢学一科，应付考试。以这样的学问对待医学，对待病人，是不负责任的行为。这当然与医政管理有关。但本文只讲学术，不讲社会管理问题，所以，这话就此打住。

直接临床的第一线专科医师，应该先全面掌握生命医学知识，亦即全息医学知识，只有在此扎实的基础之上，再掌握分科知识，才能发挥其一技之长。因为生命是一条完整的信息流，时时刻刻充满着内外信息、能量和物质的流通和交换，生病就意味着其流有所不畅，每每牵一发而动全身，不可能让你分割开来、封闭起来，对而抗之，医而治之。刻舟求剑式的躯体分科临床医学实践只能做到头痛医头、脚痛医脚，让患者们吃尽苦头，医疗事故不断发生，医疗诉讼增加了社会的不和谐气氛。人们对躯体分科医疗的批判，对西医临床的唾弃，迫使现代医学派不得不做出它愿意向疗救生命的方向转舵这一言不由衷的表态。"全科医学"这个不伦不类的概念的出台，正是这一妥协表态的产物。因为对它来说，真正要从轻车熟路的倒腾躯体硬件谋利之路转向陌生的救助生命软件的慈善之道，不啻难于上青天。问题就明摆在那儿：现代医学有可能突破躯体分科医学的桎梏，发展出真正能够救助生命软件的全息全科医学吗？我的看法是，如果现代医学仍坚持躯体即生命的观点和实体微观路线，这个问题就无解；如果现代医学不能从市场主义的泥淖和药业帝国的卵翼下解放出来，这个问题也是无解。也就是说，现代躯体分科医学要转变为现代生命全息医学，它必须首先外而摆脱市场经济和药业帝国的管控，内而冲破躯体微分和实体求解的实证主义牢笼，直接向形而上的生命领域挺进。这个要求对于现代医学来说，简直是与虎谋皮，比登天还难。

"全科医学"这一迷人概念的出台无非是市场医学应对社会舆论的谴责而掩人耳目的新花招，充其量也不过就是躯体分科疗法的联合运用，其本质还是摆脱不了对抗生命疗法的老路子。

在中国还有一种提法认为，"全科医学"即是在西医的临床医学中，增加中医内科的某些内容。具体操作办法，就是医务人员经过所谓"中西医结合"科目的考试拿到文凭，就算是个全科医学的医生了。这种以西医为主、中医为奴的"全科医学"与人体生命医学仍然有着天壤之别的距离。

中医的内科叫作大科，也就是整个生命医科的意思。一个中医师只需要根据四诊八纲进行辨证论治，即可解决妇幼内外各科各种外感内伤常见病和疑难病问题。任何医师都是通过临床提高的，所以我说病人是医生的老师。可见临床既是工作，也是学习。这是生命医学临床实践的一大特色。

临床专看一科，求治的病人都有类似的疾病，服务面窄了，提高快了起来，就可能成为专家。专家虽有特长优势，但也往往难免其不全面的一面。如果其生命全息基本知识欠扎实，有时剑走偏锋也会偾事出差错。如处临床第一线，最早接触病人，最早知道病情，却可能因知识太专，诊断走偏，影响病人及时得到治疗。病人生什么病，无法事先计划，不能预测。治病如救火，病人需要得到应有的、及时的诊治。所以人体生命医学的医师务必广学博识，夯实生命全息基本知识，便于及时应对，而不致因专失偏而误事误人。当医者知道面对的疾病实在非其能力所及，就应该转请医生来帮助。我认为医学院校都应该设立人体生命医学课程，培养全面多能的临床医师，这才能克服当前医疗腐败、求医困难所产生的负面影响，保障每一个公民的生命健康。

"全科医学"是指望不上的，只有生命医学才能真正救助生命，挽救健康。

三、医学理论与医学教育

1997年9月，禾火女士做了乳腺癌手术，同时进行常规的放、化疗治疗，一年半后于刀疤处复发，再住医院治疗。治疗刚结束，肿瘤转移至左肩膀处。至2000年4月，禾火女士说："用过的放、化疗剂量已达同类患者的三倍，先后用过14个大化疗，3次重复照光，每次照光都历时40多天，照光总量达130多次。重复多次的照光还造成了Ⅲ度放射性烧伤，致使我的胸壁大面积溃烂与坏死，至今留有疤痕。""2001年5月，癌症第三次卷土重来，仍旧是局部皮下复发，肿瘤专家劝我再做化疗，考虑到当时自己的身体条件，我决定不做化疗，带癌生存。为此，医生说我的生命只能维持三个月。沪、杭两地专家建议我试用一种新药，该药只有20%的人有效，加上化疗，一年大约需要近百万元。有效的话，就一年一年一直用下去，直到出现新的情况为止。我没有采纳专家的意见。""为了节省巨额的医药费，我开始尝试自疗自救。2003年7月30日，我突发第四腰椎压缩性骨折，卧床不起。沪、杭、闽三地专家均怀疑是肿瘤转移至腰椎所致的病理性骨折。我卧床休息并加练气功，其他治疗手段均不敢采用，后来腰伤痊愈，依然健步如飞。带癌生存至2004年2月，我被查出子宫内膜增厚，我怀疑这与我长期服用内分泌药物有关。在停用了内分泌药物仍不解决问题的情况下，几乎所有医生都劝我切除子宫和卵巢，我不同意，坚持练气功。到8月份终于云开雾散，子宫内膜厚度已完全恢复了正常。"[1] 最近，我访问了禾火女士，见她精神极好。她说去年腋下又有癌肿复发，并已经腐烂，又有许多专家预言她必死无疑，她给我出示了这癌肿从前到后，直至痊愈的照片。我为之感叹不已，像她这样对待癌肿如小疮一般的女人确实很少。按西医的讲法，癌肿每复发一次，其毒性必成倍增强。可是，这样的"原理"，在她面前失效了。这说明此"原理"纯属臆断。我的想法是，因为手术损害了生命的康复能力，一次比一次厉害，而外科医生却嫁祸于癌细胞，才做出这样的臆断。

这一事例的许多正面经验教训为什么没有人总结？我们总是把主流当做正确，不敢贸然质疑。外国人喜欢对主流的东西提反面意见，才会总结出"医生罢工，死亡率降低；罢工的时间与死亡率的减少成正比"，"未经治疗的癌症患者其生存希望看来要比经过治疗的患者要大"这样的结论。当我在老年大学做报告讲到这个报道时，许多人很惊讶。学员只知道医疗能救命，却不知道医疗也会送命。这是因为我们许多媒体非常自觉地遵守：只可以报道正面消息，不应该报道负面消息的潜规则。社会的学术研究总是在对主流的不断否定中进步的，而我们的学术界一贯杜绝否定意见。科技发展的基础是学术界的争鸣和宽容。西方发展快，中国发展慢，就是因为我们缺乏一个理性的、宽容的学术环境。

禾火抗癌的成功关键是什么？就是不相信肿瘤专家所有的指导。就她自己主观愿望，也是不想这么做的，但是客观情况逼得她不得不拒绝肿瘤专家的意见。化疗、放疗使她身体损毁到无法再接受，专家还是认为需要继续。专家想的是如何杀死"癌细胞"，禾火想的是如何维护自己的生命。她觉得继续下去有死无生，不如带癌生存，还有一线希望。于是她数次拒绝了专家的指导。这就是"两害相权取其轻"逻辑的明智选择。禾火有没有学过逻辑学我不知道，但关键时刻的选择反映出她的思维推理能力。正因为她有了这种能力，才会在生死抉择的关头，救了自己一命。

肿瘤患者不接受肿瘤专家的治疗意见而得以活命，反之，早就死了。这

---

1. 周申生：《关爱生命，科学抗癌》，文化艺术出版社，2005年版。

是什么道理？很简单，这是观念问题。肿瘤专家是接受肿瘤知识比较多的专家，这些知识是对是错还在研讨之中，就拿来指导治疗了。我认为既然全世界肿瘤的治疗谁都没有把握，就谈不上有治疗专家。如果这个世界上有肿瘤治疗学这样的书，那么可以肯定这是一本伪科学著作。别以为我的讲法主观武断，科学的要求是很严谨的。如果研究的学问经不起实践的检验，应该怎么称呼它？既然没有肿瘤治疗学，哪里来的肿瘤治疗专家？禾火的治疗经验证明，她要请的是肿瘤治疗专家，在她治疗肿瘤的过程中，专家们的指导方向却不断地犯错误，这也说明所谓的肿瘤治疗，只是一种试验治疗。从开始给肿瘤患者做手术、做化疗、做放疗的那一天开始，他们就成了试验品。我的这个讲法，反对的人一定会举出一些利用手术、化疗治好的例子。其实他们根本没有想到，这是以患癌必死做基础的。我问过禾火女士，她有没有想到，如果她不做手术与化疗，单用气功，一定会比现在更好。她点点头。手术切除所依据的是切掉就没有了的思想，这个思想我在上面已经分析过它的错误；化疗则是与自己拼命，简直在开玩笑！那只是外科医学利用简单化技术来掩盖它的错误而已。

有一些现在所谓的肿瘤治疗专家，实际是某部位的外科技师，这些技师擅长于手术切除某部位的肿瘤病灶，而不是治疗肿瘤。这些技师想的是干净利落地把肿瘤切除掉，而不是想如何保护病人的生命。可见，手术切除只是一种技巧，不能与肿瘤治疗画等号。这里说明我们把医学与技术等同了。医学是救人性命的知识，技术是某种熟练的完美的技巧。肿瘤治疗要求的是一套理论体系，而且依之而行有一定的把握，而不是常常被实践证明是错误的某种技术。

病人做了手术，切除了病灶，又经过三番五次的放、化疗，其剂量比通常的患者高了三倍，癌症还要复发。这时候，患者自己也觉得再做下去是死路一条了，为什么肿瘤专家却认为还要坚持做下去？明知病人会死，为什么做医生的还要坚持把她往死路上推？我当然不是说肿瘤专家是有意的，而是没有想到自己那种指导意见的严重后果。这说明我们的医学教育已经出了大问题——主导思想的问题。

　　患者腰痛，椎间盘突出，肿瘤医生马上就会想到肿瘤转移；患者子宫内膜增厚，肿瘤医生又认为肿瘤转移。可实践总是一次又一次否定了他们的判断。专家们的意见没有被患者接受，他们也没有认识自己的错误。他们的脑袋里只有"一根筋"，不会上、下、左、右全面考虑，不会进行孰轻孰重的权衡。为什么我们的教育会产生这样的花岗岩脑袋？这说明这些所谓的专家接受的医学教育有问题。教育得他们一门心思只想如何杀死"癌细胞"，却没有考虑到如何挽救生命。德国心理学家托·德特勒夫森说："现代医学的失败，在于其本身的哲学，更准确地说是缺乏一个哲学。"也就是说，我们医学院的学生，缺乏哲学思想教育。这不仅是医学理论的问题，也是医学教育方法的问题。

　　医学的理念是维护病人的生命安全与生存质量。如果只为医得某个指标合格而活得痛苦不堪甚或丢掉生命，那意义何在？拿手术切除来说，医学家们为什么想不到，癌肿瘤既然是细胞的基因变异，医生只切除了躯体上的癌肿块，却切除不了细胞基因变异的原因。也就是说，医生只想到治疗躯体上的癌肿瘤，却没有想到这肿瘤是生命生产出来的。因为如果躯体上没有了生命，它就再也长不出肿瘤。然而我们所有的医学书籍，只教学生认识躯体，而从来没有教育学生认识生命。所以他们至死也不知道是生命在生"癌"，而不是身体在生"癌"；唯一知道的是切除—化疗—放疗这一套对抗性疗法，永远在躯体上兜圈子，糟蹋身躯，摧毁健康，减损寿命。

　　拿化疗来说，病人在接受化疗后普遍感到疲惫不堪，很容易受感染，有的人几次下来，就离死亡不远了，这还成了治疗癌症的主要方法。这样的方法之所以产生，如果我们排除市场操作问题，单考虑教育思想，医学家们如此缺乏逻辑推理的能力，不是一朝一夕的事，应该说是长期教育误导的结果。说明现代医学建立了一个误人误己的迷宫。人们走进这个迷宫，就迷失了方向，就出不来了。这个迷宫，就是解剖学。学习了解剖学，就会死硬地误认躯体为生命，就会死硬地在身体这一生命下游硬件上"医治"上游软件——生命信息运行障碍所生出来的疾病，误医误治，伤人害命，反而把真正研究生命救助生命的中医学，诋毁为伪科学。因为物质性的躯体，操作性强；而生命，连理解都有困难，更不用说可操作性了。人们在学习初期，喜欢简单、静态、看得见的物质实体，回避复杂、动态、看不见的信息运化，这是一种本性。这就给了解剖学一个可乘的空子，何况医学也确实需要使学习者了解躯体。但医学面对生命是不能回避的。尽管解剖学研究了躯体硬件，对硬伤外科医学、对生物科学，都有很大的贡献，但是在生命生病的内科领域，解剖知识用处不大。如果一种医学把躯体误认为生命，颠倒上下关系，那就糟糕透顶了。

表面上看来，躯体全科医学与人体生命医学似乎有些雷同之处，实际上非但各自研究的对象不同、方向不同、旨趣不同，就连学习的程序也不同。千万别以为学习的程序不要紧，应该说学习的程序也是一种科学。学科本身方向的正误、质量的优劣，很大程度上取决于它的学习程序上的科学性。有句成语说："差之毫厘，谬以千里。"其意思就是始点不能出错。大多数人的思想认识，都是先入为主的。既然如此，先学什么，后学什么，对学习者的思维，必然有很大的影响。医学研究与认识的始点本应该是生命，而解剖学只是一门研究躯体结构的学问。我不否认解剖学有助于理解和认识疾病，对某些硬伤外科疾患的治疗研究确有好处。但是它与认识生命及其医学之间，确实存在着千里的距离。由于存在这个距离屏障，解剖学就容易误导人们的认知，把医学引入躯体就是生命，乃至躯体生成生命、躯体生成疾病的特大误区。因此，先认识和理解生命，后认识生命所生成的躯体以及躯体的结构，才是正道，才有益无害。

程序就像上楼走楼梯，要从第一个梯级一脚一步往上走，不能越级先踩上面的，后踩下面的。先学解剖学就容易误认人体生命为机器，进入物质机械论的误区。20世纪30～50年代，西方医学界产生了很多的医疗错误概念。这些错误概念进入医疗实践，致使很多人丧失了生命，原因就是解剖学带来的负面影响。解剖学无疑是一门很严谨的科学，它是人类正确认识自身结构的学问，它也给人体医学，尤其是外科医学的创建立下了不朽功勋。在战争期间，为抢救受伤士兵的生命，做出过卓越的贡献，但它的膨胀和越位却使西医学跌入了以下游躯体为上游生命的误区。现代西医学看起来非常发达、非常科学，其实它还在这个误区中兜圈子，越兜越迷，越陷越深，已经走不出来了。

学医伊始，首先要避免解剖学机械物质的生命观，才容易理解看不见摸不着的、非物质的生命现象。学针灸，辨经络，认穴位，再通过临床实践，就能理解生命信息总网——经络系统的"营阴阳，调虚实，决死生，行血气，处百病"的作用。这种"无中生有"，从无至有，也符合"道生一，一生二，二生三，三生万物"的宇宙序性发展的生命观。

四、生命医学的学习应从针灸开始

本文强调学习程序的重要性，而且强调做生命医学的医生，要从学习中医针灸开始。只有学好针灸，领悟生命信息运行网络，才能深刻理解和分析破解整个世界医学的难题。只有站在生命医学的高度，才能正确对待西方医学，对它的解剖学、组织学、生理学、细菌学、免疫学等等，进行分析破解，从它的成功与失败的经验里吸取教训，以便进一步提高生命医学的道术水平。

人头脑中，是有限的脑细胞。它们对记忆这个工作，也是作序性排列的。所以孩子小时记性好，长大了逐步减退。我们记忆什么事，记得最牢固的，是少年时的东西，它们排队排在最前面。脑细胞就像计算机，一开机，先要读一下程序，运行它们，也是按建立的先后次序来读的。所以先学中医后学西医的目的，是要求学员首先建立系统生命观，不要让机械分析论占据底盘空间。

针灸学的优势，一是针灸面对的是一个看不见、摸不着的人体生命总网——经络系统，能够获得对生命信息运行的生动感悟，可以避免误认生命为机器的错误观点。生命是一个完整的信息态，治疗时应整态考虑。在针灸的治疗实践中经常有头痛治脚，脚痛治头，左痛针右，右痛针左的情况，从中可以领悟生命活动的真谛。二是"一根银针走万家"，说明针灸治疗对很多疾病都有效，有一个很广的应用面。它的工作工具又很简单，治疗见效又快，更没有药物的毒副作用，它必然受到苦于药物副作用伤害的人们的欢迎。三是许多疾病产生的初期，大多数都是信息通路受阻，用针灸治疗有立马见功、迅速痊愈之效。四是初级针灸学需要学习与记忆的东西不多，经短期学习后就可以马上进入临床服务实践。学习针灸不需要投入长期的学习经费，学习者能很快从临床得到回报，来支持继续学习。学习经费与谋生立足是一个医师的头等大事。做医生，想挣碗饭吃却不那么容易，唯一的方法就是先学好针灸，以自己的服务赢得病人的认可，同时又可从中学会认识生命的本质。

现在全世界有 400 万人在用针灸治病。希波克拉底说："首先用无害的治疗。"针灸就是这么一种无害的治疗方法。因此医学知识学习的程序应该是：先中医，后西医；先针灸，后中医药；最后才学西医学中某些有用的知识（包括解剖学）。世界卫生组织的《传统医学战略》认为，"针刺疗法治疗疼痛和恶心的有效性已被最终证明，现在已在世界范围内获得公认"。疾病的形式有发热、疼痛、恶心、头晕、腹泻等等，疼痛却是最多和最难耐受的。针刺治疼痛的机理，本文已有专篇，这里不再重复。可以预见，针灸医生在将来会有一个世界性的需求。我国是针灸的发源地，是针灸医学的大国，无论在针灸理论和实践上，在世界上都遥遥领先。所以，培养一批针灸医生供应全世界，既能解决医疗供给的需要，又能弘扬中华先进的医学文化。

对人体生命医学的医师来说，针灸只不过是学习的开始。因为无论什么医学，都有它的局限性。这个局限既来自各种医学的自身不足，也因为医师临床信息反馈的局限。每个人的生命就那么短短的一段时间，医师看什么病，取得什么经验。而疾病之多，为医学内容和医疗实践面限制，永远无法全面应付临床的需要。所以作为临床医师，不仅需要学习越来越多的医学知识，更需要在实践中从病人那里体会直接反馈的知识。这种实践的知识，比之书本知识更为可贵。如果我们有一批相当数量的人体生命医学医师，不断地从实践中总结提高，相信我们的医学在一段时间后，将会有一个长足的进步。

20 世纪 70 年代，我们的医学在毛泽东的号召下，曾创造了"一根银针走万家"的世所罕有的赤脚医生时代。事实证明，单是针灸一种疗法，就可以让医生治疗很多疾病，它只是中华医学的一个部分，没有比针灸更容易学会的治疗方法了。针灸治病的原理就在于疏通经络，放大信息。如笔者以上所述，生病的本质就是信息运行障碍，使正常的运行失序。针灸能疏通经络，使受阻碍的信息恢复正常有序的运行，这就是针灸愈病的原理。然而，即使是中医医学家，有好些人也不重视针灸的作用。现在许多人倡导中医复兴，却不关注针灸，这是个很不好的倾向。连美国的医学史教授洛伊斯·N. 玛格纳都看到了这个问题的严重性。她说：

针刺术和中草药的复兴并没有引起相应的对传统中医理论的关注。如果脱离了理论框架，中医就仅仅是靠经验治疗的大杂烩，而不是能给病人和行医者提供指导和启示的哲学系统。中国哲学和医学总是能相互汇合和适应的巨大能力。中国文化富有生命力，在这种文化中，传统艺术家始终和现代文化紧密相连，也许融合在一起形成了一个新的思想体系，这种思想仍然反映出"三天帝"希望完善中医思想的愿望，而这种传统的中医思想也是平和的心境、健康、力量和长寿的根本。[1]

现在做医生与古代做医生有很大的不同。古人学医学知识，有"不为良相，宁为良医"之说，是说良相治国，为老百姓生活安宁；良医治病，为老百姓身体健康。然而古人又说："家无百亩之地，不能言医。"意思是医疗工作是救人性命的，相当于慈善事业，有经济打算的人不能学医学，做医生。现代社会的医生，既要救治病人，却家无百亩之地，要靠医疗工作挣饭吃，过生活，不能不讲经济收入，这就涉及医学伦理——医生的道德。医生如果不讲道德，那病人就十分危险。所以，医学教育最重要的是道德教育，而不是技术教育。大医精诚，而不是首先讲钱。西方医学界没有人不知道《希波克拉底誓言》的。"他们从入学的第一天就要学希波克拉底誓言，而且要求正式宣誓。""现在不仅在医学界，在其他领域里，如律师、证券商、会计师、审计师、评估师、推销员，等等，都拿希波克拉底誓言作为行业道德的要求。几千年来，学过希波克拉底誓言的人不下几亿。这个誓言成为人类历史上影响最大的文件。""首先它要求知恩图报……其次它要求为病人谋利益，不害人。……

1.〔美〕洛伊斯·Z. 玛格纳著，刘学礼主译：《医学史》，第70页，上海人民出版社，2009年第二版。

对待病人要不分贵贱，一视同仁。"[1]医生举手投足都与病人的健康和生命有关。

《现代医药中的错误》有这么一段记载：在 1910 年至 1915 年间，美国人比凌和杰出的英国病理学家亨特尔一起，提出了病灶感染论。他们认为，在牙齿、扁桃体或其他部位周围的局部细菌感染灶，会引起各种常见病。他的理论受到一位勤奋的细菌学家罗辛桡的支持。此说比起其他任何一种概念导致了更多不必要的手术。这些手术是：拔牙、扁桃体切除、阑尾切除、胆囊摘除、子宫切除、前列腺切除、结肠切除等等。他们把可能存在的病灶扩展为整个胃肠道、生殖系统（阴道、子宫、前列腺）、泌尿系统（膀胱、输尿管、肾）。

20 世纪 30 年代前后，英国一个委员会调查了 3 万名小学生，发现切除扁桃体与保留扁桃体的小孩之间，感冒、咳嗽和喉痛的发病率没有差别。通过进一步调查，知道很多病人受害匪浅。一些人切除扁桃体和拔牙后造成了死亡、肺脓肿和细菌性心内膜炎。英国在 1931-1935 年间，曾报告 518 人死于扁桃体切除术。在 20 世纪 40 年代，大多数医学教师普遍认为，上述的治疗结果曾经是一场噩梦。[2]

上面的记述，不涉及比凌和亨特尔的道德问题。他们的道德和技术都毫无疑问。我只讲做医生的想问题一出差错，多少生命便因此而失去，冤不冤？假设做医生的道德不好，那些来看病的病人就会更加危险。我们上面所说的，是把现在做医生的教育、学习、生活、治疗等四个问题，以及病人的利益、生命安全综合起来系统地加以考虑，不能偏废。因为无论做什么研究，如果没有全面、系统的观点，早晚都容易出错。

从学针灸开始进入医疗实践，对习医者来说是极其重要的。理由已经说过，这里不再重复。要想学会做一个人体生命医学的医师，在基本掌握针灸医术的基础上，必须进一步学习中医中药。再进入实践，一段时间后，才可以学习西医有用的知识。这时，他才能称为是一个人体生命医学的医师。

---

1. 茅于轼：《介绍〈希波克拉底誓言〉》，《南方周末》，2004 年 6 月 24 日第 30 版。

2.《现代医药中的错误》，第五章，广东科技出版社，1982 年版。

　　日本的中医，要先学西医，因此他们出不了好中医。因为西医学的机械死板，先入为主，一缠上就很难摆脱。我不否认汤本求真等许多有名望的中医师很有造诣，那毕竟是极少数，不像我国有这么多的知名中医，以及自古至今一脉相承的生命医学资源和浩如烟海的辉煌成果。

　　中医学是生命医学的源头活水，中医资源是生命医学的汪洋大海 。中医复兴是民族复兴的起跑点，中医复兴是民族的希望所在，更是人类世界的希望所在。

第十一章
医学的出路

一百年后，中医学将成为世界主流医学。中医学是世界上各种各样的医学中唯一具有完整系统理论的生命医学，早在两千五百年前建成了全息系统理论——医道，并在广袤的东方文明圈经过两千五百年间亿万人次的实践，验证了她的正确性和超前性。现代医学的高楼大厦将如门德尔松的预言，90%将从地球上消失。因为实践证明它连普通的发热也不会治，而且治死的远比救活的要多得多。

外科病房的手术量将减少90%，病人将按社区的全科医生的意愿，决定要不要做手术，而不是直接由外科技师来决定。这些全科医生的条件，首先是懂不懂中医之道。

医保、医疗是慈善的事业，医院是慈善的机构，医院的医生是国家的公务员。医疗垄断将成为过去，个体医疗将成为人民保健的主力，因为治疗本身就是医生与病人间个体对个体的负责行为。也说明医学经验是由医生个体治疗实践积累起来的。集团医学只是人民保健的补充。只有这样，才能根治医疗腐败、医德堕落、医技杀人这一时代怪病。

中国自古就有庸医杀人之诫。意思就是你要做医生，就应该做个好医生，不能做庸医，否则就可能成为无意的"杀人犯"。可是现代世界，以医杀人者比比皆是。

伊利法特·金珀博士说："与战争相比，医生杀死的人数更多。他们手里拿着杀人的工具，放血、甘汞及其医药的威力比弹药的威力还要大。若没有专职医师，人类的身体就会一直保持着健康状态。体质弱的人会得到大自然的帮助。"[1]纽约医师和外科医学院的阿朗索·克拉克教授说："尽管满腔热情

1.《现代医疗批判》，第130页，上海三联书店，2005年版。

地做好事，但医师却造成许多伤害。他们匆匆忙忙地把成千上万的人送进了坟墓。本来，若把这些人留给大自然来治疗，他们就会康复的。"[1] 据报道，美国死于医院里的病人，58% 是诊断治疗错误。我冥思苦想，终于悟得这不是医生的问题，而是医学的问题。医学有了问题，加上被市场利用，充为杀人工具。故参《黄帝内经》之要，领会医之道，首在解生命之秘，所以勉为其难，写了本书。

一、医学的歧路——被市场操纵

有人为治病而倾家荡产，因为生命无价。古人认为行医是济世的事业，这意味着医生应该为治病不考虑任何得失。也就是说，治病无价。在古代，医生治病，先治病，后给钱；医生尽自己的能力为病人治病，病人不管医生讲多少，没价钱可讲，照付就是。这说明，不管病人或医生，都遵守这个治病无价的潜规则。国家出钱搞医保，治病由国家买单，也是体现政府把它当做"济世"的事业。当前的现代医学可称之为市场医学，而市场的观念却不一样。市场为赚钱可不顾一切，这才会促进经济的发展。现在医院的医生，碰到有必须立即抢救的患者，也要患者家属先交钱后施治，有的因误了治疗时间不治身亡，医生却视若无睹，似乎病人之死与己无关。医生之所以失去道德底线，皆是因为与市场结合。例如白血病西医本就认为是不治之症，但医院又大量收治白血病人，而且病人家属眼看越治越坏要出院了，医生却不让出院，非得化疗到奄奄一息不可，除非病人说没钱了。甚至连已经不愿意治疗而出院的病人，还不断地打电话加上欺骗和恐吓，叫他们回院治疗，实际上医生对疗效毫无把握。

市场与医学都是社会存在的需要，但两者结合起来，却会成为一个怪物，也就是一个要钱不要命的怪物。在美国，医疗费的增长率超过人口增长率的

---

1. 同上书，第 129 页。

---

15 倍，世界其他先进国家也同样："近年来日本国民医疗费快速增长，去年（2003 年）已超过 31 兆日元，然而疾病治疗的治愈率却未见增长，基本上徘徊在 1/5 左右。"[1] 一个世纪的时间，科学技术迅速发展，给现代医学似乎是帮了大忙，但实际上医疗费用快速增长，人民负担加重，治愈率却停滞在 1/5 左右。这本来就不合情理，道理何在？一是市场，二是医学：市场可以不管病人死活，狮子开大口，只要有理由，随时可以增长费用；医学受躯体的局限，不能进一步认真探索生命，因而得不到提高。

"'保健'是一个现代术语，社区领导人和医生用它来描述一种与保健宗旨相抵触的制度，它也是人类最高明的骗术，相信服用了某种药物就能使病人康复。国家领导人是用美元来衡量'保健'的质量的，即购买药品的费用，研制'新药'和'良药'的经费、保管药物的医生的工资、进行这类治疗的医院开支。金钱当然可以买到治疗，但买不到保健。"[2] 罗斯先生的话，反映出这么一个社会现实：现代医学制度和它的药物，没起到真正的保健作用。它靠着宣传的欺骗，让许多不明真相的人相信，使他们不死于病，而死于医和药。

罗斯先生说："今天，医学工业已成为制药工业的一个下属机构，它现在是世界首富。目前，所有医生都是受金钱杠杆控制的木偶。从自己的垄断地位中，制药工业公司获取了巨额利润。因此，为了维护自己的利益，它们必须把充足的资金用于蛊惑健康者，即蛊惑我们当中的每个人。制药公司提供或控制大部分用于医学研究的经费，某种研究只有得到认可，才能获取所需经费；它给各种刊物提供大笔赞助费，以便自己在上面做广告；它们打着举办医学会议的名义，过分慷慨地为医生提供度假费用；它们还赠送各类礼品给医生。""为了控制医疗行业，制药公司一直保持着对卫生和药物管理机构上层人物的强大影响力，这表现在上述机构始终如一地排斥施行自然康复

1.《日本平反中医》，载于《亚洲周刊》，第 31 期第 18 卷。

2《现代医疗批判》，第 127 页，上海三联书店，2005 年版。

疗法的医生，排斥任何与正统的对抗疗法相违背的人员；许多这类政府机构的负责人，一旦退休，就会被各类制药公司高薪聘用。"[1]英国皇家学会会员约翰·马森·古德医学博士才会说："医学对身体系统的影响最难确定，但有一点可以肯定：它杀死的人数，比战争、瘟疫、饥荒共同造成的死亡人数还多。"[2]这就告诉我们，西方的医学既遵循市场的规则，就会视杀人于无睹。这当然不是医生的问题，而是医学的问题。

医学应该为治疗不顾一切。"不顾一切"的意思是指不仅是经济问题，更重要的是指不管什么疗法，只要能治好病，都应该准予使用。因为无论什么疗法都不能包治百病，无论什么医生治病的能力都很有限，所有的药物都是外力干预，都会因医生的失误而使病人遭受伤害，最好的疗法是不用药物，最好的医生是病人自己。许多自然疗法主张不用药，或者主张尽量少用药，以免损害人体的自我康复能力。这种主张与做法，冒犯制药财团的利益，因此，"制药公司一直保持着对卫生和药物管理机构上层人物的强大影响力，这表现在，上述机构始终如一地排斥施行自然康复疗法的医生，排斥任何与正统的对抗疗法相违背的人员"。

医学与市场结合带来的结果是，制药财团以其所获取的金钱控制医学研究经费和医学教育经费，用大量的错误思想制造舆论导向，制造疾病文化，例如制造"患癌必死论"、"慢性病不可逆转论"、"终身服药论"等，麻痹人们的思想。很多慢性病、老年病，医院治不好，医生就有了理由。何斌辉先生说："商业利益的驱使，必然导致医药业夸大药物对疾病的治疗作用，忽略调动和提高患者自身自愈力去战胜疾病的主要因素，尤其是忽略患者自身的思想意识对肌体疾病的影响，这种现代生物医学模式的疾病观影响了整个人

1.《现代医疗批判》，第 113 ~ 114 页，上海三联书店，2005 年版。

2. 同上书，第 130 页。

类的健康观。"¹ 迄今为止，人们还没有理解，市场医学利用控制舆论，控制医学研究导向，制造理由影响人的疾病观念、心理健康，导致生理病变。也就是说，市场医学在利用人们的心理影响、健康观念，制造新的疾病。

人们尚未知道，"在过去的一百多年里，医生尽管屡战屡败，但他们却设法让人产生这种印象：医生的服务是必不可少的。他们变得组织更严密、影响力更大，以致使政府立法保护他们，在使大众免受庸医坑害的借口之下，他们确立了自己无人竞争的垄断地位。各种医学会都取得了上述'成就'，它们是世界上最强大的联盟，它们有意无意地听任医生变成了制药公司售药的帮凶"²。

了解现代医学（也就是西医学）历史的人都知道，从 20 世纪初由莱恩爵士提出的"自身中毒论"、比凌先生提出的"病灶感染论"，由美国洛克菲勒研究所提出的"癌症病毒感染论"，由美国国家健康研究所洛克教授提出的"艾滋病 HVI 病毒感染论"等，在实际治疗实践中，正如罗斯先生说的"屡战屡败"，没有一次成功。它所成功的，是以科学的名义欺骗了广大人民和他们的政府，掌握了管理卫生医疗的权力，"确立了自己无人竞争的垄断地位"，因而使"医生变成了制药公司售药的帮凶"。医生按医药集团的说明书给病人开最贵的药物；西方医学在中国"取得的成就"，就是使疗效显著的中医边缘化；在日本"取得的成就"更大：立法取缔了中医整整一个世纪。

"人们相信医学，需要医学，可医学许诺太多而兑现太少（以牺牲生命为代价来挽救生命）……而且多数人还会继续认可人类文化所许可的疾病，继续服用药物，直到被治死为止。""现代医学依赖信仰而生存，所有的宗教都是依赖信仰而生存的。现代人们都过分地依赖信仰，以致只要某一天人们不知怎么忘了相信它，那么整个体制就会崩溃。哪个机构能像现代医学这样，

1. 何斌辉：《远离疾病》，第 59 页，世界自愈力及念力研究院有限公司，2007 年版。

2. 同上书，第 132～133 页。

让人们深信不疑呢？若人们没有信仰，他们怎么会允许别人给自己施行麻醉，然后在昏迷中任人宰割呢？若人们没有信仰，在完全不了解药物效果的情况下，他们怎么会吞下成千上万吨的药丸呢？"[1] 我再加一句：如果没有这种对西医的盲目信仰和无知仰赖，中国怎么会有人傻到如此高度：咒骂自家实践积累了五千年的正确超前的国宝——中华医学，而签名提议和呼吁立法将之取缔呢？

二、现代医学走下坡路的原因

1998 年始，美国国民到各替代性医疗机构进行治疗的总费用，超过了美国国民到正规西医治疗机构的总费用，而且到替代性医疗机构治疗的费用，是需要自掏腰包不能报销的。从美国国民寻求治疗的途径看出，尽管西方医学有很多可取之处，也享受着权力和医保的强大呵护，它却不得不在走下坡路。美国人正在反思质疑这种医学模式和医疗方法的正确性和可靠性。

根据世界卫生组织（WHO）的一个报告，在医院死去的人中，每 4 个人就有 1 个是因药物而死的。许多人用药后，由于药物对肌体造成新的不平衡，产生新的疾病——"药源性疾病"。据统计，现在"药源性疾病"已跃居疾病排行榜的第五、六位。这类疾病现已发生在人体的各系统、各脏器（而且常与原发性疾病难以区别），例如药源性呼吸系统疾病有：哮喘、肺炎、肺水肿、咯血、呼吸困难、衰竭等；药源性循环系统疾病有：心律失常、心功能损害、心肌缺血、休克、高血压、低血压等；药源性消化系统疾病有：食管疾病、消化道出血、穿孔、腹泻、肝损害、肠梗阻等；药源性神经系统疾病有：癫痫、锥体外系综合征、头痛、颅内高压、昏迷、精神障碍等等；药源性内分泌代谢性疾病有：高（低）血糖症、甲状腺功能亢进（减退）症、

1.同上书，第 139 页。

肾上腺皮质功能不全（或亢进）等；药源性肾病有：肾功能衰竭、血尿、排尿困难、尿潴留等；药源性血液病有：再生障碍性贫血、溶血性贫血、白血病、血小板减少性紫癜等；药源性肌肉骨关节疾病有：骨质疏松、骨坏死、关节炎等；药源性口腔、耳、眼疾病有：口腔黏膜病变、喉痉挛、喉水肿、视力障碍等，还有药源性皮肤病、引发感染性疾病等等，举不胜举。

笔者所治疗的皮肤病中，有荨麻疹、脂肪溢出性皮炎、多发性皮肤脓疱疮、脓疱型银屑病等患者，本应两三诊都能痊愈的病症，都说曾连续服用各种强的松、开瑞坦、阿维A方希等激素类药物，致使变成迁延日久，病情更加复杂的难治之症。例如，律师陈某，患荨麻疹，服西药半年，开始虽然有效，但不能停药，停则复发，且须逐渐加重用量。这说明她已对西药产生了药物依赖，成瘾。后来改用中药，服用半年，逐渐减少西药的用量，才完全治愈。再如，笔者用灸阿是穴法治网球炎，本都能一治即愈的，但碰到曾经注射过西药封闭针的，就不能一治而愈了。

世界卫生组织在《1996年世界卫生报告》中指出："传染病是现今导致全球过早死亡的首要原因。每年在全球5200万宗死亡里有1700多万人是死于传染病，其中包括900万名儿童的死亡。全球有多至一半的人口，即28亿6000万的人有被地方流行病感染的危机……"另外，报告还指出："在近20年更出现了30多种新的传染病，而且大部分新疾病没有药物能治疗（从对抗疗法的角度来看）。"世界卫生组织警告："传染病已导致了全球危机。"为什么传染病会成为全球危机呢？完全是因为大量抗生素的出现和使用，促使微生物抗药性增强。人类面对不能用药杀死的致病微生物越来越多。

1978年美国科技评估办公室对全国医疗安全与效能的调查显示，只有10%～20%的传统西医治疗方法经过对照科学实验来鉴定其实际疗效和安全性。换言之，80%～90%的传统西方医学治疗手段并没有科学的根据和安全的鉴定。这说明，疾病的治疗与科学的要求脱节。科学的要求是治病必须对照的科学实验，而事实上却是不可能的。病人不能等待做好实验再进行治疗，因为疾病是动态的，时刻在变化，无法等待。

1976 年，哥伦比亚高堡塔市医生罢工 52 天，出现了一个奇怪现象：当地的死亡率下降了 35%。同年，美国洛杉矶医生罢工，当地死亡率下降了 18%。加州大学医政科教授米尔顿医生调查市内的 17 家医院后，报告显示罢工期间，每家医院平均减少了 60% 的外科手术。1973 年以色列全国医生罢工一个月，根据耶路撒冷埋葬协会的统计指出，该月全国死亡人数下降了 50%。1983 年以色列医生再度罢工 85 天，统计指出，罢工期间死亡人数又减少 50%。罢工反映出人类的健康与生命因医疗而变得危险了。[1]

以上的数据说明，以疾病的研究为目的的西方医学，医疗问题越来越严重。如上所述，这不是医疗的问题，而是医学的问题。医疗只是医学指导下的一种具体行为，医学是研究维护人的健康和治疗疾病的科学。百多年来，我们以为只要把疾病外在原因和利用外力治疗的方法研究出来，人们就会获得健康。

为什么连美国的医疗也有 80% ～ 90% 是不科学不安全的？为什么医生罢工死亡率会减少？为什么卫生措施越来越好，无法治疗的疾病会越来越多？疾病能研究出来，但没有药物可以治疗，这说明研究疾病虽然很是努力，却得不到好处。疾病就像与人类死缠烂打的魔鬼——"道高一尺，魔高一丈"，它不仅越来越多，还越来越厉害，使人类防不胜防，治不胜治。

研究疾病与研究健康的不同在哪里？许多人觉得迷惑不解。此前，有人认为只要治住了疾病，消灭了疾病，岂不就等于保住了健康？说把研究疾病转向研究健康岂不多余？其实，西方医学研究疾病是研究引起疾病的外因，以此为依据来生产用来对抗外因的药物（医药财团以此为依据，宣传微生物的可怕性，制造疾病文化，研制和生产药物，获取大量利润）；为寻找疾病所留着的病灶，便设计各种各样的探测的仪器和切除病灶的方法。经过一个世纪的实践，证明这个研究也碰壁了。对抗外因的药物使耐药的微生物越来越多，人类防不胜防；切除病灶却没有除掉病因，使本来健康的人变成了长

1.《顺势疗法》，中国环境科学出版社，1999 年版。

期病人，或者是因为肢体的损害，使一些人变成残疾，另一些人则提早死亡。

医学研究的目的本应该是如何运用这种学问来恢复并维护人的生命健康，用以祛除疾病。可是迄今为止，西医学并不知道人的生命在疾病中扮演的是什么角色。现在的医生看病、用药，目标对准的是致病的微生物，却从没想病人的生命会起什么作用。人们在微生物发现的巨大成就上，误以为人之所以生病，都是因为微生物的作祟，他们把全部精力都用在如何对付微生物上了，因此有意无意地疏忽了对生命本身的探索。西方外科医生利用现代科学的成就，制造出一个又一个探索身体病灶的仪器，对人身躯体各系统进行各种检查的项目总数已达六百多种，仅循环系统的检查项目就有110多种，消化系统有90多种，内分泌系统有近100种，呼吸系统有60多种，检查出来能否治疗却是一个大大的问号。知病而不能治疗，知之又有何用？检查与治疗分家：检查虽能分析病名，绝大多数却不能治疗。唯一的方法就是从身体上将此一块病灶切除并宣传这种做法能除根。实践却证明，切除病灶压根儿就不是解决问题的方法。必须明白，病灶只是疾病的部位，是生病的结果，绝对不是生病的原因。现代医学却死死地把结果当做原因，深陷在倒果为因的迷途中不能自拔，自误误人，害人害己，不知自省，不知自警。

美国罗伯特·门德尔松医学博士在《一位医学异教徒的自白》（1979年）一书中说："我认为，我们这一代医生将因两件事而为人们记住：奇迹变成了故意伤害，如青霉素和可的松；每年在手术室里郑重其事（但完全不必要）地施行了数百万例截肢手术。"他在该书的"导言"中更说道："我相信：如果90%以上的现代医学从地球上消失，即90%以上的医生、医院、药物和医疗设备能从地球上消失，那么这马上就会大大地增进我们的健康。"[1]门德尔松说的话也许人们不大理解："医学的奇迹为什么会变成故意伤害？"现在如此滥用抗生素，而抗生素对人体体内正常菌落的生态破坏，导致许多疑难病的产生是难辞其咎的。可的松类药物被医生用于消炎、退热、止痛，所造成的内分泌紊乱、骨质疏松、急性病慢性化等，世界上有多少亿人遭受伤害实

1.《现代医疗批判》，第135页，上海三联书店，2005年版。

在难以统计。这就是约翰·马森·古德所说的"医学对身体系统的影响最难确定"的理由所在。

西方科学是建立在物质不断微分研究的基础上的，像生命这样宏观、整体、全面、系统的研究，正是它最大的空缺和盲区。这个无法弥补的缺陷，使西方医学跌入一个不能避免的陷阱——把疾病认定为孤立的外因。细菌的发现，及其对抗药物的产生更加坚定了这种信念。我们当然不应贬低细菌学对医学治疗学的贡献，但也要知道它把外因凌驾于内因之上所造成的困惑和误区。人的生命毕竟与大自然中的所有微生物打交道有上百万年，已经知道拥有与它们和平共处的必要。

人体（生命体）的免疫研究证明，人能够对抗任何微生物。这是什么道理？人的生命本就起源于微生物，它带有任何微生物的信息，也具有对付任何微生物的能力，这是我们必须知道的。所以不管什么微生物，现在有药物可对抗的，或者是没有任何药可以与之对抗的，要重视，但不必恐慌。"病急乱投医"，恐慌就容易错步。即使碰到没有药物可以对付的微生物，病人的生病，也能自己解决。当此之时，最忌讳的是思想意识上的害怕，与用错治疗方法和药物。因为生命在抗击疾病之时，得到意识的支持，痊愈就会顺利；如果遇到意识紊乱与阻碍，就可能变生出怪症，甚至发生危险。治疗方法与药物是把双刃剑：用得好，就能帮助病人提早痊愈；用得不好，就会起相反的作用。所以，除了医生的慎医慎药，还必须有病人自己意识上的淡定和自信，这一点十分重要。因此我认为，现在细菌学家们大肆宣传某种微生物的可怕，用"感染"来制造恐吓，实际的目的是用恐吓来炒作疾病制造市场。我们应该看到这一行为的背后，实际的指挥官是制药公司在兴风作浪，在操控舆论，在秀出一场场全球性营销大戏。

三、中医在市场上输给了西医

"北京大学人民医院呼吸科主治医师王丽对医院病人的调查显示，90%的病人不再相信中医。而关于中、西医在人们心目中位置的调查显示：人们普遍认为诊断和治疗疾病还是要靠西医，只有患上某些慢性病，西医没有好办法解决时，才考虑去看中医"[1]。这能说明西医治病胜过中医吗？是中医没有用吗？是中医医学的原理与实践不如西医吗？完全不是！如果有人认为是，那么请回答：为什么西医没有办法了，反而考虑去看中医？有能力的人解决不了的难题，你会不会认为请一个没能力的人来干就可以解决？王丽的这种自相矛盾的讲法，同样反映当前医疗现实中的社会迷信的顽固程度。

王丽医师把诊断和治疗混为一谈。西医的诊断由于现代科学的支持，又以物质性的躯体为基础，可以做出"很好的"诊断，这叫作可操作性强。但是这种可操作性，只能针对身体而不能针对生命，所以这样的诊断与治疗是分家的，能诊断出来的病名，除了用外科手术去除病灶外，大多数无治疗方法。然而切除并不能真正解决问题，因为疾病因生命信息运行不畅而产生，不因躯体"病灶"的切除而痊愈，相反还会因躯体的损害而减弱自我修复的能力。例如胃镜确实可以检查出很多胃病的名称：浅表性胃炎、糜烂性胃炎、萎缩性胃炎、胃溃疡、十二指肠溃疡、胃癌等等。但即使是最轻的浅表性胃炎，西医也无药可治。所有治病的药——制酸、止痛，切除等等，都在压制症状，掩盖病情，对生命健康不仅没有任何好处，还叠加种种难以挽回的坏处。其他的诊断和治疗，同样都是治标损本的划一化、标准化操作。例如用强的松来消炎止痛治疗风湿病，结果是许多人的症状虽暂时得到缓解，可是几年或几十年后，他们却发生了强的松的后遗症——骨质疏松、骨溶症、股骨坏死症等等，其疼痛不可名状，好像要把以前的

1.《半月谈（内部版）》，2007年第2期。

疼痛都连本带利讨回去。

笔者认为，依王丽女士所说的情况说明，当前的中医在市场上输给了西医，但这不是医学的原理和临床实践，而是社会操作的问题。西医学随西方市场一起长大，而中医是不入市场的。中国人从来就把医学认为是济世的事业，而不是赚钱的事业。加上中国人普遍贫穷，因此中国过去的知识分子才有"不为良相，则为良医"、"家无百亩不言医"之说。中医的社会操作和传授方法，也跟西医不一样。例如师徒传承，不能大规模授受。然而现在是市场社会，中医的传统跟不上市场的脚步，才会出现上面王丽医师所述的结果。要改变这种状态，是政治家的事，医学家们没有办法。因为政治家是管理社会的。政治家们过去提中西医结合，现在提"现代化"，这些口号，结果如何都很难说，因为关键不在口号，而在政治操作。我们看中央老是提倡发展中医，可是发展了没有？结果是如王丽女士所说的，这岂不令人大跌眼镜！这当然不是我国政治家不重视，而是一个社会现实问题，他们中即使有人想真正传承发展中医，也无能为力。

罗斯先生讥讽道："医生（指西医医生）并不比病人活得长。"西医医生连自己的健康也保证不了，他如何能去保证病人的健康呢？医学是否在与我们开玩笑？不是。认真负责任地说，是因为医学受到了操纵，受到市场的操纵。现代医学可谓之市场医学。医学的优劣，表现在它的治疗效果上。然而现代西医的表现，似乎不在讲究治疗效果，而是表现在与市场的结合上。从 X 光到核磁共振，查找身体上病灶的仪器进步非凡，病人们的治疗费用无数倍提高，可治疗效果却一点也显示不出来。据日本报道，一个世纪以来，它的治愈率停在 1/5 左右，没有丝毫进步。美国、加拿大、以色列的医生罢工，死亡率降低。这个统计，让人们大吃一惊：许多人为了生命和健康去医院，却在医院医生的治疗之下，把生命与健康弄丢了。它告诉我们，现代医学已经走向人们希望的反面，道理就在于这个医学被市场操纵了。

生命的珍贵在于，每个人都只有一次，因此人们为了健康去治疗，是不惜一切金钱的。这就是说，医学是要命不要钱的；政府每年花很多钱去防疫，投入医学研究，建立医疗保险制度，都说明医学是要命不要钱的。然而市场却是要钱不要命的：许多人破产了为什么要自杀？不给医院交押金，你即使得了急病马上死亡医生们可以置之不理。市场操纵了医学，医院和医生们就只能向钱看了。这就是为什么你做外科手术要送红包的道理。医院既已给了医生工资，医生有什么理由拿你的红包呢？

最近，悉尼一份报纸披露了制药公司鼓励医生在处方上开他们研制的药物的一些方法，这包括赠送礼品，像计算机、计算器、挂历、公文包，还有宾馆就餐券，去风景区开会、打高尔夫等。制药公司把销售总额的15%专用于推销自己的产品，其数额相当大，以至可以分给澳大利亚每位普通医生1万美元。

制药公司不一定非要挖空心思地让医生在处方中开自己生产的药品，因为医生已被训练去这样做了；制药公司最关心的事情是：让医生在处方中开最"合适的"药物，如开那些盈利最高的药物。因此，为了推动医生做出这种决定，制药公司拥有自己的"新药推销员"，他们定期拜访医生，带去最新研制的药物。久而久之，医生和病人就必须依赖于这类"专业知识"，以便能避免关节炎或其他疾病复发。

现代医疗惯例是，当体内器官出现故障进而衰竭时，只要能花得起钱，科学医学就会介入，就会施行器官移植手术。对此，政治家称之为"保健"制度，化学家和外科医生称之为"科学医学"，制药公司称之为"保健商业"。为了控制医疗业，制药公司一直保持着对卫生和药物管理机构上层人物强大的影响力，这表现在上述机构始终如一地排斥施行自然康复疗法的医生，排斥任何与正统的对抗疗法相违背的人员（就如我国排斥中医、草药医一样）；许多这类政府机构的负责人一旦退休，就会被各类制药公司高薪聘用……[1]

1.《现代医疗批判》，第113～114页，上海三联书店，2005年版。

四、西医犯的是方向性错误

美国一年因医疗事故住院的人数达 200 万，其中死亡率为 4%。按此计算，每年死亡为 8 万人。美国多年的越南战争，仅死亡 5.8 万人，可见医疗事故死人之多是西医医学无法解决的问题。美国曾对全国医院里的死亡者进行评估，其中 50% 为诊断错误；因心脏病做手术的，其中有 1/3 是不该做的。美国首次出现癌症死亡率下降，是因为宣传了癌症是慢性病：吓死的人少了，治疗的人少了，做自然疗法的人多了。

很多现象都在说明现代西医医学犯了严重的方向性错误。这个错误就是基于它的研究和教学基础——解剖学和细菌学。解剖学可以让人们了解自身的组织结构，可以在身体受到伤害时进行合理的修补救治。解剖学和细菌学无疑是两个重要的科学，但把它作为医学的教学基础，而且以此为出发点去研究疾病产生的原因和治疗方法确乎是非常不恰当的。细菌学则认为许多疾病产生的原因是因为微生物的感染，只有认真消灭致病的微生物就能达到治病的目的。实践证明这两个学科有医学治疗的需要，其知识应该是做医生需要掌握的，但把它们当做基础建构医学却像在沙滩上建筑高楼大厦。

疾病威胁的是生命，不是身体；是生命生病而不是身体生病。微生物针对的是生命，而生命却具有强大的与微生物适应的自组织能力。认识这个问题的重要性在于我们要研究的是对付疾病的目的，是为了维护生命，而不是维护身体或者对付微生物。既然如此，医学研究的重点就应该是生命的内容而不是身体的结构或者消灭微生物的方法。所以我认为应该把医学研究的重点放在生命的研究上，而把解剖学、细菌学做基础课程是方向性的错误。因为解剖学容易误导人们把切除病灶当做治病的主要方法，而细菌学则容易误导人们以为外来的微生物是致病的主要原因。现在的西医门诊，大多数病人都被认为是炎症，都使用抗生素来输液，就是这个原因，它所忽略的却是生命自身的抗病能力。事实是不管任何外来微生物，人的生命都能与之"周旋"，这种周旋的能力，就叫做生命的自组织能力。人体生命的自组织能力正是决定生命能否生存、能否战胜疾病的大根大本，而且人还因为通过它不断与微生物的"周旋"，提高自己的生存能力。

当然，不能完全否定解剖学和细菌学在疾病治疗中所取得的成绩，例如当一个病灶已经严重影响生存，还是要采取切除的时候，或者这个病灶只有切除才能帮助机体快速恢复的时候，也有它的必要性。如果把切除认为是根治的最佳方法，那就大错特错了。同样，当外来微生物成为生命存在的主要矛盾，有必要清除的时候，使用有直接针对性的抗生素，这种使用才是有分寸、有限度的，绝对不能随便什么炎症都加以滥用。因为局部的炎症本身也是一种生命的抗病现象，这时候只能使用中医调整机体平衡的方法，让生命自己去修复炎症病灶。这样做不仅使机体自身免去了因使用抗生素导致体内微态的不平衡而发生变症，而且还能加强自己的"周旋"能力。根据遗传的原理，这种能力还会遗传给子子孙孙，而使他们加强种族的生存能力。

医学研究的目的是为了治疗，医学家们却不知道单纯的疾病研究相反地会掩盖对治疗的认知。实践证明，人类对治疗的无知乃是因为对生命的无知。疾病威胁生命，生命会自我维护。疾病所表现出来的症状并不是简单的疾病表现，更重要的是生命的自我维护的表现，例如发热、发炎、疼痛、呕吐、泄泻等，全是生命在抵抗疾病的生理现象——非常态生理现象。现代医学的医学家们，总是想通过攻击疾病、消灭疾病，却从来没有想这么做会挫伤人体自身的生理的自我维护能力。例如他们发明各种查找病灶的仪器，都是以对生命的自我维护能力的损害为代价的；再如他们以切除病灶或消灭微生物为目的，结果使病原更加肆虐，因为这种做法损伤了肢体的健全，降低了生命的自我康复能力。

五、世卫组织的方向性转变

20 世纪 70 年代，美国投资搞两个工程，一是登上月球；二是攻克癌症。登月完全成功了，攻克癌症却是个负数。为什么？现代科学所有的研究，无不都是物质科学，是非生命的科学；而癌症研究涉及生命，是生命的科学。到现在为止，西方人对生命的研究可以说还一无所知。物质科学靠不断微分，而生命却不能微分，是一个整体。非生命是静态的，没有出生也不会死亡；而生命却是动态的，时时刻刻在变化。生命研究乃软科学的一个很重要的组成部分。如果我们的理论界能突破这一部分，就像计算机语言突破一样，科学必将突飞猛进。人们过分注重物质科学的原因，是因为它能立即使研究者得益。生命的研究重点是生命的定义，现代理论界至今还拿不出来。然而医学不能坐等，多少癌症病人翘首等待，期望着医学能救他一命。可是癌的分析研究方面已经有很多专家，它的治疗却让人摇头咋舌。这是什么原因？道理如前所说，都是非生命研究，抓不着要害。正因为这样，世界卫生组织才要求医学的方向要从疾病的研究转向健康的研究。

世界卫生组织的《迎接 21 世纪挑战》的报告中指出："21 世纪医学不应该继续以疾病为主要研究领域，应该以人类的健康作为医学的主要研究方向。"这是针对西医医学而言的。现代的西医医学就是传统的西医医学，世界卫生组织号召医学研究要从疾病的研究转向人类健康的研究，说明过去医学的研究方向错了。这一改变是具有标志性意义的，是医学研究的转折点。自古以来，中医与西医却完全不同，中医一直在研究着生命，一直为维护人类的健康而不断实践着。这一个世纪以来，中医的阵地虽日渐萎缩，但它所把持的方向却始终熠熠生辉。

健康就是指生命的健康。一具没有生命的尸体，健康或不健康是没有一点意义的。对医学的研究来说，就是指首先要研究生命的规律。生命究竟有些什么规律？答案是：要研究生命的定义、特性、结构等等与生命系统存在的有关的规律。我翻遍中外"大百科"，找不到与以上所说的生命定义的有关答案。这里明白地告诉我们，现代科学和现代医学对什么是生命至今一无所知。所以，现代医学的治疗实践才出了大问题：美国、加拿大、以色列的医生罢工，死亡率降低。医生不工作，死的人少了；医生天天工作，死的人多起来，这是现代医学的危机。我们正生活在这个医学危机的时代。

罗斯·霍恩说："现在每10个人中，就有7个人死于心脏病、中风和癌症，其余的人死于糖尿病、哮喘病、阿尔茨海默氏病（老年痴呆症），及其所谓的'文明病'。对此，医学提供不了什么帮助，反而往往会加重病情。具有讽刺意味的是，医生并不比病人活得长。"这些所谓的"心脏病、中风、癌症、糖尿病、哮喘、阿尔茨海默氏病"等，应该说都是长年累月得不到正确养生治疗指导而积聚起来的老年病，正是需要中医大施拳脚的领域。但是，按现代医学的说法和做法是，他们能治，虽然治不好，但他们在努力。努力什么？努力宣传，让每一个人都自觉自愿地做他们的"白老鼠"，而且把一生的积蓄全部奉献出来。就现代医学的认识和治疗研究的进展可以预见，若干年后，老年人就不会再得心脏病、糖尿病、高血压、癌症、中风和老年痴呆症了。君不见，基因图谱都拿出来了吗？

谁都不愿意生病，生了病就必须求医。然而，主流西医学的医生却不懂得什么是生命，怎么能维护健康。可是，医生向人们许诺给他们健康，而这个许诺却是个水泡泡。故罗斯先生说："人们相信医学，需要医学，可医学许诺得太多而实现太少（以牺牲生命为代价挽救生命）……而且多数人还会继续认可人类文化所认可的疾病，继续服用药物，直到被治死为止。"[1]这是一种无知，也是一种不幸。这种不幸却来自人类自己创造的宣传能力。这种能力，把还没有见到结果的治疗，宣传成生命的最佳的"医学科学"，导致许多人上当受骗。病人受骗，理所当然；医生行骗，却不得了。一个医生要治很多的病人，就会使很多人受到伤害。

生命是动态的，因此健康也是动态的，不能要求一个70岁老人的身体结

1.《现代医疗批判》，封底，上海三联书店，2005年版。

构、脏腑功能与 20 岁的年轻人完全一样。我们现在把生命与身体两个概念混淆了，大家都说身体健康，而不说生命健康；医院里只有检查身体的仪器，没有检查生命能力的工具。德国心理学家托·德特勒夫森说："人的躯体既不病也不健康，因为人体反映出来的仅仅是意识和信息。人体本身不会改变，每一个观察过尸体的人都会相信这一点。一个活人的身体之所以起作用，要归功于两个无形的主管：意识（灵魂）和生命（精神）。意识制造信息，并在身体里转换成可见的东西并显示出来。意识同身体的关系就如同广播节目和收音机的关系。正因为意识是一种无形的、独立的东西，所以很显然它不是身体的产物，也同身体的存在无关。"[1]托·德特勒夫森已经看到现代西医学中把躯体作为治疗疾病的错误，但他认为没有把意识讲清楚。也许这是因为他是个心理学家，过分看重疾病的心理作用。而且他也把意识与信息的关系弄错了，他说"意识制造信息"是错的。信息是与生俱来的。其实当精子与卵子结合的那一刻起生命就产生了。也就是说，信息的密码早就随生命而来了，而那时候，意识还没有产生。意识是人在出生后，接受环境的影响与教育后逐步形成的。当生命一开始，生命的信息运行也同时开始了。生命的信息运行是无意识的、自组织的。生命的意识系统则是以生命信息为基础而产生出来，尔后形成一套独立的、可自控的系统。但它是以信息系统为基础的。这是人的生命与动物的生命根本不同的地方。有许多疾病可通过意识的自控，使生命的信息系统的自组织能力加强并有序，就能排除疾病而恢复健康。这个问题，中医早在《黄帝内经》里就解决了："法于阴阳，和于术数，食饮有节，起居有常，不妄作劳。""恬淡虚无，真气从之，精神内守，病安从来？"这些强调意识对健康的主导作用，《黄帝内经》里比比皆是。"上古天真论"讲的就是健康的道理，这证明了有五千年历史的中医学所具有的前瞻性。这说明中医学远非某些人所说的不科学，而是这些人对它成熟的科学性并不理解。中医学才是真正的生命健康医学。

1.《疾病的希望》，第 7 页，春风文艺出版社，1999 年版。

六、中医在中国、日本与美国

一位值得尊敬的民族爱国者贾谦教授，在呕心沥血的多年调查之后，写出这样的调查报告："今天西方西药利益集团绝不允许中医药发展起来与之争夺早已被他们垄断的市场，不许中医药分他们的一杯羹。他们为此采取的手段很多：指责中医药不科学，不可量化；中药中使用濒危动植物，导致犀牛、老虎、香獐子等等灭绝，养熊引流熊胆汁是虐待熊；中药中含有毒成分（如马兜铃酸致人肾病，于是郑筱萸秉承洋人意旨，下令修改龙胆泻肝丸处方，错误地废除了关木通这味中药，使之成为几千年来唯一因'毒性'被废除的中药。洋人控制了我们的药监局！）中药含有重金属（安宫牛黄丸含有朱砂不许进口）、中药农药残留过高、中药量不可控、中药有效成分不明确等等。然而，洋人心知肚明：中医药高明，是与他们西药完全不同的体系。于是他们组建研究机构，大量拨款，高价网罗我国中医药人才，希图弄清中药。在他们弄清之前，自然要千方百计贬低中医药，限制中医药，扼杀中医药。一旦弄清了，利用其强大的实力，迅速占领市场，届时你们中国人再从我们这里引进吧！（洋人算盘打得不错，但他们不了解的是，没有中华文化底蕴，很难弄懂弄清中医药。我们的学校正是扔掉了自己的文化，中医院校学生毕业后才看不了病。因此可以这么说：中医自己救不了自己，中医振兴信赖于中华文化的复兴。）"[1] 何斌辉先生说："由于美国各种替代性医疗的崛起，导致了从 1998 年开始，全美国到正规西医医院看病的总费用首次低于到各种替代性医疗机构看病的总费用，而且这种趋势还在继续扩大：加上美国药检部门去年宣布禁止生产一批西药，使药业集团的销售额锐减，不少国际跨国药业集团目前处境艰难，许多中小药厂纷纷倒闭。因此，一些医药公司纷纷把

---

1. 贾谦等：《遵循自身发展规律，发挥中医药优势特色的政策研究》，第 58 页，中国科学技术信息研究所、北京谦益和中医药研究院。

目光转向其他西医独霸的国家寻求生计，而中国是世界上人口最多的国家，也是国际医药集团眼中最大的市场，同时又是西医霸权最突出的地区，自然是他们转移阵地的最佳选择。……我们有理由怀疑：某些有着国际生化公司背景的'海龟'，正在利用某些国人的愚昧心态，利用反'伪科学'名义，挑起一场全面否定中医药文化和中国独有的道家养生健康的争论，旨在扼杀中国在医学领域的自主创新，以便在理论上奠定基础为跨国医药集团全面入侵和占领中国市场扫清道路。"[1]回想2006年，中国大陆掀起了一场中医是否是伪科学的大讨论，争论的最后，没有谁"战胜"谁，只能是以国家政权表态支持中医作为结束。尽管说中医是伪科学的人数量极少，少到可怜的程度，也因此反映出国民的态度：此少数人已遭全民族的唾弃，但因为他们有坚实的背景，自然还是那么从容自得，一点也不羞愧。我想，正因为国人中有些人皮厚心黑，这才有了李宗吾先生的《厚黑学》。如果这些人稍有一点良知，也许早就"撞墙"了。这些人并不知道1994年到1996年，美国国家卫生研究院对针灸重新做出评估，认定针灸对关节炎、疼痛、偏瘫等病症的疗效，并把针灸的地位从"实验用品"提升为有效的医疗技术。由于政府政策的转变，美国保险公司也开始支付针灸治疗的费用，把针灸纳入保险体系。这意味着普通民众在接受针灸治疗时，可以和看西医一样由保险公司支付了。

有位教授说："中医在中国生根，在日本开花，在美国结果。"这话说得很实在。2004年，日本为被取缔了已一百年的中医平反，而且规定自2006年始，所有开业医生都要学习中医的基本常识，并在年终进行考核；自2008年始，医生执业要过中医这一关。中医在日本已风行一千年，自西医进入后，它的排他性导致中医被取缔。但一个世纪以来，经济发展，科技进步，西医的治疗效果却原地踏步，科学的光环黯淡了。在治疗领域的人们重新回顾以往有中医治病的岁月，回顾中医在疑难病、慢性病治疗领域的往来自如，没有叫人一辈子服药的话语，这才有中医平反之事。

---

1. 何斌辉：《中西文明的是与非》，载于《重铸中华医魂》，中华原创医学复兴论坛文集，第85页。

　　"在美国结果"是怎么一回事呢？与张功耀一起要消灭中医的美国人王澄先生原是我国新疆人，西医硕士。他于 2006 年 7 月 29 日《写给中医药学院和中医药大学青年学生的一封信》中道破天机："我和中国大陆的大学校长们，以及比他们更大的官都有过接触。……他们告诉我，他们在中国只能暗中给中医下绊子，不能公开反对中医，因为中国的旧文化势力太大。"[1]

　　像王澄、张功耀一样的、比大学校长更大的某些官们多得很，这才有张功耀等号召签名立法废除中医的嚣张嘶喊，王澄、张功耀们觉得羽翼丰满、时机成熟了。这些人在给中医下什么绊子呢？中西医结合、中医科学化、中医现代化、中药西药化等等，还有一个更损的招，就是年满 65 岁的中医不准个体开业。因为 65 岁的中医，经验丰富起来了，治病的效果好起来了。而现在的医院，治病效果越来越差，就可能被老中医比下去了。只要把老中医排除出去或纳入集团管制，就没法可资比较了。这些绊子下了后，中国想复兴中医就难了。

　　"中医在中国生根，在日本开花，在美国结果。"这话不能分开来说，生根、开花、结果是一个"局"，因为世界上不会有没根的花或果。没有中国文化就没有中医，若说要开花，就先开在中国；要结果，也会先结在中国。但中国上层精英缺乏民族自信，因此许多人"身在曹营心在汉"，他们中有的人像王澄一样在给中医下绊子，巴不得中国早日消灭中医。至于消灭了之后，永世不得翻身，还是使它在美国结果，只有王先生他们自己心知肚明。

　　美国总统顾问方励培说，美国医院引进中医之后，住院的人减少了一半，药费减少了一半。这个消息让美国人受到了鼓舞：医院的误诊误治将因此而减少；医疗费用减少，人民负担减轻。从另一个角度看，中医进入医院，显示西医医学在走下坡路，排他性已起不了作用，因为国民在逐步觉悟，被骗苦了，不再迷信这种医学宗教。美国是个有作为的国家，必将大力吸收中医，才尽其用。然而没有人想到"在中国生根"是什么意思。我认为，"中医在中国生根，在日本开花，在美国结果"，这 17 个字是一句话，不能分开来看，

　　1.《遵循自身发展规律，发挥中医药优势特色的政策研究》，第 60 页。

更不能分开来做。只有中国的文化、地利、土壤，才能产生中医、发展中医。在日本的中医是无根之花，在美国的中医只是无根之果。医学无国界，但是文化有民族之界。

《黄帝内经》这部惊世的医学理论论著，把如何维护生命与健康的学问研究了个透。可是，细观英国大百科全书，集世界所有科学家的智慧，连个生命是什么都还没有弄清呢！《黄帝内经》之后800年，又有医圣张仲景著成《伤寒杂病论》，总结了前人中医处方用药的经验，奠定了中医辨证论治的诊治基础，后世的中医医学家，以其自身的实践经验证实这种诊治方法的正确性和可靠性。故仲景之书，举世莫不珍爱，虽为古书古语，世上医学家们，为它注释者就有四百多位。日本民族以其办事认真著称于世，学中医亦然。他们对《伤寒论》的研究，就有一百多家，特别是对《伤寒论》的方证研究，大有超越中国之势。所以"在日本开花"之说，并非空穴来风。

过去，中医在美国得不到合法的地位，西医在美国称为传统医学。由于这种医学如上所述是与市场结合的——为利益不顾一切，因而有很强的排他性。不说中医，就是在美国生存已经很久的顺势疗法，也遭到排斥。"1910年洛克菲勒基金会聘请亚伯拉罕·弗拉克斯纳与多名重要的美国传统西医学会会员对美国所有医学院做出评审报告，而后将评审结果递交给国家医疗牌照委员会，使牌照委员会按评审的结果来确定考生的资格。这份名为《弗拉克斯纳报告》给了传统西医医学院很高的评价而给顺势疗法医学院极低的评价，目的就是要排斥顺势疗法医学院毕业的学生，使他们不能参加医疗牌照的考试。在这样的情况下，顺势疗法医学院便逐步地被传统医学会清除。《弗拉克斯纳报告》成功地清除了20家顺势疗法医学院，即原有的22家顺势疗法医学院到了1923年只剩下2家。"[1]

利用政府的医疗管理权力进行排他，当然是最好的手段，但是也是纸包火的方法：持而不久。因为国民需要医学的帮助来克服疾病的痛苦，而靠排他来支持生存的医学无法包住它在治疗中左支右绌的表现。医学是通过医生

1.《顺势疗法》，第283～284页，中国环境科学出版社，1999年版。

个人所掌握的医疗方法进行治疗活动的，但每个医生由于所掌握的知识、经验和治疗方法都很有限，每一种医疗方法也都有它的局限，不能包治所有的疾病，因此医学必须具有包容性。也就是说，西方传统医学尽管有一定的治疗作用，排他却是医学的反动。缺乏包容，故步自封，阻碍了它的前进和发展。人们在治疗的实践中逐步认识到它的反作用，因此使它所建立起来的威望迅速跌落。1998年，哈佛医学院对全国医疗经费的调查指出，全国替代性医疗收入已经超过正规医院的医疗收入，而且正规医院是可以报销的，而替代性医疗必须自掏腰包。1998年，现实促使克林顿政府下令说，人们有自由选择任何一种医疗方法的权利，此后老百姓去替代性医疗机构医治，也可以报销了。此举使传统西医失去了对医疗权力的垄断控制，不久的将来将可看到中医必将迅速在美国兴起。

七、医学的出路在于对生命的研究

"中华医道，亘古常新，惠及黎庶，德被寰州。至理明于千秋，功效著于万方。"读傅景华先生写的这几句话，就觉得热血涌到心头，深深感到20世纪以来，中华医学的博大和精深以及它命运的乖舛悲壮。中华医学的至理，正在对于生命的精到研究。

医学在西医一统天下的情况下，实际已走入绝境，道理就在于"对疾病的研究"，把躯体与生命混淆，把解剖学、细菌学作为医学研究的基础。解剖学误导以躯体为生命：把病灶误为生病的结果；把切除病灶作为治病除根的方法，损害人体生命的整体调节功能，把好人变成残疾，甚至提早死亡。细菌学误导外因为致病的根本：把寻找和研制对抗致病微生物作为治病的方法，因而忽视人体生命自身的抗病能力和微生物生命为适应生存的变异能力，导致药源性疾病的不断增多不断扩展，同时人为地制造了许多无药可抗的变异微生物。面对治疗束手无策，不得不制造许许多多的神话和假说，把医学变成宗教，使许多无辜的生命成为医学祭坛上的牺牲品。

笔者认为，西医医学由于它的方向错误，由于它的基础问题，也是由于它的市场经营与普及速度，所产生的负面作用不断暴露。许多监督统计数字显示出的问题赫然摆在世人面前，在西方发达国家，一大批"异教徒"大声呼吁，努力矫枉，才使得许多替代疗法如雨后春笋般复苏成长。所有的替代疗法的宗旨，都是让患者免除西医的疗法或药物的损害。不过，所谓疗法只不过是一种治疗的方法，而疾病的复杂却不能以某一疗法统而治之。西医学却已经膨胀为一个庞大的大杂烩系统，而众多替代性疗法起始的时间都很短，都缺乏系统的理论背景，根本无法与西医医学抗衡。笔者分析这些疗法，无不在中医学中都可以得到反映。例如心理疗法（包括信仰疗法），中医能以内伤七情概括之、统治之。再如新近兴起的顺势疗法，在中医中药中就完全可以看到它的影子。中医的药方，每味几克，含量极少，而治病效果却很快。饮食疗法（包括水果疗法），中医的食疗研究和服食禁忌比西方有更为系统的理论与实践的基础。森林疗法也就是环境与空气的疗法，而中医对环境、气味与颜色的研究都已经归纳在五行系统中了。

《黄帝内经》就是一部研究生命的经典。中华民族有五千年的文明史，《黄帝内经》成书离现在已两千五百年了。也就是说，中华民族积两千五百年的医疗实践经验，才著成《黄帝内经》这部研究生命的系统理论。这两千五百年来，在《黄帝内经》理论的指导下，历史上的中国医学家们又以其实践和理论充实和丰富了对生命的研究，也就是对生命健康的研究。

我觉得大家似乎在回避讨论医学的问题。中医是医学，西医也是医学。很多人都在批评中医不科学，为什么不敢批评西医不科学？批评中医的人究竟懂得多少中医？答案是，一知半解的居多。对自己一知半解的，或完全无所知的事物，进行激烈的口号式棍子型审判，也是我们文化的一个恶性传统。早年教育家孔丘孔圣人杀少正卯，就是因为他认为少正卯说的他不知道，他以他不知道的东西就是不对的，就该杀。这种学术传统，传到了我们这一个世纪，饱受有形无形的灾难的蹂躏，致使我们民族文化衰弱不堪，导致许多文化界的名人产生了自我贱化的全盘否定，包括中医在内，一些无知者也就跟着起哄。中医是中国文化的精华，否定中医实质就是否定中华文化。

本书着重阐述生命与医学的关系。医学是维护健康、治疗疾病的科学。可是由于西方对生命的研究失误太大太久，导致现代医学的方向出了大问题。我这里所说的现代医学，就是指已经覆盖了世界的现代西医学。按现代医学的发展情况来看，它一直在向着一个与医学目的相反的方向行进。还好的是这种幼稚糟糕的医学医疗在我国还没有实现普惠，也就是说没有使全部老百姓得到"全免费享受"，不然的话，它的受害面还要更大更糟。广大民众已经逐渐醒悟，西方已经敲响了对抗疗法的丧钟，西医学摇摇欲坠，朝不保夕。

"沉舟侧畔千帆过，病树前头万木春。"中医复兴，正当其时。

中医生植根于古老的中华大地，千百年来已然在中国亿万生灵中开花结果。尽管清末以来承受了不断的摧残打击，半个多世纪以来忍受着强势的西化畸化的痛楚经历，但是叶残有限，根深道远，日本得之可以开花，美国用之可以结果，这一切在证明着一个颠扑不破的真理："零落成泥碾作尘，只有香如故。"

本书专一传承中医精髓，运用现代语言，着重对人体生命进行了系统的研究和阐发。本书的研究算不上什么重大发现，作者只不过在传统医道光辉思想的指引下，结合自身实践经验，做出若干归纳总结，升华到一定的理论高度，使之具有雏形，旨在抛砖引玉，祈愿高明大德援手匡正，共同建设这座宏伟的现代生命医学大厦。

医学研究与健康

当前的医疗保健形势对每一个人来说，很不好。我是一个中医。我认为，做了医生的人，只要有利于治病救人的，就都不排斥，都要吸收，这才会成为一个大家。立志做医生的人，必须立志做一个大家，因为，医学的目的就是治病救人。凡是符合此一目的的，做医生的都要学。尽管生命短促学不完，那是另一回事。医生通过医疗行为治病救人，能救治好的没有治救好，等于害人性命。所以做医生的只有不断学习，追求和掌握尽可能多的治疗方法，尽最大努力减少失误率。

可是在美国，曾发生了这样一种情况：1846 年，美国传统西医与传统西药制造商成立传统西医学会（就是现在的西医学会）。1855 年，美国传统西医学会订立职业法规，明确规定：传统西医医生与顺势疗法医生接触、讨论病人的病历或向顺势疗法医生咨询有关病人的治疗方法，一般被视为不道德行为。触犯该法规者立即被开除会籍。被开除者就不能行医了。后来，全美欣欣向荣的顺势疗法就夭折了（现正在重新兴起）。

这种不以治病救人为目的的垄断行为，更说明现代医学被制药业操纵的可恶。制药商与医生本是两个行业，在美国却并在一起，称为"共同医学会"，说明制药商们早就控制了医疗行业。这当然不奇怪。在我国，他们的表现更不凡。最近，笔者获得两本中医治疗白血病的书，名为《白血病人将获救》、《白血病医疗宝鉴》，文章的作者都是大陆人，著作却是台湾出版的。为什么大陆不能出版？我的朋友吴锡铭得白血病，他儿子在某医院做研究生，就拉他到该医院住院并化疗。四次化疗后病情危急，吴先生问主持治疗的主任，知不知道白血病得病的原因。主任回答此是世界难题，还没有解决。吴先生自知再住下去必死无疑，毅然出院自己研究中医给自己开药方，6 个月后便已好转。再到医院的血液科看望病友，一起住在那里的已无一幸存。无辜者病死在医院，不是因为疾病，而是因为治疗。名老中医孙起元先生回顾20世纪60年代到70年代他在上海长海医院治疗白血病的那段时间的研究，他说：回顾这十年中所会诊的癌症患者都是化疗加中药，但最终皆归无救；只有一个姓马患者，坚决拒绝化疗，完全以中药治疗，得以康复，至今已31年。作者这样实事求是的论述，当时在国内是不能公开出版的。西医学派治疗白血病压根就没什么好办法，但又要统统包揽，全部垄断。即使病人死于它的错误治疗，也不准披露其治疗失败的事实，更难以公开中医治疗的成功经验。

现代医学就其医学的目的而言，本来应该说是要追求最多的治愈率，但现在的情况恰好相反，医疗费用增长15倍，但死亡率却提高10%（仅按《别让医生杀了你》一书中之计算）。这说明现代医学堕落了。之所以堕落，就是因为它被商人们操控、利用了。

一、医学的定义

医学是研究与维护人的生命和健康的学问，给医学定义就是给医学划界。当前的情况很不好，我是指维护生命与健康的学问因医疗的实践而走入错道。医学分为两类：一是养生，二是治病。养生是指使生命强健，不使生病的学问，治病是指生了病后如何正确治疗的学问。所以讲医学首先要讲养生。养生要比治疗高一个层次。但本文暂不讲养生，专讲有关治病的一些问题。

我说当前治病的学问因医疗而走入错道，有了一些不好的情况。例如大家都说化学污染：空气、饮水、土壤，所有人的生存环境被化学污染，不利于人的生存了。我们却不知道大量的化学药品充斥市场，不懂药物知识的人，提篮子购药，把自己和孩子的身体，用化学药品污染得一塌糊涂，也同样不利细胞和体内微生物的生存。这岂不等于我们在毁坏自己生命的基础吗？我们的猪肉出口，因有抗生素污染，外国人便要退货。然而每当感冒流行，很多做母亲的就到医院里排长队给孩子注射抗生素，使孩子的身体被抗生素严重污染。据国外研究，抗生素对治疗感冒是毫无效果的。这些抗生素在我们这些后代的身体里，将来可能会变生出多种多样的不可治疗的疾病。医院和诊所开遍了每个角落，但如果禁用了抗生素可能统统都要关门。这就是说，医生们几乎都是靠给人们注射抗生素过日子的，这样的医学能叫维护生命和健康的学问吗？

现在，卫生部在两会上表态说，在五年之内将抗生素等药品的过度使用量从96%强行降低到3%，这对国人对我们的新一代将是个不小的福音，对西医学派却是个大大的噩耗。因为对于仰赖"三素一汤"混日子的西医临床说来，这不啻是宣告西医学在中国开始破产了。

二、现代主流医学研究课题走了错道

我在温州市鹿城区科技局申请了一个医学研究课题，是研究运用阿是穴治疗多种疑难病的。阿是穴治疗疑难病，就是利用人体生命自身的信息，运用灸、针、挑等简单的外治法，解决类风湿、关节炎、痛风、强直性脊柱炎、网球炎以及一些被现代医学认为的不治之症。可是我填的申请表格的主要内容是此课题有多少经济效益。医学研究不是讲治疗实践能力的提高，而是讲经济效益，不是走上了错道又能是什么？看样子，全国的医学研究课题几乎都是被圈在这样的经济效益的大笼子里的。那么，请问这种由经济挂帅的医学研究能实现提高治疗效果的目的吗？

医学研究走入错道的原因是市场的参与，医学被当做某一部分人谋取经济利益的工具，这就使得医学失去了自己固有的方向。医疗是医学实践的工具，医学是通过医疗的具体行为实现的。因此，医疗这一具体行为是具有两面性的：既能救人性命，也可谋财害命。如果使这种行为的趋利性加强，很多病人不仅会倾家荡产，连生命也可能丢掉；而另一些人则靠这一行为发家致富。被市场牵着鼻子走的医学研究，代表它的实践的医疗行为，以经济利益为重，把维护生命和健康的宗旨丢弃了。因此，它的研究、实践、宣传等等的具体行为，就是造成现在众多人体的化学污染、抗生素污染的污染源。同时，有许多病，医生如果认真研究，是很容易治愈的，就不会被说成不治之症而终身吃药以维持治疗。类风湿、网球肘、强直性脊柱炎等，不是被说成不治之症吗？笔者通过阿是穴的灸治就能立竿见影，迅速见效。用很简单的方法，治愈所谓的不治之症，这一事件反映了这么一个事实：西方医学研究的立足点、出发点已经误入"钱途"，这才会出现许许多多的"不治之症"。

为了维护生命和健康，我认为应该正本清源，首先从厘正概念着手。

三、医学研究立项的唯一标准

医学是研究维护人的生命与健康的学问，因此所有有关医学研究的课题立项，应以有利于维护生命与健康为前提，而不能以有无经济效益作标准。这是唯一标准，不容许有第二个标准。

四、医学研究的有序性

既然医学是研究维护人的生命和健康的学问，那么，什么叫生命？医学研究应首先解决这个问题，其次才是健康和生病，然后再讲医疗实践的种种问题。也就是说，医学的研究也存在序性的问题。现在的情况之所以乱，也是因为研究的序性没预先设置好。可是，许多人一讲医学，首先就讲医疗，讲医保，把医疗放在医学的头上。这就叫作首尾倒置、序性紊乱。例如，现在大讲亚健康，却不知什么叫健康。连健康是什么还不知道，怎么就讲起亚健康来了呢？亚健康的意思是有很多人不是那么健康的，就应该去吃补药，吃营养品，去医院检查，这就是亚健康概念出来的目的。然而，它对我们有什么好处呢？可以这么说，一点也没有。它制造了一种心理恐慌，让我们失去对自己的生命自组织能力的自信，去信仰医院里的理化仪器；同时，制造了一种社会导向，让我们把大把大把的金钱花在保健品商店或医院的检查里，然后再把自己用所谓的保健品吃出疾病来。

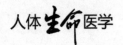

善良的人们不能无原则地善良。我们必须首先搞明白有关生命、健康、生病和治疗这一系列问题，然后再决定如何看待、鉴别和应对时下社会上纷纷扰扰、铺天盖地的科普宣传、身体检查、医院治疗和医保吧。

五、健康就是生命信息运行有序

生命是信息螺旋式展开性运行的一个自组织的过程。

健康是生命信息运行的正常状态，也就是有序状态。生病是生命信息运行障碍，也就是不正常状态（失序状态）。科学的医学对健康与疾病的研究首先是对生命信息运行有序或失序的研究，而不是对身体结构的研究。因此，把解剖学作为医学研究的基础，是方向性的错误。

生命自组织能力的有序运行，其时间和过程像弹道的抛物线，有序地上升与下降，直至到达终点——自然死亡。人如果因病而死亡，就像抛物线在中途垂直下落一样，不能到达终点，那只能称为"夭折"。

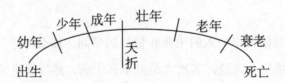

生命过程和生病夭折示意图

六、身体检查难保健康

美国的伊利诺伊州医师资格证书委员会主任、医学博士门德尔松说："医院里所有的检查都是没有用的。"为什么没有用？因为这种检查告诉你的都只是结果而不是原因。因此不仅对治疗毫无好处，而且因为它具有伤害性，非万不得已绝对不能乱用。因为所有理化器械对身体所进行的检查几乎都对生命的自组织能力有所伤害——或大或小的伤害，检查达不到有利于治病的目的。尽管医院里增添了很多的诊断仪器，但对治疗来说没什么好处，本来不会死的人，因医院里多了这些先进的科学仪器，医生的大脑不用了，医生省力了，病人死的却多了。那么，如果发展科学仪器的目的，不是为了治病，而是为了使医生的大脑省力，使病人死亡率提高，医学研究已经与医学目的背道而驰了。

在"早检查、早知道、早治疗"的迷人口号下，美国和英国为保护女性免于子宫颈癌和乳房癌的侵害，曾用了 8 年时间对女性实施大规模的筛检，采用宫颈细胞涂片和乳房 X 线拍片检查，最后得出的结论是"害大于利"，检查无好处由此可以证明。他们之所以成为国家行为，是因为有一个利益集团在不断鼓吹和许愿，结果是制药公司利润增长，国民的健康受到损害。西方的社会全覆盖实践已经充分地证明了这一点。

七、评测医疗研究和医疗行为的科学性

生命是信息运行的一个自组织的过程。这说明生命的自组织能力是信息运行的唯一力量，是生命存在和健康生活的唯一依据。因此医学研究的根本是如何维护生命的自组织能力。可以肯定，凡是有利于生命自组织能力运行的一切医疗研究和实践都是正确的、科学的；凡是不利于生命自组织能力运行的一切医疗研究和实践行为就是不正确的、不科学的。以此就可以评测所有的医疗研究和医疗行为的科学性之真伪。

生命自组织能力是与生俱来的，自精子与卵子结合后，这个生命就产生了，它就能吸收母体的营养来组织生成自己的本能系统和身体系统。本能和身体两大系统完成后，组织就出生了。出生后，再吸收营养，组织发育意识形态，然后生长、壮大、衰老，直至死亡。在生命存在的这个过程中，难免因信息运行障碍而生病，生命自组织能力还会设定如何抵抗疾病的方式、方法，必要时会发出求救信号，这就是我们能感觉到的诸如发热、恶寒、咳嗽、疼痛、呕吐、泄泻、失眠、谵语等生理抗病现象。所以说，自组织能力是生命存在

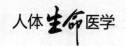

的依据，乃是千真万确的真理。

八、身体是生命的物质依附和功态工具

身体是生命信息所生成的物质依附，并不断接受生命信息本能系统的滋养生息和意识形态的指挥调控，成为生理、情感乃至行为动作的工具。生命功态是原是本，身体功能是末是标，这个标本关系绝对不容许颠倒。生命是一种与生俱来的信息。当精子与卵子结合后，便带来一生的所有信息。靠着这种信息的不断执行（执行的力量就是生命的自组织能力），胎儿才能在母体里吸收营养，依靠自组织能力把自己组织成一个完整的体形，然后就组织出生。顺产，就是信息运行组织有序；难产，就是信息运行组织失序。出生后又继续吸收营养，不断长大，完成一个生、长、壮、老、死的过程。生命过程完结，躯体仍暂时存在，即被称为"尸体"。尸体就是没有了生命的躯体。因此，生命与身体绝不能等同。

身体在生命的过程中也随着生命功态的变化而在不断变化，包括常态变化、病态变化和衰老变化。因此，很多西医学的所谓诊断，把病灶断定为病因，把常态的生理变化，例如血压、血糖的正常变化看成疾病，把身体上的衰老变化说成生病，是完全错误的。

如果一种医学里没有生命的研究，只有尸体或准尸体的研究，还把尸体的研究放在首位，这就从根本上颠倒了生命与身体的标本关系，不仅保不了健康，还蕴藏着把健康的人变成尸体的潜在危险。

九、医疗是医学实现的工具，具有两面性

医疗是医学实现的具体行为，因此医疗只是一种工具，属于技术层次，本身原无科学不科学之分。所以用得妥当，能治好病就是科学的，哪怕是用

手摩顶，说几句祝福的话；用得不妥当，不能治好病，即使这些仪器是"最新科技成果"，也是不科学的。以某些所谓的人为标准来决定医疗行为是不是科学，都是错误的。使用医疗行为治病的医生，就像拿笔去描画的艺术家，既能画出最好的图画，也可能画得一塌糊涂，白糟蹋了一张画纸。人却不是画纸，糟蹋了的是生命或健康。可以这么说，医生的医疗活动、行为对象，不是纸，而是一个病人的生命和健康，如果搞得不好，就可能损坏病人的健康或送走病人的生命。因此，我们如果需要选择某种医疗方法的时候，对实施这种方法的医生的人品（即道德）、医疗能力，都需要进行认真观察和评估，不能因为医院大、设备好、医生的职称高而盲目相信。

医学长期受控于医药企业，未来的医疗研究也将依赖于这些公司的资助，这将导致一种趋势：许多主流医疗除了药物和外科手术之外拒绝考虑任何其他疗法，尽管这些疗法得到许多科学证明。不少医生（尤其是那些应该被谴责的）拒绝了许多革新者发明的重要疗法，不假思索地选择各种手术或药物，而这些手术或药物其实比现代蛇油的作用好不到哪儿去。

医学研究不公正的一个最大的原因就是大多数研究是由某些公司资助的，而这些公司在不同程度上存在利益差异。这些药物公司不仅支付研究者薪水，而且经常决定研究结果是否发表、在哪里发表。必须记住，在某种意义上，这些企业在疾病健康上存在巨大的利益：如果某个药物公司只是发明了一些快速治愈的药物，而不是终身的"维持"治疗，那么它将很快破产。[1]

十、病人不死于病而死于医的原因

麦克塔格特在前文的两段话中，揭示了这样一些事实：一是西方医学的研究经费来自制药公司。制药公司为什么出钱？当然是为了赚钱，也就是它要把病人作为产生利润、谋求利润最大化的终端客户。因此，产生疾病的原

1.《医生没有告诉你的》，第9页，新华出版社，2009年版。

因、确定疾病的病名、治疗疾病方法和生产药物等等，都要围绕这么一个唯一的目的。英国皇家学会会员约翰·马森·古德医学博士说：医学所杀死的人，要比战争、瘟疫和饥饿加起来更多。现代医学就像潘多拉盒子里的恶魔，既然已经被放出来了，就是会害人的。

根据笔者的研究，我认为许多病人之所以死亡，不是得了必死之症，而都是医疗的错误。古人说："非不治也，不得其法也。"医生治病，用的是医疗方法。医疗的个人性和急迫性决定了做医生的必须拥有很多的疗法，临床才能应付自如。所谓医疗的个人性是指任何时候，病人和医生都是个人对个人的关系。也就是说，病人交给医生的是他的生命与健康，医生应对他全权负责：用什么方法、怎么治疗、怎么用药，都是个人对个人的关系，这就是治病的个人性。急迫性是指病人生病要求治疗，例如发热、疼痛，都巴不得马上治好，医生没法拖延，不管这疗法对不对，容不得考虑，用了再说。但如上所说，疗法如一把双刃剑，用得好，就能去病；用得不好，就能杀人。

可是现代医学是一种集体医学。虽然病人到医院里，接待的是某医生个人，这个人名义上负责看病，实际上是由许多负责仪器的医生来诊断。接待的医生只是照仪器的诊断书开药方。假设诊断错误，与开药方的医生却毫无关系，那是仪器校不准出错，或者是负责仪器的医生判断出错；如果用药出了问题，那是药厂的错误，也与开药方的医生无关。医疗的个人性被集体性取代了，其医疗的责任性也就被忽略了。

在医学研究还不成熟的西方，医学的系统理论都还没有，就戴上了科学医学的帽子，借此全面排挤了所有的民族传统医学。西方传统的医疗方法作为医学的实践工具被制药公司控制了，医疗方法不再是医学的实践工具，而成为制药公司生产利润的工具了；西方传统医生没掌握多少医疗手段，也被制药公司拿出来作为工具（在现代医学中，医生只是这部赚钱大机器中的一个谋取利润的工具而已）粉墨登场。西方医学就成为市场的赚钱手段，病人的生命与健康变成了医生谋取金钱的"人质"。没掌握多少医疗能力的医生，面对众多无法预知的疾病，只能削足适履，也就是只能把自己所掌握的疗法，硬套病人的疾病，而不管合适不合适。（他们"不假思索地选择各种手术或药物，而这些手术或药物其实比现代蛇油的作用好不到哪儿去"。例如手术治疗骨折，大多数的骨折病人，本来都应该保守治疗，后遗症就少。而现在的医生，都不会保守治疗，只知道手术，因此后遗症就特别多。当然，该手术的还得手术，但这个"该"的分寸是极其严格的。但医生没掌握这种保守治疗的能力，或者为了获得更多的医疗费而只当不知道。）这就是在现代医学占主流的情况下，许多病人不死于病而死于医的原因所在。

结束语：中医学的继承与发扬

世界医学的发展趋势在理论上，已经逐渐靠近中医学，可以预见不久的将来，中医学将成为世界人民养生治病的一种主流常识。它的发展大趋势将展示一个非常美好的前景，而在作为中医学的发祥地中国，却日渐萎缩。上文已经讲到"北京大学人民医院呼吸科主治医师王丽对医院病人的调查显示，90%的病人不再相信中医"[1]。不管王丽的数据的科学性如何，它也反映出一个现实问题——中医学的衰落。因为这几十年来，我们的中医界在理论上和实践上，都有许多误导。例如发表论文，不强调辨证论治，不用治病的事实说明个体生命的特异性，而是按病名分型分类。这与西医追究治病的统一模式没有不同。再如我们研究药物，不讲它在治疗中对生命康复能力的作用，而是分析它抑制"致病微生物"的机制……人们嘴上拼命叫嚷中医现代化、科学化，却不知道自己脚下走的只是形式化、技术化和西医化。

如果我还没有看见《为祖国中医55年零增长担忧》，决不会相信这55年，中医师的人数一点也没有增长。"全国中医生1949年有27.6万人，到2004年还是27万人，55年没有增长。"在这一时期中，全国的西医却从8.7万增加到157万，增长了17倍[2]。55年，中国的人口增长数倍，中国的中医师为

1.《半月谈》（内部版），2007年第2期。

2.《南方周末》，2005年4月14日，第14版。

什么是零增长？我认为这个"零增长"，实际是个负增长。现在与过去不一样了。新中国成立前，中医就干着中医，治病用望问闻切，辨证论治，不带西医用的仪器，不看西医的检验单就开药方，那个 27 万是真正的 27 万。新中国成立后这样干的纯中医极少，绝大多数是"中西医结合"，不再讲辨证论治，而是讲辨病对治，形似而实非了。许多中医科室轮值坐班的"新中医"们，满脑子都是西医细菌、病毒的概念，亦步亦趋地跟着西医走着清热解毒消炎对抗的路子，更不要说那些打着中医师牌子的做的却是使用挂液，销售西药赚钱过日子的人。

全世界的中医针灸医师已经发展到 400 万人。在我们国内，办起这么多的中医学院，究竟培养了多少真正的中医人才呢？说来实在惭愧，当然这主要是时代的惭愧、文化的惭愧。我总是觉得，在我们的文化中，潜伏着一种极其致命的自毁力量，它总是在不断地毁灭我们文化中最正确、最超前、最美好的传统。例如自 20 世纪初以来，从文化界名人到一般洋派知识人，都认为中医不科学，汉字落后，并假手行政力量不断诱逼中医西医化、汉字拼音化，给中华民族造成极其恶劣而又难以修复的后果。现在才有极少数的人开始警醒过来，体认到中医和汉字这两朵姊妹花，恰恰是中华民族创造出来的、最为优秀的世界瑰宝。

中医学早在两千年前就达到了极高水平，以《内经》为代表的中医理论从诞生起，就处于世界领先地位。时至今日，东方其他学科都已沉没在西方现代科学的汪洋之中，唯有中医学与中国古代哲学一样，在现代科学史上发挥着导航的作用，使近代物理学路转峰回，柳暗花明！[1]

从目前的科学水平看，中医的宏观理论优越于现代医学，它所包括的科学内涵超越了现代科学所能证实的水平。我国古代其他学科几乎都已被欧洲近代科学所超越，并很快融合在一起。唯有中医学却独立于现代医学之外，这充分表明了中医学的博大精深。[2]

1.《周易与中医·前言》，第 6 ~ 7 页。

2. 同上书，第 253 页。

我们文化界的一些领头羊，对西方文化一知半解却膜拜有加，对中华文化浮光掠影就全盘否定，自己不学、不懂、不理解中医学的博大精深，就狂妄地认定中医"不科学"，处心积虑地屡欲借用政府权力加以立法取缔，后来眼看取缔不了，转而一方面假手行政，设定种种法规卡断或限制中医的传承和发扬之路，卡限中医执考，卡限个体中医，卡限师承中医，卡限中医医保，卡限中医进入传染病一线临床等等一系列限制政策确实取得"辉煌战果"，一方面以"科学化"为幌子改造中医学术。请问何以"科学化"？怎么"科学化"？说白了就是西医化而已。中医西医化意味着什么？所谓"中西医结合""煌煌战绩"就摆在那儿，大家瞧明白了，无非就是中医为西医贴金，中医道术自我消亡化！

中国人自古以来，就把疾病与生命联在一起，把生命与宇宙、自然、社会联在一起进行研究。这种大系统的研究方法，使西方医学离开生命分析躯体疾病的低级方法根本无法望其项背，也使得现代的物质分析科学根本无法理解与认识。当然，西方也有极个别的哲学先驱对此有所认识，例如，诺贝尔奖得主普里高津就说："中国文化是欧洲科学灵感的源泉，欧洲近代文明和科学技术飞跃发展与中国传统文化输入有直接的关系。一言以蔽之，中国传统文化与许多重大发明一起传入欧洲，使西方的科学技术发生了翻天覆地的变化。特别是指南针、印刷术、火药等三大发明，被马克思、恩格斯看作'资产阶级发展的必要前提'，'是资本主义社会诞生的助产婆'。"

学习人体生命医学——中医学，首先要学习古文，必须从幼年就开始。中医、中药之所以能在中华民族中生根、长成，在文化根系上与我国的先秦古文有着千丝万缕的密切关系。医古文之成为中医学子的必修课，也表明医文两者的不可分割的血肉关系。人的幼年期记忆能力极强，长大后就差了。自20世纪初，我国文化界掀起了白话文热，基本上冷冻了古代文言文与我国传统文化的内在联系。此举截断了现代人对中医理论《内经》《难经》《伤寒论》等古代经典文献的学习和继承的最佳通道。在现代语言环境中长大的孩子，如果不从小让他们学习与记忆古代的文言文，单纯地学习现代白话文，误过了最佳的古文学习与记忆年龄段，就丧失了学习和传承中华文化的最宝贵的时机。因此，我认为我们的儿童，如果有条件在幼年开始学习古代文言文，夯实太极文化根基，长大后若学中医，必有触类旁通、左右逢源之妙处。

传承和发扬中华的人体生命医学，为世界人民的养生保健事业做出贡献将是我们这一代的重任。邓铁涛先生说："中医学是世界上唯一有五千年连续历史的医学，它植根于中华文化。13 亿人的中国，五千年来的卫生保健一直依靠的是中医。中国的传染病史足以为证：中国自东汉以来传染病流行次数不少，但像欧洲 14 世纪、16 世纪鼠疫流行，1918 年西班牙流感，一次死亡人数过 2000 万者，未之有也。为什么？中医之功也。2003 年 SARS 流行，世界统计，中国大陆死亡率最低，广州的死亡率更低。溯其原因，是广州中医介入治疗最早之故。"

邓先生的话，使笔者想起了三百多年前发生在英国的鼠疫疫情的故事。那时，在伦敦附近的一个村庄里，有个裁缝，因进了一批布料，带来了鼠疫病菌。村庄里相互传染死了许多人。于是村子里的传教士出面叫大家封村，禁止出入，防止病菌传到别的村子。疫情过去后，这个村子只剩下几十人。为了纪念这个村子里人民的自我牺牲精神，就把这村子取名为"瘟疫村"。这里既彰显西方人民的自我牺牲精神，同时也让人感到西方缺乏治病的医学能耐。中国历史上也有瘟疫，但不会如此把一个村庄毁灭了 3/4。因为中医能治"未病"。"未病"不是说没有生病，而是在还没有发出鼠疫之前，生命就感受到了鼠疫菌的侵犯，就发出抵抗的信号，中医就借这个信号调整体内平衡，增强抗病的能力，因而使疫情减轻。广州抗"非典"就是一个有力的证明。在广州中医院治疗的发热患者，全部痊愈，医护人员无须人人严密防护，无人感染；而在西医医院中，医护人员即使人人严密防护，感染不仅多，而且得病也重。

医生临床最多碰到的是发热。因为大多数感染病的前期，生命就都以发热来自卫。西方无法治前驱期发热，是因为无法知道病因。而中医只根据病人的抗病能力，调整病人的内在平衡，达到治愈发热的目的。因此就可以在发病之始、抗病能力还没有消耗的情况下马上进行治疗。这就是为什么中医一介入流行病的治疗，就能见到最佳效果的原因。

中医学就是人体生命医学。人体生命医学是中医学的历史延伸，人体生命医学就是中医学真正的现代化、科学化！

我写好了这篇文章后，看到了 2005 年 7 月 21 日第 16 版的《温州都市报／医疗诊治的细分历程》刊头载有编者的按语说："眼视光医院、口腔医院、家庭病床、特需门诊、高价产房，越来越多的医疗新概念，打破了以往按照疾病种类进行医院科室设置的传统"。看病算是越来越细。不急的疾病可以慢慢等着，但很多必须立即处理、瞬时即变的急性疾病也许就会延误战机。"没有了大内科"，也就等于不想要全面的、生命的医学知识了。所以这样的医学，看起来越来越科学了，离生命却越来越远了，不死于病，而死于医的人必越来越多！

人类号称万物之灵，大概不会在现代医学这一棵树上吊死吧？美国已将中医等生命医学医疗逐步列入医保范围；澳大利亚和西欧也紧紧跟进，纷纷立法承认中医的合法地位，纳入医保框架；日本更为典型，把立法取缔了一百多年的中医重新立法平反，恢复合法地位，更进一步规定所有医生包括西医年检都要考核中医基础理论。人们在反思西医，世界在接受中医，人类在呼唤生命医学时代的早日降临。

那么，我们中国人，原本中医传世如今弃中崇西的中国人，又该怎么办？

附　录

对人体生命医学的评述[1]

生命医学的真谛

周天元[2]

民间中医潘德孚老先生的专著《人体生命医学》无疑是中国医学的希望之光！

自古有"曲高和寡"之说，然笔者常有"曲低和寡"之叹，甚至感叹取道于真谛的生命科学和中医养生乃我国千古承传的最自然、最质朴的普通学问，却少人问津，甚至被歪曲而拒之门外。数十年来，常常产生"前有古人而后无来者"之感慨，然而自从有幸拜读了潘老先生的专著之后，却令人为之一振——希望之灯倏忽增添了不少的光辉！

中国教育的失败表面上是学术、道德及信仰上的失败，其根本是哲学与科学上的失败。长期以来，中国的生命科学同样在步西方之后尘，早已陷入了具象的生物分子学的物质分解分析之中而不能自拔。殊不知生命科学属于全息统一论的整体观范畴。生命是以物质为显化载体的"灵性"存在，绝不是现代普遍涉及的纯物质结构和物理性状等分解分子学所能胜任的。

生命科学是全息关联的多维调组性整体论学科，生命架构及其原动力具

---

1. 这部分评述文章在本书 2011 年海外初版时有的曾作为序言使用。此次出版遵编辑意见，把这些专家的文章与作者的《预言》、《绪论》等均移至书后。

2. 周天元：国家一级书画家、中国书法史学会常务理事、中国周易学院院长、中国养生文化中心特聘教授。

有阴阳对称，函三为一的太极性状，故而作为生命载体的物质性之肉体不能算作生命，或者说不能作为生命的全部；其中还有更多的全息关联的，看不见、摸不着的阴性的共振因素。这一阴性的共振因素才是生命科学应予揭示的重要之重，然而谙其道者有几许？

偌大一个中国，众多用老百姓血汗堆积起来的生命和医学研究机构的所谓成果与一位曾在最底层挣扎过，且直取生命科学之要害而广济患众五十余载的民间中医之价值类比，孰轻孰重？智者稍思即明。

当今的生命科学和医学早已让人窒息而鲜为人知，笔者深究养生和中医也算是一生了，参加过的所谓学术会不计其数，然每每扫兴而归，甚至是痛心疾首而不知所措！何也？器质医学的自以为是及生命真谛之无知也！养生亦然，衣食寝行，修炼疗养，多为物质之调享，体力之运动，命理安在？

偌大一个中国，五千年之积厚流光，而当今中医之真髓不兴，病夭于西学者日增而趋之若鹜；中国乃"养生"之鼻祖，素有"精气神生命之要也"，却以藏污纳垢之晨练公为"国炼"数十年，而国民"均寿"尾后于全球第81位，悲哉！国学之无能乎？非也！

笔者为学，常有"轻世道之重，重世道之轻"之训，潘老先生虽身处"世道之轻"，然他所提出的"病与治不在身体而在生命"之念石破天惊，犹如耀目之彗星划过生命科学迷茫之夜空，复燃了我中医养生这一古老的生命之光！笔者岂能不重此"世道之轻"乎？

笔者拜读过潘老先生《相信你的自愈力》等医书，深感先生治学严谨而不学究，医道高深而施治简明，并破天荒地提出"相信你的自愈力"、"病是自己好起来的"，而将医生摆到从属地位，并一针见血地指出"中医治人、西医治病"，给患者以生命掌握在自己手中的自信心和自我生命价值力度的解放和提升！伟哉！壮哉！

要透彻了解潘老先生的"生命医学"则必须重新认识生命或者叫回归于生命的本原。现今中国人容易被误导且不太尊重自己的生命，殊不知创生之不易，故而有必要弄清创生之机理。中国生命科学的解放及其真谛导向正在于此！

　　那么，生命二字如何来理解呢？潘老先生经过五十年行医的感悟和研究，提出了一个极有价值且又可玄关探微的"生命"理念："生命是信息运行自组织的一个过程。解释如下：'信息'，是指生命活动带有的一切密码；'运行'，是指这些密码是动态的，永远向前的，不可逆的；'自组织'，指的是一种自我实现的能力……"这一理念否定了现代广泛认定的"生物体所具有的活动能力，生命是蛋白质存在的一种形式"这一"生命"定义。显然将"活动能力"和"蛋白质存在的一种形式"概为"生命"是可笑的。因"活动能力"和"形式"仅仅是一种"表象"，最多也就包括了其思维活动。

　　生命从一开始就是以"生态"作为载体的，其众多时空的生态因子都给"创生"施以作用，而且这些作用给了"过程生命"无数的应激反应和自组自调机制及其结构程序，其中所"遗传"下来的众多感悟的、生理的、精神的等应激的、自组的、自调的诸多密码都已成为"生命结果"的组成部分。

　　这些属于一个整体所必需的内涵和外延，以及内、外互根互动的整合因子其现有"定义"是未能包容的。潘老先生的理念涵盖了生命的整体性，也涵盖了生命所具备的自我组织及其调节能力等全部进化过程的所有信息密码。这一研究剖析，给治病是针对"生命"而不是针对"身体"以及对生命的关注是整体性绝非某一器官的修补提出了理论根据，同时给生命的自我组织、自我调节能力和该能力的自然抗病之必然性提出了身心志阴阳因子即显性因子和隐性因子全息关联的理论根据。说来很巧，笔者一直在各地演讲的《全息养生学》的生命观及养生观正与潘老先生的理念不谋而合，真谛的普遍存在性是显而易见的！在笔者的朋友和学者中已认同这一生命理念者也日渐增加，这说明潘老先生的研究不是孤立的，更不是异想天开的理论假说；所不同者，他提得响亮、尖锐，一针见血！如果我们的中医研究机构乃至成千上万的中医师都能如此认定的话，则中国的医学将无与伦比地为全世界所尊崇。

　　"生命的信息运行与疾病"，潘老先生以众多的实例进行了论证，这是一个具有开示性的课题。信息包括原发信息、物化信息和过渡信息，也具有函三为一的太极架构。

　　宇宙从无到有正是信息关联的太极架构。宇宙（正反宇宙）原本是"空无极"对称于"小无极"。笔者祖父遗著《文烈卦序》曰："无极者，无形无象也。或曰无垠，小至一粟，大至无边，不可量也。或曰空虚，一尘不见也，然万象生其中，万物承其性，至灵也。然何以灵焉！炁也。炁者，从火也，者，气聚而不畅也，小温其下散而通化，万化初动焉。是故无极者先天之象也，虚静为其性，浑然为其妙。寂兮寥兮，独立而不改，杳兮冥兮，万劫而不伤，宇宙之始祖也。"显然宇宙几乎是空空无也。所谓"小至一粟"正是宇宙初始之象，与现代"爆炸理论"中的"奇点"完全一致。此小至一粟的"奇点"即为一高能信息的载体，一旦爆炸，氢便充斥了初始之宇宙，即为"无生有"，"氢"则为初始宇宙之"唯一"了，故而"道生一"也（也相当于"卵细胞"产生了）。当宇宙温度不断下降时，"氢"便聚合为"氦"，即所谓"一生二"也，继而再由氦聚合而生"碳"，即"二生三"也，"碳"乃万物之基，且一切生命无一不是碳的氧化形式而活动的，故为"三生万物"也。这便是从无到有、到大有的全部信息运作及其物化过程和正在物化的过渡过程。

如果将信息与物质或信息与生命截然分开，则大错特错了。有一位市委干部无意中被医生"发现"颈部淋巴稍显肿大，便"公开"怀疑为淋巴癌，继而住院检查，确诊为淋巴癌；方才还气宇轩昂，能吃会睡的人一下子变成了放疗、化疗的高危患者。前后不到三个月便面黄肌瘦，弱不禁风而走进了不归之途。而另一癌症患者笔者佯告知其体内只是"自由基"多点，不是癌症，同时根据其体质笔者给他开了消热散风、理气健脾的消风散，并催其与家人上道教圣地武当山玩一个月。不料三个月之后满面春风地送给笔者一面"德高映日月，技绝合造化"的锦旗来。这便是信息与生命的关系所在。显然生命里存在着正反两类信息，这要看被唤醒的是哪一类了，这只能由道德医学做出选择。对比这一正反实例，潘老先生的相关论述包括"天下无癌论"，想必也就无须赘言了！

中国人的悲哀往往就在于，由于文化断层太久而导致的从权从众之惰性。多少年来，生命是他人的，为他人而活的虚诞理念或多或少在暗合着国人"仰赖性"的神经，故而将命托付给医院和医生的被动心理一直无奈地延续着。认识生命的内涵是生命观解放的前提，生命的解放是最终科学地把握自己生命的重要前提。

生命是生理、心理及其精神，即"身心志"函三对称，全息统一的一个动静互律、阴阳互根之整体，量化分解及生物分子学的研究只能揭示其生理结构上的可视理化关系；其心理活动乃至精神动态性状之机理量化分解及生物分子学的努力是不可能有半丝结果的。

如果科学二字仅仅定位在所谓看得见摸得着的"唯物"之内，那么它从诞生之日起就已是披着正统外衣散布着"迷信"的骗局；因为生命是"心"、"身"阴阳全息映射、互根作用而整合出"精神"（s区）的太极生命体。严格地讲，量化分解分析及生物分子学只可能研究生命阳性的载体之象，而潜隐于生命之中的更重要的属于阴性部分的"心理"和"精神"，即灵性的"内涵"是不可能被分解出来的。

尽管人们通过生物分子学发现了机体中众多内分泌腺，但都因它们的使用对自然"免疫力"的干扰而产生了巨大的副作用。如多巴胺的抑制性能使亢奋者平静而舒适，但人为增加多巴胺又导致了严重的依赖性；肾上腺素能促使雄性激素增加，但人为增补肾上腺素又成了糖尿病的病因；雌激素的补充导引出了大量乳腺癌等等诸如此类不胜枚举。笔者先后数次遇到小孩因感冒多次采用抗生素而导致最终无效的棘手事，但笔者只用小青龙汤 3～5 剂即予治愈了。

在深圳某大医院，曾因抗生素过量而导致患者高热不止，主治医师只好请笔者开了中药当天即发汗退热。实乃"邪之所凑，其气必虚"之谓也。充分说明人体自然的生理结构及其固有运行原则是不能被干扰的，否则必酿成大祸且步入恶性循环，并可导致进一步细化研究而愈加远离了生命本体。正所谓"正气存内，邪不可干"也！

潘老先生专题论述 "意识系统与疾病治疗"和"意识系统与养生"，非常重要！近六十年来，人们有一可谓自误误人的顽固共识：凡看不见、摸不着的非物质信息、现象都是假的、迷信的、唯心主义的，是要遭到谴责或批判的，甚至会成为进班房的罪证。例如，笔者曾以朋友的身份考察过226位"右派分子"长达三十多年，其中体质很好但由于长期患恐惧症和抑郁症而早夭者212例（包括自杀者），还有14名"玩世不恭"者或自我认定的顽固者却幸存下来，而且都是高寿，何也？生命意识也！意识对邪恶的不认可阻挡了"心理—病理—生理"全息整合（负太极架构）的负向"记忆蛋白质"之生成，从而控制了死亡腺潜滋暗长的信息传导及其衰老记忆的质换。

显然，他们的理智仍然保持着自然人格的全息生命能力，或者为生存而激发出了自然人格的全息生命架构，即"心理—精神—生理"全息统一的太极平衡架构。这便是被"唯物"者们斥之为"唯心论"的所谓"心理作用"的"精神支撑"。然而这一"心理作用"和"精神支撑"正是生命结构的组成部分，而且是极为重要的组成部分。

半年前，笔者接触过两位癌症患者，一位病程短、病状轻的领导干部被开刀、化疗所俘虏最终拒绝了笔者的治疗，而在第四个月中"知病"而去世；而另一位被诊断为晚期肝癌的农民何某，在他完全不知病名的状态下，笔者采取"三位一体"的治疗措施被完全治愈。诸如此类的例子充分证明潘老先生"中医讲究意识，情结的重要性"。癌症患者80%是被病名吓死的已是不争的事实。还有一部分知其病名的癌症患者活了下来，是与患者本人的人格修养有极大关系的，他们往往比较大度，不拘泥于物质的唯一性而看重多维信息的精神价值。因此，潘老先生的"意识"观及其论述是笔者很震惊的。

当今绝大多数人视"心理作用"、"精神作用"是没有作用的，或者是"一种回光返照"的无效信息，是巫术的狡诈解读云云。笔者常被一些学术大会（仅指文学、美术、生态学、社会学之类）作为贵宾邀请，然一旦知道笔者研究易经便有不少人嗤之以鼻，甚至仰头斜视，不予搭理。如果笔者讲到易经所涉及的生命架构及其运行法则和生命美学的八大定律则会场立即扰动起来，会有人严正地指出："我们唯物主义者最讲究实事求是……生命就是实实在在的肉体，心理和精神只是肉体健康与不健康的反映，并不是身体的组成部分，人得了病与心理和精神扯不上关系。"中国75%的亚健康和15%的不健康群体中，绝大部分均受害于此种强硬且幼稚的理念。在多次听过笔者演讲或读过笔者专著者中，也不乏转变此理念且由此踏上健康之路的，其中有一些公务员朋友由"三高"而转为康复者。例如笔者的好几个公务员外甥都是"三高"

之类的患者，皆由长期与笔者对抗而转为亲情回归，其缘由正是笔者时常潜移默化地让他们注意"心理的平静"（静为人根）、"精神的自然归真"（亲情、仁爱、责任此精神寄托之三要乃生活充实愉悦之基础），并告知众多"亢龙有悔"的实例和生命机理，同时给予中药的交叉治疗，使之现身说法，互为印证"静为人根"、"精神充实"下的神速疗效（例如服西药十余年的高血压、高血脂患者从此不再服任何药物）。为此，一些数十年不与笔者亲近的外甥一下子变得年轻起来，振奋起来，且对人叹曰："我舅舅是神仙啊！"（这当然是被信息唤醒了的大脑发现了全息新大陆的夸张之叹！）

笔者倘若以此生命机理的研究和例证为潘老先生的"生命意识论"做佐证的话，倒使我俩感到对生命内涵的展示显得无奈和迫切，为此，我俩只能以此证明科学真谛的唯一性和普遍的同息性，因为笔者与潘老先生相隔千里之遥，且原本就不相识，但生命的真谛和科学的真谛能导引出不约而同的结果来。

生命医学与哲学二者相互融合（而可标示出真伪之"三"）的可能性和融合程度是真、伪学术及真、伪科学的试金石，它具函三为一的三元互根互鉴性（绝非绝对肯定与绝对否定之二元论的狡诈和虚伪性，以及人为操作的参与性）。潘老先生的"医论"是非真伪是否能经得起这一试金石的考验，读者完全可以自行判断了吧！

2011 年元月 30 日于当阳空宇斋

中医复兴，根在民间

傅景华 [1]

潘德孚医师，从自学中医到跟随名师，传统继承方式，传统行医方式，传统医理，传统医技，久在民间，五十余载，救苦疗疾，医人无数……近年来，潘医师痛感医疗腐败，常怀济世之志，虽年逾古稀，仍奋笔直书，撰写多种论著，其耿耿为民之情随处可见，其拳拳赤子之心跃然纸上。

中医本是医道，而不仅是医学。道可包容学，学不可替道。医之本义为调和，中之本义为本。中医是和人数之道，而不是斗病之学。中医是调和生命自在之道，而不是与疾病做斗争之学。中医和于人而病自治。人为本，病为标。《黄帝内经》谓"治病必求于本"。本者，生生之本。中医治病之奥秘，就在于求此生生之本。中医求本溯源，而非舍本逐末。

何谓生生？前生为显现，后生为再生。生生之谓德，显现与再生皆为德。德为道之显，道为德之本。甲骨文"生"字，乃种子发芽之象，乃显现符，本义为生命显现，寓意为自在显现。前"生"标识生命之显现，后"生"标识显现之显现。生而又生，化而又化；显而又显，成而又成。生生之道为自在显现之过程，生生之道为时空动变之过程。

易者生生之道。生生之谓易。此泛指自在之显现与再生。医者生生之道。生生之谓医。此泛指生命之显现与再生。生生之道本于人道，人道本于天道地道。天道、地道、人道者，大道也。医道者，亦大道也。道乃自在之标志。中医调和生命自在之本，促进生命之显现与再生。

中医之行为目标，在于促进生命过程之全面自主实现、全面自由发展与

---

1. 傅景华：中医科学院教授、知名老中医，对中医古典和甲骨文有专门的研究。

全面自行和谐，而不是干扰、取代、破坏人为所能了解的部分人体结构与部分生理功能。生命具有自稳、自调、自控、自生、自化、自和之自在。医生的责任就在于调动这一自在。人们自己拥有化解一切失和、平治一切病态之自在。关键在于能否调和病机，调动生机。

病态过程与生命过程是不可分割的。疾病就像是我们的孩子，应该关爱、教化，同时自责、自调。以疾病为忤儿，以本草为情义，以生命为慈母，医之道也！

《素问·至真要大论》谓："谨候气宜，无失病机"；"审察病机，无失气宜"；"谨守病机，各司其属"。机为化变之本。万化发于一机，万变发于一机。"有者求之，无者求之；盛者责之，虚者责之。"机在有无之间，机在盛虚之间。空无时有。空之动为时。空时动而生反正虚实合开圆方。变而生隐显幽明入出降升。"出入废则神机化灭，升降息则气立孤危。"动必有机。执其机，治其本。中医治道之机尽在于斯。

生命自在、生命空时、生命神气、生命数序、生命机发、生命化变、生命态势、生命类象、生命形器、生命基物、生命光微……尽在体之上！《灵枢经·九针十二原》载，"上守神，粗守形"；"上守机，粗守关"；"机之动不离其空，空中之机，清静而微"，并谓"知其要者，一言而终，不知其要，流散无穷"。"现代医学"只知人体部件与功能。现今所谓"中医学"竟耘人之田，于体之下竭尽脱胎换骨之能。岂不知体乃形之末，守体者粗工之末……

中医年年化，成果月月花；大道日日丧，枉死遍天下！正如本书作者所言，"没有治不好的病，只有没本领的医生"。所谓"不治之病"，是"不应该接受治疗的病"。这里指的当然是错误的"治疗"，亦即针对疾病的对抗性"治疗"。所以，作者还说："与疾病对抗，就是与生命对抗！"此外还有误导性"治疗"、掩盖性"治疗"、依赖性"治疗"、创伤性"治疗"、残害性"治疗"、破坏性"治疗"……

旧病未已，新病复起。未治的生存期大于"治疗"，未治的生存质量大于"治疗"。甚至不治的活了，"治疗"的死了。不是死于误诊就是死于误治。治死而非病死者数不胜数。是医书上说治不好，说明书说有副作用……既然宣布了不可治愈，"治"不好，理所当然；"治"死了，处之坦然。然而明知治不好，为什么还要"治"，还不准别人治？"治"死了还要交巨额医疗费？

谁都认为降压药治不了高血压病，谁都认为降糖药治不了糖尿病……然而人人都在大量服药，长期服药。吃出病，再增药；再增加病，再增加药……药病多于生病，药害大于病害。既然化疗治癌已屡屡失败，为何继续原思路执迷不悟？曾几何时，癌基因说又推翻了病毒说。既是基因变异，西药何以杀死癌细胞？杀菌耐菌，杀癌致癌。以疾病为敌寇，以西药为武器，以人体为战场，医之魔也！道之日丧，枉死者遍天下！一片焦土，满目苍凉。

人为制造心理恐惧，根治术成为商业口号！不可逆转论，死亡判决书，终身疾病的诊断，终身服药的规定……意在摧毁生命自信，扰乱生命自在，导致生命自稳、自调、自控、自生、自化、自和的丧失。于是，生命空时变异，生命过程失序，生命运动方式失司，生命相互关系失和……例如，癌有三死：一是被恶性诊断书摧毁自信心而吓死；二是支付巨额医疗费倾家荡产而穷死；三是因各种错误治疗受尽折磨而苦死。正如本书作者所言，肿瘤是生命排毒的结果，而不是生毒的原因。病在人而不在癌。切除去果不去因。放化疗杀敌五千，自损十万……

既然世界上没有任何两个人是完全一样的，那么任何两个人的所谓疾病也是不一样的。中医治疗不仅因人而异，还要因时因地因机而异。按照所谓规范化来规范中医，无异于守株待兔、缘木求鱼；按照所谓标准化来标准中医，无异于刻舟求剑、胶柱鼓瑟……"中医"不亡，"化"理难容！中医有自己的法则，那就是随机应变；中医有自己的标准，那就是因人而异。所谓标准化、规范化、客观化、定量化，以及还原分析、"科学"统计，是僵化西医、畸化中医的双刃剑。

取消中医的提议远没有"创新中医"的纲领危害大，批评中医的言论远没有"研究中医"的实践危害大。中西医共同发展是宪法的精神。取消中医是违宪言论，而"中医"自毁是违宪行为！如本书作者所述，取缔民间老中医个体行医，便是消灭中医的步骤之一。

不同范畴的系统具有排他性，同一领域的标准具有唯一性。在同一领域内，所谓有两种完全不同的科学是科学史上的异端邪说，是思想史上的"曲苑杂谈"。决策者与专家权威潜在的心理，不会因权力与责任而突然改变。其固有观念与思想的排他性，从本质上来说是不可逆转的。道与学本是包容关系，中西医亦是包容关系。中西医相反和谐、分工不同，本来没有任何矛盾，完全可以相反互补、相辅相成……恰恰是西化"中医"在西医研究领域牵强附会，纠缠不清，甚至还想一争高下，反而导致二者格格不入！所以西化是不可能的，其结果只能是畸化！

从"科学化"到"中西结合"再到"现代化"，三次向左转实现了根本性的向右转。上层西化执迷不悟，虽万劫而不回；下层巫化哄然而起，如入无人之境。过则为巫，不及为愚。过犹不及皆为邪。《楞严经》载："末法时期，邪师说法，如恒河沙。"上执"科学"，下迷大师。你有权金，我有粉丝！西化是不可能实现的，因有官方规范，其结果是千篇一律的畸化；巫化是可随意发挥的，因无一定之规，其结果是五花八门的畸化。

所谓振兴中医，正如本书作者所言："振兴在口头上，消失在现实里。"老中医的呼吁，从大声疾呼到老声常叹，从啼声泣血到微声奄气，如今已是空谷足音了。虽然有宪法保护、政策扶助，但是经不起行政管制、决策强化（强行西化）。现今所谓管理，实为管制。不管则滥，一管就死！剪不断，理还乱……鲧管水，堙卑增高，筑堤壅防。禹治水，疏通江河，因势利导。李冰治水，遇弯截角，逢正抽心。治之本义为引领。抑其局势，以收其盛；引其趋势，以导其行。调和病机，调动生机亦如是。

中医无须大楼而需草舍，中医无须大师而需上工。中医不须千百万大型设备，而急需千百万民间医工。历代医工多上门救治，不必把病人集于一室。现今所谓"临床"，是指住院病床。住院病床制原是教会的规矩，把生命交给上帝，一切就可"阿门"了。不必过问，不必探视……从教会到科学，到经济；从上帝的羔羊到以人为机器，到以人为市场……

几味君臣药，一丸父母心。但愿人世皆无病，何愁架上药生尘。中医简便效廉，绝与暴利无缘；中医悬壶济世，从不以敛财为目的。中医不是商品，病人不是市场。中医不能牟利，中医不应赚钱。中医救苦扶危于平民，不以为富不仁做目标。中医不需要国家巨额投资，却能够减轻国家沉重负担。中医不能为医疗机构创取千百万利润，却能为国家与人民节约千万亿费用。不花钱养生，不花钱防病，不花钱治病，少花钱治大病！这才是中医追求的目标。中医保护人类健康，中医促进经济繁荣！中医与市场经济不是格格不入，而是和谐共赢！中医是解决人类健康危机与医疗危机的唯一选择！

本书所论医理，多有真知灼见；本书针砭医弊，多能切中要害。书中介绍多种疾病的治疗，均为作者多年临证经验之结晶。作者之心法与中华医道是相通的，作者之体验与民间疾苦是相关的。我们从中感悟了民间中医与中华文化刻骨铭心之情结，我们从中感受了民间中医与广大民众血脉相连之情义。

中华复兴，以民为母！医道复兴，根在民间！

浅识于戊子仲冬平心堂

三点质疑

孙万鹏[1]

卡耐基说："没有人曾经能够解释生命的奥秘。"然而与生命医学打了五十年交道的老中医潘德孚却早将生命系统作为复杂巨系统来研究，好奇地探索着生命的自组织能力。在"早叫庐网站"，潘先生自喻："东方还只有一丝亮光，人们正在呼呼沉睡，公鸡就早早起啼，惹得怨声一片。"其实"好奇心是学者的第一美德"（居里夫人语），"早叫"是伟大的美德。倘若没有一批敢于"早叫"的智者，人类社会恐怕现在还停留在蛮荒时代。在潘德孚《人体生命医学》中，我们不难看到其中激荡着一种科学的怀疑精神。这种怀疑精神至少表现在以下三个方面。

一、对医疗市场的质疑

潘先生说："医疗，是指病人与医生的关系。医生如果只想把病人的荷包掏空，而不顾病人的死活，岂不糟了？"这种质疑，对于探索是必需的。

从进化论的观点看，从自然经济、计划经济、市场经济等多种形式中，通过自然的历史选择，人类目前采用了市场经济。这种情况符合图琴（V. Turchin）所说的"倒数第二层分叉增长规律"。各个企业组织或其他社会经济组织处于最低的一层，包含无数企业的市场经济处于倒数第二层。这种能使它所包含的经济组织迅速增长的经济体系被选择了。

---

1. 孙万鹏：浙江省农业厅原厅长。1987 年被诊断晚期肝癌，拒绝西医方式治疗。1994 年去医院检查，肝癌完全消失。患病期间著成灰学理论专著八部。他不仅战胜晚期肝癌，而且成为我国灰学理论的创始人，现任世界灰学理论研究会会长。

但是，经济上正确的事，道德上不一定正确。市场经济系统的第一要素是市场价格，即首先是经济的利益驱动着人们的经济行为。如果鸦片由自由市场调控，它也会源源不绝地得到供应，它是由"看不见的手"来调控的。而医疗必须加上"伦理之手"的调节作用，"救人一命胜造七级浮屠"。汶川地震时，你能每天都算经济效益的账吗？显然不能。因为它属于复杂补偿系统理论适用的范围。

目前，美国圣菲研究所指导委员会主席霍兰提出的复杂适应系统（Complex Adaplex Systems，简称CAS）理论，被称为21世纪最前沿的科学理论。诺贝尔物理学奖获得者盖尔曼（M. GellMann）说："霍兰为读者讲述了21世纪科学中最激动人心的部分。"CAS理论将进化论看成本质上就是寻找一个解决生存问题的"遗传算法"，现在美国最大的500家公司都在应用。诚然，任何理论都有其局限性，CAS理论也不例外。倘若将它应用到医疗上，CAS还得让位于CCS（即复杂补偿系统：Complex Copen Systems的简称）理论。因为在"医疗市场"上，若像西汉司马迁《史记》上所说的"天下熙熙，皆为利来；天下攘攘，皆为利往"，那么医患的和谐将不可想象。"关注民生问题，构建和谐社会"的新一轮改革，也将无从谈起。潘先生的质疑，是切中要害的。

二、对健康指标"正常范围"的质疑

潘先生说："现在有很多人被测定为高血压在服降压片，很多人被测定为高血糖在服降糖药，很多人被测定为高血脂在服降脂药。然而没有人问：它的标准从哪里来？这个标准用作治疗是否科学？"潘先生认为：作为统计学，它是科学的；作为治疗学，它却是不科学的。因为治疗的对象是个体，拿众多人的平均数来做治疗用药的依据，忽视了个体生命的特异性。

潘先生的话，使我想起了有关"台球游戏动力学"的问题。牛顿力学研究的是简单二体运动。如两个球相互作用，必然是作用力与反作用力大小相等，方向相反，且在同一直线上。显然，它属于线性的简单系统问题。经典动力学和微分方程就可以"急来缓就，高来低接"，运用之妙，存乎一心，做出精确的分析和预测。如果台球超过三个，例如十个八个，再来分析它们的运动状况，就会出现"创亦难，守亦难"，其难度令人惊讶。不是因为有理论上的困难，而是因为要在细节上处理如此多的非线性的变量的实际计算和预测工作，被证明是不可行的。但是当台球的数量继续增多到成百上千时，又会"柳暗花明又一村"。因为此时分析它们在球台围栏边内相互碰撞的状况，反而容易了。我们可以在平均水平上，轻而易举地用统计力学来解决它。

但是现代系统科学研究表明，二体运动的简单性和统计的平均性问题，仅仅是所有系统问题中的一小部分，大多数问题处于上述两极间的"复杂性中间地带"，生命科学、医药学等都在其中。

由此可见，潘先生对"拿众多人的平均数来做治疗用药的依据"，或者说对健康指标"正常范围"的质疑，也是不无道理的。

三、对以分析为基础的西方医学的质疑

潘先生说："以解剖学为基础的西方医学，容易误导医生，以为只要找到躯体上的病灶，去掉这个病灶，病就给治好了。""医生总是要对病人身体做各种检查，甚至发明各种各样的创伤性仪器，不惜拿损伤病人生命的自组织能力来实现他们找到病灶的目的。"潘先生认为，"解剖学把身体作为医学的切入点，忽视了生命的存在和它自身的作用"。

实际上，这就提出了一个"躯体与生命"的关系或"非生命与生命"的关系问题，同时也提出了对西方科学几百年来"引以为荣"的还原论方法的功过是非问题。生命组成的基本元素，如氨基酸、核苷酸，是完全没有生命的，它们一旦组成或形成生命有机体，就获得了新的性质——生命，即新陈代谢、变异、遗传、自我维生、自我修复等性质。美国圣菲研究所的人工生命之父朗顿（Langton, C.G），是西方的一位"早叫"者。他强调的一个重要观点，是把生命看作形式的性质，或者说是物质自组织的结果，而不是物质本身。他认为生命是一种行为，而不是一种事物，它是由简单的行为组成的，而不是由简单的事物组成的。朗顿在人工生命的宣言中，还明确反对用分析解剖的还原论方法来研究生命，而是要采取综合的或合成的研究方法。

当然，这个早早起啼的"公鸡"，也免不了"惹得怨声一片"。值得一提的是，其中怨声载道的不乏非常著名的科学家。

不过，据了解，近期以来情况有所改观。在西方，"还原中心论"的缺陷，

也已为越来越多的人所认识，有人甚至提出"21世纪是综合的时代"。在一些著名科学家、医学家那里已出现了向东方整体论学习与探索的热潮。相信潘德孚的《人体生命医学》对于纠正统治西方医学几百年的唯还原论的思想方法，是一剂很好的清醒剂。

诚然，我们自己也需要清醒。科学探索永无止境。屈原在《楚辞》中说"路漫漫其修远兮，吾将上下而求索"。用现代系统的眼光看，下索就是还原，是所谓从外到里的思想方法，属于上向因果关系。例如犯罪率问题，犯罪当然要由警察来解决（本层次研究），也可以通过分析罪犯的基因来研究和确认罪犯，这就是犯罪基因研究和DNA身份测试（还原方法研究），也取得一定成效。然而根本解决犯罪率问题，还需要把它看作一个与经济、社会、就业和教育有关的问题，像潘德孚先生那样，从整体论的脉络中得到解释。它是与还原方法正好相反的上索方法，属于下向因果关系，即指一种较高层级的结构对它的次级结构起着原因的作用。

我国有句谚语："要辨明云行的方向，要懂得尘起的原因。"令人惊讶的是，著名学者凯利（L.M.Keller）等人，对同卵孪生兄弟姐妹的一项研究表明，他们的价值观念40%来自基因，60%来自家庭、学校、国家文化、社会环境等社会系统。这应该是值得我们深思的。

潘德孚医生在本书的第三部分中做出了结语："中医学是一种伟大的医学。"我十分赞成。我以为，中医学是中国的"国宝"，是"中国古代的第五大发明"。中医学贡献给人类的，不只是一种医学的复杂补偿体系，而且是中国传统文明的精华。

当然，中医学尚待完善、提高，其实现对世界的贡献还需要一段长的时间。但愿潘德孚先生《人体生命医学》的出版发行，能为缩短这一过程献出应尽之力。

2008年8月31日于杭州

我所理解的中医机理

戴汝潜[1]

我不是医学研究家，所以没有资格听命潘德孚先生的指令作序。但是一触本书，顿开茅塞之感油然而生。于是结合自己的思考，写下一些心得，希望和更多的朋友交流一些我的理解。当否悉听尊便，妥否不得而知，权当探讨。常言道：百家争鸣谋发展，百花齐放见新春。不得鸣、不便放，何谈希望？

世界上没有不含信息的物质和精神，换言之，物质和精神是信息的存在方式。信息本身没有空间形态和物质性状，但是它具有超物质的和超精神的无处不在的隐秘性，同时又具有依存于物质或精神的随寓性。于是，无数信息按照一定的规律和结构或聚合为物质形状，或聚合为精神形态，而为人所觉察认识，充斥于寰宇。我倒不认为"信息必定是种符号"——似乎过于狭窄、低眉。概括起来，似可以用中国古代老子所说的"道生一，一生二，二生三，三生万物"——信息载道、道寓信息，不妨戏称为"无中生有"。这里的"有"经过时间的作用，历经新陈代谢，在一定条件下，又会回归于"无"，成为再聚合的信息原料。

现代哲学家争论不休的"物质、精神孰为第一性"的问题，实际上是没有领会老子哲学的"道"，没有认识到物质和精神同"信息"与生俱来、与时俱进的这个本质特征的缘故。因此，人们造出"上帝"用以解释创世的第一推动力、用"神明"虚拟创造万物。

人是宇宙之中物质和精神的最高层次的最完美的结晶，它是以"天人合一"的生长发展方式，不断运行着自己的"未成熟性"。这是因为人一方面与时

---

1. 戴汝潜：中央教育科学研究所研究员。

俱进地深得信息的造化，同时另一方面又是发现信息、认识信息、掌控信息、创造新信息的唯一主宰。从这个意义上说，是生生不息的信息造就了人、成就了人，而除人以外的一切物质或生物都只是信息组构的承载者和被动的信息吸纳者，所以，他们只能够依附于"适者生存"的法则存世。而人则不然，他可以无时无刻地吸纳信息并作出相应的反应而施放出新的信息，于是活化出生机勃勃、丰富多彩的人生与社会。由此可见，人的生命就是特定信息聚合的运行过程。

基于上述认识，人的生命恐怕不是简单地可以认定为物质化的躯体，更有精神化的情感与思维，尤其是具有驾驭信息的智慧和能力，也就是三者统合而为一体的生命观。也正是如此的生命观，恐怕人对"生病"的认识，也不能仅仅简单地解释为以解剖学为基础的"病灶部位的身体"得病，还要看到忽视了所谓"病灶"以外的身体其他部位的信息网络的存在及其关联，尤其是不可以忽视人的"特定信息聚合"中的精神部分的信息及其关联，甚至不可忽视人的"特定信息聚合"的"前世今生""前因后果"，至于不同的人生具有不同的信息聚合的特质、特征和特点，更需要采用"因人而异"的信息层面的诊治。可见，在诊治患者病症面前，我们从信息运行的高度认识，至少需要斟酌上述五个不同层面的信息关联，而不仅仅是针对"病灶"施治。也就是说，我们必须从"就病论病"的治"病"窠臼中奋力跳出，站到"就生命论病"的立场，基于不同层面的信息网络系统充斥的人的生命整体观去思考和认识。而生病是生命信息网络系统的故障所致，其表现为"或阻、或断、或混、或乱"，只有生命一体化"疏导""再造"是基本思路法则，这也就是我所理解的中医学机理。

潘德孚先生提出的人体生命医学理论中的基本观点，特别是人的"生命生病"的观点，以及"生命信息系统的自组织性"和"生命意识系统的可自控性"的分析，不仅充实、完善了中国传统中医学的理论体系，也是现代医学创新发展的动力之所在。值此付梓之际，汇报以上的读后感，抛砖引玉，以求教诸方。

破医学迷信，树中医正气

曹东义[1]

笔者拜读过潘德孚先生几部学术著作，受益良多，甚为感佩。他的力作《人体生命医学》尤其恢宏博大，说理透彻，感人至深。

一百多年以来，中西医学不期而遇，两大医学体系发生了碰撞与交流，然而中医屡战屡败，逐渐衰落，被边缘化了。这有着深刻的历史文化背景，也有着极为重要的学术原因。

笔者在《关注中医》一书里认为，"王清任《医林改错》改错了方向"，就是因为他用了一个错误的方法，以解剖为标准，为中医经典"改错"，不正确地评价中医学术，造成了中医界信心大失。此后，在中西医汇通的过程里，很多学者仍然是沿用王清任的方法，使中医逐渐失去自我，不得不走向自我改造的"科学化"道路，堕入了中医的"末法时期"[2]。

笔者认为，拯救中医的方法尽管有千万条，最根本的道路只有在科学观、技术观、价值观方面，为中医找到合理性和说理工具的时候，中医才能够走出"末法时期"，奔向伟大复兴[3]。

潘德孚先生破除医学迷信，其实就是从学术原理出发的。

---

1. 曹东义：河北省中医研究院教授，中医学界的新秀，著有《热病新论》《中医群英战 SARS》，对中医治发热有很独到的见解，为破除对西医治发热的迷信立了不朽之功。他的"生成论"是古代语言的现代解释。笔者十分感谢曹先生在百忙之暇，抽空为本书写了通俗而精彩的后序。

2. 见《中医近现代史话》。

3. 见《永远的大道国医》。

他认为西医用解剖学为立论依据，研究人体的方法是错误的。这种用结构决定功能的认识方法，只能找到人体的结构，粗浅地推测人体生病和死亡的原因有可能是体内的病灶引起来的，这就忽略了很多细节，也忽略了人体内部各种物、能量、功能、信息方面的有机联系，以及人体强大的自组织能力。西医的微生物致病论的"细菌学"，把各种传染性、感染性疾病的原因，归结为微生物对人体的进犯，严重地忽视人体强大的免疫监视作用，已经或者将会导致抗生素的滥用和超级耐药细菌的泛滥。西医误把各种仪器检查出来的统计平均数值异常，说成是致病的原因，而不知道这都是人体患病的结果，其治疗措施极力降低、消除这些结果，而不能改变致病的真正原因。不仅治标不治本，而且还错误地把很多指标的统计结果，作为终身服药的依据，既人为制造了大量病人，也严重地背离了人体自组织的修复作用，是对人体生理功能的压制和干扰。尤其是西医大力推崇手术治疗，并且不恰当地把它作为内科治疗学的主导，错误地夸大手术治疗的安全性、有效性和微创性，并且极为霸道地排斥其他替代疗法，与制药企业联手推广过度医疗，既加重了人体内部的化学污染，也制造了一系列的垃圾医学理念，使人们看不到医学的长处与短处，放弃了自组织能力的提高与维持，造成社会与大众不堪重负的经济负担。

笔者于2008年曾经发表过一篇名为《中医重视生成论，西医依靠构成论》的文章，从方法论的角度比较了中西医学理论的优劣，引起了学者们的关注。我的研究结论与潘先生不谋而合。我希望借此机会，把我的观点奉献给广大读者，以促进有关探索不断深入，有利于人们破除医学迷信，推动中医学的伟大复兴。

在如何看待物质世界上，有两大方法既截然不同，又互相联系，这就是生成论与构成论。比如一棵植物，可以分成根、茎、叶、花、果等不同部分。持构成论观点的人，在看这棵植物的时候，一定会说根就是根，茎就是茎，二者不容混淆；花与叶不同，各有各的构成，各有各的概念。因此，符合一定的标准，才能判断为果；达到一定要求，才能算是根。然而在生成论观点者的眼里，根、茎、叶的划分是相对的，是一个连续发生的过程，它们是整体派生浑然一体的，是不可分割的，没有离开根的花，也没有离开茎的叶。

由此我们不难看出，生成论注重整体，注重动态发展，属于发生学"过程流"看问题的方法。构成论注重形态结构，重视相对静止的物质实体，属于还原分析的认识方法。

中医与西医对于人体的认识差异，主要表现在生成论与构成论上。中医认为，"人以天地之气生，四时之法成"，说人体是大自然的一部分，是自然生成的，也是整体生成的，必须时刻依靠自然物质来充养，因此说"天食人以五气，地食人以五味"，而且要不停地升降出入，否则就会"气立孤危"不久于人世。西医看人体，从解剖切入，由器官而组织，由细胞到分子，分别按照结构求功能，因此能切除的就切除，能替代的就替代，可阻断的就阻断，需补充的就补充，不用考虑发生学的"过程流"派生理论。

中医与西医这种认识上的差异，既是因为不同的技术支撑的结果，也是东西方不同文化背景产生的差异。

在西方的世界里，古代不许讨论世界万物的起源，因为那是神或上帝的安排。

古希腊奥林匹斯圣山上的众神，由宙斯统治着，阿波罗神整天驾着太阳车，由东方到西方忙碌着；富有爱心的普罗米修斯趁着天帝宙斯不注意，盗来了火种；圣山上爱神、战神、灾难之神应有尽有，人世间的一切都由他们统治，各种事物都由众神事先安排好了。人们得了病，自然就想到了神灵，就会到大庙里对神父诉说一番，或者在庙里睡上一觉，等一个神奇的托梦。人们被告知，疾病好了，是神的恩赐；需要报答的是，回家去做一个脏器、肢体的模型，拿回到庙里来，既敬神又示范，这就是很好的酬谢；患者的病不见好转，就属于不够虔诚，需要赎罪，需要摩顶，也需要等下一个好梦来临。

古希腊、罗马灭亡之后，迎来的是神权统治的中世纪，《圣经》具有法律效力，谁怀疑《圣经》就将被治罪或者被烧死。在《圣经》的"创世记"里，上帝安排好了一切，伊甸园里亚当、夏娃衍生了人类。世间万事万物都是上帝为人类准备好了的，无须问为什么，更不能怀疑上帝为什么这样做。

因此，西方世界无论是原子论还是元素说，都是对于"现有"的万物，做"构成论"的猜想，而不是推寻万物所自出的"生成论"。

东方、西方科学的分水岭出现了：东方的生成论与西方的构成论，由此分别派生一切学问。

东方的生成论说，"有物混成，先天地而生"。这"先天"而生的是什么？就是元气，是无极，是道。

"积阳为天，积阴为地"。元气的逐渐分化，产生了天地。天覆地载，万物化醇。"天地之大德曰生"。值得提出的是，天地生成之后，元气并没有消失，也没有远离，仍然聚聚散散，充满天地之间，因此才能"有无相生，高下相形"。

无极生太极，太极生阴阳。无极与"道生一"的"一"相似，而"道"只是"一切有"的"理论母核"，是应该有、应该生，却还没有"有"、没有"生"之前的一种状态。

古人的这几种思想，以及所谓"盘古开天地"的神话传说，都是自然界自己自然产生、演变的过程，没有外力，没有神权，没有事先安排，一切都是自然而然。这种宇宙观、世界观，无疑是非常客观的，非常正确的，是西方所没有的。

西方从来没有的，我们有，而且上古就产生了，在不同学派的表述里，它们的基本思想是完全一致的，都是关于自然界"整体自然生成"的论述，不是由什么神秘力量刻意安排的。这些不同的学说，可以互相通约，可以并行不悖，是一个多元并存、整体贯通的"生成之学"，而不是西方的"构成之学"。东方整体生成之学，与现在的"大爆炸"理论不谋而合。当然，生成的东西可以有结构，因此生成学可以包容构成学，而构成学难以模拟生成学。

生成学便于从事物的外部研究事物，也便于从动态变化之中研究万物，取类比像是执简驭繁的好方法，"虚拟化"是其"技术路线"。五材变成五行之后，就虚拟了；脏腑与五行结合之后，也同样被虚拟化了。因此，中医的脾藏，西医无法手术切除；即使切除了肉体的脾脏，虚拟化的理论脾藏依然存在，而且可以证之于临床实践。

西方构成论的研究万物，必须深入事物的内部，打开来研究，必须具体分析，不能虚拟化处理。因此，解剖了脏腑就出来了组织、细胞、分子、原子、粒子，都是实指，毫不含糊。

然而天地自然无比复杂，简单、静止是难得一见的偶然状态，或者是人为的设定，是一种因为研究而作的抽象。世界纷繁复杂，动态而模糊，许多知识都是可以意会而难以言传的。

因此，东方的山水画是写意、传神的山水，西方的山水、人物就像照相一样必须写形、写真。东方的菜肴讲求混合、共处，几种菜肉作料一起烹制；西方的食物讲求彰显个性，一样是一样的，各自界限分明。东方的建筑，南北、泾渭分明，一定要分正邪，讲上下。西方的建筑，可以由中央公园放散出去，无所谓邪正，建筑物相互之间各自争奇斗艳，高低错落自成风格，也不一定看重大小、上下和谐。东方的运动、戏曲、歌舞，讲求怡情乐性，养生健魄；西方的运动追求极限，比赛第一就是成功。东方的月亮一定要十五圆，西方的月亮随便圆。

东方医学述说的人体，是一个自己演化的有机整体，需要医学帮助，而恢复健康的主体仍是患者自己。中医学认为，六气与六淫可以互相转化，毒可以化为药，邪可以转为正。因此，活血化瘀就是要把瘀血转化成运行的"活血"，利湿化痰就是要把痰湿转化成可以利用的津液，化积消食就是要把积滞的饮食重新转化为可以利用的物质。诊治疾病也是注重疾病的暂时性、可转化性，因此就有气滞、血瘀、积聚、痹证、正虚、邪实，都是可转化的暂时现象。

西方医学认为，人工假体替代是很正常的事情，甚至出现基因修饰、转基因人，也不是不可能的。因此，手术由"大创"到"微创"，由有创到无创，是长足进步；各个内科领域也由大外科主导，且逐渐以器械介入治疗为能事，正如火如荼开展起来，方兴未艾。

中医的发展前途不可限量，决不能以现有的水平来衡量；西医的进步也日新月异，不能以现在的时尚为限定，模式转化已经开始。

潘德孚先生倡导说是生命生病，而不是身体生病。他说生命是信息运行的过程，又说生命有控制意识的调控系统，这些观点都发人深思。其实信息并不神秘，也不是不可捉摸。人体感官所能感知的各种东西，无论是各种具体物质，还是被古人抽象出来的五色、五味、五声、各种语言、表情、文字，都是信息，都可以被人体接受、加工、处理，做出反应。古代中医认为，人体是形神一体的整体，只要有皮肉筋骨脉的地方，都有五神藏的领导，即使是小脚指头上也有神明的存在。人体每时每刻都离不开精神的统领，而绝不是大脑管理一切。心主神明关系到五藏的多元共存，共同参与，和谐有序，也关系到每个人的喜怒哀乐、社会的和谐与安宁。《中庸》把人体情志的"致中和"，称为天下的大本、至道，是非常有道理的。中医主张的动态的健康观，动态的疾病观，和谐有序的治疗观，重视人体状态精气神充足的养生追求，各种丰富多彩的保健措施，都是取之不尽的中华大智慧的原创学术体系，蕴藏着"一箩筐诺贝尔奖"，等待着大家去争取。

相信潘先生《人体生命医学》的出版和传播，必将有力地促进人们破除医学迷信，为中医学的伟大复兴发出一声高亢的呐喊。

2011 年 3 月 18 日

医学理念六十条

医学老概念新诠释

1. 医学是研究维护生命与健康的学问。

2. 医学按市场运作不是治疗疾病，而是制造病人。

3. 医学是要命不要钱的，市场是要钱不要命的，市场医学则是个怪物。

4. 中医现代化是用现代语言和概念来诠释中医。

5. 医保是赈济穷人的事业，医院不是为制药公司发财的机构。

6. 症状是生理现象与病理现象的混合表现，正确的称谓应该是"证"。

7. 病灶是疾病的结果，不是疾病的原因，手术切除是掩耳盗铃之举。

8. 感染制造恐吓，恐吓制造市场。

9. 癌症就是肿毒，没有什么了不起；癌症是慢性病，并非必死。

10. 感冒是生命感到微生物的冒犯，不是疾病。

11. 过敏是人体对毒素的敏感反应。

12. 外科医生应该称为技工或技师，而不能称为医师，更不能称为医学专家。

关于生命

1. 是生命生病，不是身体生病。

2. 医学的出路在对生命的研究。

3. 生命是信息运行的一个自组织的过程。

4. 生命自组织能力没有完结，就没有不治之症。

5. 健康就是生命信息运行有序，生病就是生命信息运行障碍。

6. 百病就是一病——生命信息运行障碍。

7. 生命的整体性决定：任何疾病都是整体的疾病，都是对生命的威胁。

8. 医学如果不理解生命，有钱的比没钱的看病要更危险！

9. 细菌、病毒是人类生命的祖先，因此，无须害怕。

10. 生命的个体特异性，决定了每个人的病都不一样，治疗也不应一样。

11. 生命是动态的，疾病也是动态的，按病名治病，就像刻舟求剑一样的愚蠢。

12. 医学的优劣在治疗效果，治疗的目的是维护生命的健康。

关于行医

1. 病人是医生的老师，因此，对病人态度不好的医生不是好医生。

2. 没有治不好的病，只有没本领的医生。

3. 医生临床，是帮助病人策划打胜一场维护健康的战争。

4. 治病的根本道理是调节平衡。

5. 医疗是医生与病人"一对一"负责的行为，也就是个体行为。

6. 集体医疗应该是医疗行为的补充，而不应该成为主角。

7. 凡是伤害生命自组织能力的一切药物和诊疗方法，都是不科学的。

8. 中医不能用外治法，只是半个医生。

9. 四诊八纲，像搜集情报；处方用药，像布阵排兵。

10. 医疗可治病救人，也可谋财害命。

11. 手术不能除根，只能降低人的抗病能力，只能使健康的人变成残疾。

12. 一切外科手术，是最后考虑的治疗方法，非万不得已不能用。

关于健康

1. 健康就是体内平衡：心理情感平衡、脏腑功能平衡、营养平衡、微生态平衡。

2. 思想、生活、环境的不和谐，才是生病的根本原因，不是细菌。

3. 发热不是疾病，而是生命在抵抗疾病。

4. 疼痛不是疾病，而是生命的求救信号。

5. 健康带菌、带癌生存，是指人与微生物的生命相互适应。

6. 最好的医生是病人的自愈能力。

7. 最好的治疗方法是不用药物。

8. 中西医结合就像一碗熟饭和一碗生饭拌起来一样不好吃。

9. 所有的外力治疗只可中病即止，长期服药就是制造长期病人。

10. 最坏的治疗方法是伤害病人的自组织能力。

11. 最坏的医生是用语言恐吓病人的医生。

12. 最坏的医疗方法是把病人与疾病一起消灭。

关于现代医学

1. 现代医学的所有检查，基本上是结果，而不是原因。

2. 现代医学治疗的目标，只针对结果而不是原因。

3. 西医医学没有哲学背景，也没有医学自身的基础理论。

4. 现代西医内科治疗学是解剖学、细菌学、营养学、统计学的大杂烩。

5. 现代西医病理学全是假说，医疗实践的结果是一次又一次的失败。

6. 解剖学误导以身体为生命，细菌学误导外因为生病的主要依据。

7. 现代医学诊断与治疗分家，治疗错误就没人负责，也就积累不起治疗经验。

8. 现代医学中缺乏的是生命与健康的研究。

9. 现代医学是以外科手术和对抗（消除）病理为主要治疗手段的医学。

10. 外力控制论是破坏生命自身能力的理论。

11. 抗生素制造了微生态的不平衡。

12. 医学进步的标志是治疗效果，与科技进步无关。

后 记

　　我的好朋友苏立鹤先生给我出了一个非常正确的主意，就是把"生命医学丛书"改为"生命医道书系"。这一改，就真正地、明确地展示了本书的内涵。傅景华先生说："道可以包容学，学不能代替道。"中华医道像泰山，每个老中医都应该拿自己的"抔土"来使它增高。

　　本书得到了易学家、画家兼中医师周天元先生，中医科学院教授、老中医傅景华先生，河北中医研究院曹东义先生，我国灰学理论创始人孙万鹏先生，中央教育科学研究所研究员戴汝潜先生等的大力支持，感谢他们的大力推荐。画家王忠民先生给本书的封面作画，指画家黄志民先生用手指为本书留下了"敢为天下先"的墨宝。本书由蔡维藩、李延良两先生负责认真校对，由石沅明先生负责篇章顺序等内容的定稿。笔者对以上的支持表示诚挚的感谢。如果本书在发展中医学上有所贡献，应该说"有我的一半，也有你们的一半"，这与你们的支持、鼓励是分不开的。

　　西方国家对现代医学（即西医）的批判，已经有很多出版物，但是该怎么办，西方国家的政府和人民都找不到出路。门德尔松先生等已经十分努力，他们在美国组织了全国健康联盟，批判的言论也十分严厉，很多人在他的领导下觉醒了。因为他们没有中医，以及能使中医生根的社会文化基础。医学是社会的需要，没有它是不行的。但是使用它，又感觉有问题，这个问题就是："现代医学中的某些所谓'治疗措施'实际上比疾病本身还要糟糕。"[1]为什么？"因为不治疗者比治疗者生存的希望要大。"生了病，人们把希望寄

1.《医生没有告诉你的》，封面，新华出版社，2009年版。

托于治疗。可是人们并不知道很多病本就不应该寻求治疗，而应该顺其自然，因为不治疗者活着，治疗者却死了。生命本身能战胜疾病，这就是活着的原因；可治疗措施却是把能活着的人往死里推，所以就死了。中医知道医生该如何帮助生命的真谛，而西医被市场所误导，走向了身体，走进了解剖学的迷宫，把身体误为生命。

很多时候，病人本不该寻求医生治疗，可是权掌握在市场的手中，被金钱塞饱了的舆论、广告，谁也挡不住它的诱惑。《别让医生杀了你》的作者 Vernon Coleman 医学博士说："医生再也不是一种职业了——这个事实够残酷的，今天的医生仅仅是制药公司市场部的附庸。一度受人尊敬的医生如今为了免费的午餐、赠送的礼品和免费打高尔夫球而心甘情愿地让自己的灵魂被制药公司所收买。"

不过，我的认识以为这跟医生无关，而是医学的问题。医学把治疗方法教给医生，医生学来的是按医学教给他的方法，而方法却是市场用它们自己的标准制定的。这种方法很"科学"，能定性定量，在治疗这个问题上却不实用。因为医生治疗的对象不能定性定量，人的生命不能定性定量，这给西方医学带来了麻烦。首先第一个问题是西方医学从来不讲病人的生命如何对付疾病。如果讲这个问题，必然涉及生命的特异性。这是西方医学有意的规避。如果讲了这个问题，人们就会知道病人靠他自己的生命对付疾病，医生只是帮帮忙的，所有的医院医生包揽、统制疾病的观念都会被揭穿，就像魔术给说白了，制药公司再也无法靠它敛财了。不过，医学既然已经投入了唯利是图的怀抱，谁能给它喂食谁就是爹和娘。

笔者这一辈子最觉得自豪的，就是写出了生命的定义。我参加过很多会议，组织过一个汉字现代化研究会，填过很多表格，表格上总有个文化程度的格子需要填写。说起来实在尴尬，我初中只读一年半就上高中了，高中读了半年多一个月就因为生就一股独立思考的脾气和"屡教不改"的性格被开除了。我只能承认与学校教育无缘，去农村做了农民。我的文化程度也实在不能上表格，与那些教授、专家相比，就只能填个山野村夫。因为没受过多少学校的教育，倒给我带来更大的思维空间，因此才敢于飞翔在这个生命的领域。

现在研究生命领域好像就是要研究基因，这是现代科学的宿命。它是在高倍显微镜下才能干的事，那是专家们做的。因此没有研究生导师带班，谁也无法搭这班车。正因为这种微观化，带班的老师就把生命的研究这个班越带越远了。不管大的复杂的如人的生命，小的简单的如病毒的生命，它们都是个综合体，不是微观研究能解决得了的。我说这句话，不是说现在许多教授、研究生的微观研究没有用，否定许多教授和专家在这方面的努力和做出的贡献。微观分析是有用的，也是科学研究的需要。但是必须搞清楚，这是对生物体的研究，对生物学的贡献，不是对生命的研究，与生命医学无关。如果认为这个研究能攻克生命领域，给医学带来新的希望，给社会上许多陷于病痛的患者带来希望，那完全是南辕北辙，是空话大话，千万别相信。假设生命像一道水流，从山顶流向大海，完成一个生命的时空。那么该如何研究呢？这"水流"中代表生命的是"流"而不是"水"。假设水流到大海象征生命结束，是流停了，水还在。也就是生命停止了，躯体还在。所以，研究生命是研究"流"的产生的始末，"流"生病的道理，而不是"水"的分子或原子的结构。把水的分子、原子、粒子的结构研究出来，对物理学和化学都有贡献，但是对治理"水流"障碍而"生病"没有一点用处。

如今，反对中医的人以为科学的发展正在形成对中医的最后围剿，并为此兴奋不已。而我看到的却是中医在现代获得了新生机。营养标签的实行说明科学已将食品与人体健康联系起来了，虽然仅仅从营养方面联系尚嫌粗浅，但无疑是有意义的。在这条思路上，中医的思考比之西医要丰富和开阔得多，也更有见地。在当今时代，中医可做的事情真是不少，如果有志，在这条"旁门左道"上也可能"柳暗花明"地揭开科学发展的新篇章。[1]

艾宁从营养标签中乐观地看到中医的前景，而我从营养的标签中看到的是很多人的生命的营养平衡能力可能被损害。就现在所知，现代营养学知识实际极其片面，现在却把这片面的东西打上科学的牌子加以宣传，许多商人便可以借此发财。市场的参与，肆意地夸大，这种宣传就可能使一些健康者

1.《问中医几度秋凉》，第297页。

变为病人。是微量元素也好，是某种生活必需品也好，太过则不及，到了身体中都会变成毒品，成为生命能力的负担。有句土话："饭吃多了也会肚子痛。"我在何斌辉那里听到了一个故事。据说几位营养学家采访了一对分别为107岁和103岁的长寿夫妇，发现他们有抽烟和吃甜食的习惯，便说这两种习惯不好。那女的老人非常随和，只是嗯嗯地应着；那男的老人却不愿意听，竟然说："你们只有四五十岁，我却已经活了107岁了，还用得着你们来教训我该吃什么，不该吃什么吗？"诸专家哑口。

有一本书是医学博士曾志锋先生写的，与罗思·霍恩写的《健康革命》一样，认为医学既然不合人意，今后健康的出路应该是营养学了，只要讲究营养就能保证健康。其实，这还是一条邪道。尽管营养学确实是一门科学，但它对维护人的生命与健康来说，还存在着系统化的问题，也就是说营养学还成不了系统的学问。在系统里，需求与制约是同时存在的。我们需要某种营养，又必须防止这种营养过多为患。现在的营养学，只讲需求，不讲制约，那同样是市场的把戏，不可全信。

最近，我看西方的医学理念已逐渐接近中医，无疑很有意义。中医治病的方法：热则清之，寒则温之，实则泻之，虚则补之，都是以实现内部平衡为目标的，西方最近提出的"内部平衡"一说似有相近之处。不过，与西医不同的是，中医讲的是两千五百年前的话，而且已付之医疗实践几千年了。中医认为"恬淡虚无，真气从之，正气存内，病安从来"之说，也已过两千五百年了，现代西方所提的"易感性"似乎与之有点接近。而借细菌学，无限夸大细菌感染的能力，制造微生物恐怖，贬低人体生命的自我维护能力无疑是庸人自扰。我们许多人并不知道制药公司通过这种自扰的方法，来实现其扩大市场的目的。凡医学的事，只要与经济利益一挂上钩，好事也许马上改变颜色。因此，现代医学如果下决心跳出市场的陷阱，只有走上研究生命这一条金光大道。

然而，医学离不开社会，社会却需要市场。市场与医学都是社会人活动的场地，没有这两块场地，就成不了完整的社会。市场是讲利益的，它符合人的自私本质；医学是讲奉献的，它是社会与人和谐的需要。人的私欲膨胀，社会就会混乱；人的奉献扩展，社会就稳定和谐。也就是说，没有市场，社会就不能发展；没有奉献，社会就不会安定。医学是用钱的，人生了病，才会卖房当地、借钱背债，不顾一切要治病；市场是赚钱的，商人会不顾一切获取利益，甚至牺牲别人的生命也在所不惜。因此，市场与医学的目的是相悖的。它们为了社会聚在一个系统里，必然会有个第三者来制约它们，使之实现平衡，这个第三者就是权力。现代医学恰恰是借用了权力，使之发生了恶性膨胀。因此，美国企业 500 强中的十大制药公司之利润，才会超过 490 强的总和。美国、加拿大、以色列医生罢工，使死亡率减少，这也许就是市场医学恶性膨胀的必然后果。

医生到底是保健康的，还是造死人的？正面答案与现实恰好相反：医生罢工，人死得少了，这不是一大讽刺吗？我相信，如果就会太太平平，人们都起码要活个八九十岁，不说一百多了。现在很多人都没有活到这个年龄，而在半途夭折了。最可怜的是那些无辜的孩子、学生，年纪轻轻地就走了，一家悲天恸地，人间惨剧谁来制造？这些夭折，可以说大多数是治疗造成的。英国皇家学会会员、医学博士约翰·马森·古德说："医学所杀死的人，要比战争、饥饿和瘟疫加起来更多。"既然如此，还有什么比医学治疗使人殒命更多的吗？可是在我国，有少数人竟然认为，人的平均寿命的延长是因为有了现代医学，这不是笑话吗？被利益遮蔽了眼睛的人哪，别丧失了自己的良心！

潘德孚